Lokale intraartikuläre Diagnostik und Therapie

Synovia-Analyse und Injektionstechniken der Gelenke

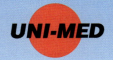

UNI-MED Verlag AG
Bremen - London - Boston

Dr. med. Hans Hatz
Ärztlicher Leiter
Klinik Feldafing
Dr. Appelhans-Weg 6
82340 Feldafing

Hatz, Hans:
Lokale intraartikuläre Diagnostik und Therapie. Synovia-Analyse und Injektionstechniken der Gelenke/Hans Hatz.-
3. Auflage - Bremen: UNI-MED, 2009
ISBN 978-3-8374-1067-9

© 2002, 2009   by UNI-MED Verlag AG, D-28323 Bremen,
                International Medical Publishers (London, Boston)
                Internet: www.uni-med.de, e-mail: info@uni-med.de

Printed in Europe

Das Werk ist urheberrechtlich geschützt. Alle dadurch begründeten Rechte, insbesondere des Nachdrucks, der Entnahme von Abbildungen, der Übersetzung sowie der Wiedergabe auf photomechanischem oder ähnlichem Weg bleiben, auch bei nur auszugsweiser Verwertung, vorbehalten.

Die Erkenntnisse der Medizin unterliegen einem ständigen Wandel durch Forschung und klinische Erfahrungen. Die Autoren dieses Werkes haben große Sorgfalt darauf verwendet, dass die gemachten Angaben dem derzeitigen Wissensstand entsprechen. Das entbindet den Benutzer aber nicht von der Verpflichtung, seine Diagnostik und Therapie in eigener Verantwortung zu bestimmen.

Geschützte Warennamen (Warenzeichen) werden nicht besonders kenntlich gemacht. Aus dem Fehlen eines solchen Hinweises kann also nicht geschlossen werden, dass es sich um einen freien Warennamen handele.

UNI-MED. Die beste Medizin.

In der Reihe UNI-MED SCIENCE werden aktuelle Forschungsergebnisse zur Diagnostik und Therapie wichtiger Erkrankungen "state of the art" dargestellt. Die Publikationen zeichnen sich durch höchste wissenschaftliche Kompetenz und anspruchsvolle Präsentation aus. Die Autoren sind Meinungsbildner auf ihren Fachgebieten.

Vorwort und Danksagung

Um ein Buch in diesem Umfang als Einzelautor zu schreiben, bedarf es neben einer ausreichenden eigenen Erfahrung natürlich des Rates und der Mitarbeit qualifizierter Kollegen und Mitarbeiter. Ich möchte mich besonders bei Dr. Walter Garhammer für die Fotografien im Kapitel zur Synovia-Analyse bedanken. Außerdem bin ich Herrn Dr. Bernd Hantke für die eingehende Überarbeitung von Kapitel 4. mit Ergänzung wichtiger operativer Maßnahmen bei Gelenkinfektionen sehr zu Dank verpflichtet. Frau Susanna Fuchs hat wie zuvor bei vielen anderen meiner Bücher das Manuskript geschrieben und mit mir Text und Tabellen überarbeitet.

Am meisten muss ich zwei Menschen Dank aussprechen. Zuerst meinem großen Lehrer und väterlichen Freund Prof. Dr. Hanns Kaiser, Augsburg. Im Namen aller seiner dankbaren Schüler widme ich ihm ganz persönlich dieses Werk. Sein Können und die Erfahrungen durch sein Vorbild haben mich immer wieder angespornt über die Glucocorticoidtherapie im Allgemeinen und die Injektionsbehandlung am Gelenk zu publizieren. Gerade die praktische Tätigkeit der Injektionstherapie durch ihre hervorragenden Ergebnisse mit oft erstaunlicher Besserung von Entzündung und Schmerzen beim Patienten hat mich selbst immer wieder überzeugt und mir Freude bereitet.

Zuletzt muss ich noch meiner lieben Frau Regina danken, ohne deren Hilfe ich die Zeit und Lust nicht gefunden hätte, neben dem beruflichen Alltag noch ein solches Buch zu schreiben.

Feldafing, im Juni 2009   *Hans Hatz*

Geleitwort

In diesem Werk ist der Versuch unternommen worden, die derzeit üblichen Untersuchungsmöglichkeiten der Gelenkflüssigkeit (sog. Synovia-Analyse) und die lokalen therapeutischen Injektionsverfahren im Gelenk möglichst vollständig, aber trotzdem übersichtlich zu beschreiben. Dabei ist besonderer Wert auf eine praxisnahe Beschreibung und Fotodarstellung gelegt worden.

In Kapitel 1. (Injektionen und Punktionen) werden die allgemeinen Indikationen, Regeln und das praktische Vorgehen bei Gelenkpunktionen beschrieben. Dabei werden hier und in Kapitel 5. (Injektionstechniken) die Erkrankungen aus dem internistisch-rheumatologischen, orthopädischen und sportmedizinischen Fachbereichen abgehandelt.

In Kapitel 2. (Intraartikuläre und periartikuläre Therapie) sind die verschiedenen Therapiemöglichkeiten, d.h. medikamentöse(z.B. Glucocorticoide, Chemosynoviorthese, u.a.) und physikalische (z.B. Radiosynoviorthese) ausführlich dargestellt. Neben Indikationen, Präparatelisten und üblichen Dosierungen werden besonders die Nebenwirkungen und Kontraindikationen erwähnt. Damit sollen dem behandelnden Arzt die Sicherheit und das Nutzen-/Risikoverhältnis nach dem heutigen Wissensstand und auf Grund vorliegender Studienergebnisse oder publizierter Erfahrungen nahe gebracht werden. Für die Vollständigkeit der aufgeführten Medikamentenlisten der in der BRD erhältlichen Präparate wird vom Autor keine Gewähr übernommen. Die am häufigsten im deutschen Sprachraum eingesetzten Substanzen sind auf jeden Fall erwähnt, die vom Autor selber in Studien geprüften Substanzen als Beispiele ausführlicher dargestellt. Die genaue Reihenfolge der Injektionsschritte bei der Radiosynoviorthese wurde ausführlich in Bildfolge präsentiert.

In Kapitel 3. (Synovia-Analyse) werden Technik und Aussagefähigkeit der Synovia-Analyse umfassend dargestellt. Da diese Methode (inklusive Polarisations- und Phasenkontrastmikroskopie) vom Autor selbst und von seinen Mitarbeitern im klinischen Alltag als wichtige Untersuchungsmöglichkeit eingesetzt wird, ist das praktische Vorgehen ausführlich erklärt, damit auch in einem Praxislabor diese Methode eingerichtet werden könnte. Auch bei Kollegen, die gezwungen sind, mit Fremdlabors zu arbeiten, sollen auf Grund der Ausführungen die korrekte Probenversendung und die Beurteilung der Ergebnisse im Sinne einer Qualitätskontrolle leichter gemacht werden.

In Kapitel 4. (Gelenkinfektionen) wird speziell auf die erregerbedingte Infektion des Gelenkes eingegangen. Diese wichtigste und extrem ernst zu nehmende Komplikation der Gelenkpunktion und -injektionstherapie wird dem behandelnden Arzt im Sinne einer möglichst schnellen Diagnostik und umfassenden Therapie dargestellt. Operative Maßnahmen werden dabei nur in Kürze aufgeführt - auf spezielle Literatur wird gesondert hingewiesen.

In Kapitel 5. (Injektionstechniken) werden die speziellen Punktions- und Injektionstechniken in allen Gelenken (intraartikuläre Therapie) und periartikulär (Infiltrationstherapie) dargestellt. Es wurde großer Wert darauf gelegt, möglichst viele bildliche Darstellungen mittels Fotos aus der Praxis zusammenzutragen. Zur besseren Orientierung in der Festlegung des Punktionsortes wurden in der 3. Auflage zusätzliche farbliche anatomische Zeichnungen angefertigt. Die wichtigsten Indikationen aus den einzelnen Fachbereichen werden erwähnt und die besonderen Vor- oder Nachteile der einen oder anderen Technik am einzelnen Gelenk aufgeführt. Diese Erkenntnisse sind nicht nur vom Autor, sondern aus der internationalen Literatur zusammengefasst worden und werden im Einzelfall auch als Literaturstelle im Text erwähnt.

Allgemeiner Hinweis

Als Abkürzung für **intraartikulär** wurde im gesamten Text **i.a.** verwendet, da diese Bezeichnung im internationalen Schrifttum üblich ist. Dies darf nicht mit der im deutschen Sprachraum gleichfalls verwendeten Abkürzung für *intraarteriell* verwechselt werden!

Feldafing, im Juni 2009   *Hans Hatz*

Inhaltsverzeichnis

1. Injektionen und Punktionen — 12
- 1.1. Allgemeine Indikationen — 12
  - 1.1.1. Intraartikuläre Therapie — 14
  - 1.1.2. Periartikuläre Therapie — 14
- 1.2. Allgemeine Regeln — 15
  - 1.2.1. Vorbereitung — 15
  - 1.2.2. Patientenaufklärung — 17
  - 1.2.3. Kontraindikationen — 18
- 1.3. Praktische Durchführung der Gelenkpunktion — 20

2. Intraartikuläre und periartikuläre Therapie — 34
- 2.1. Glukokortikoide — 34
  - 2.1.1. Geschichte — 34
  - 2.1.2. Wirkmechanismen — 36
  - 2.1.3. Hydrolysierung/Bioverfügbarkeit — 37
  - 2.1.4. Auswahl des geeigneten Präparates — 41
  - 2.1.5. Dosisempfehlungen — 46
  - 2.1.6. Therapieindikationen — 46
  - 2.1.7. Praktisches Vorgehen — 49
  - 2.1.8. Kontraindikationen — 53
  - 2.1.9. Komplikationen — 53
  - 2.1.10. Besonderheiten/Vorsichtsmaßnahmen — 57
  - 2.1.11. Periartikuläre Kortikoidtherapie (Infiltrationstherapie) — 59
- 2.2. Synoviorthese — 62
  - 2.2.1. Radiosynoviorthese — 62
    - 2.2.1.1. Verwendete Radionuklide — 62
    - 2.2.1.2. Klinische Erfahrungswerte — 63
    - 2.2.1.3. Vorgehen bei der Injektion — 64
    - 2.2.1.4. Therapeutische Wirksamkeit — 68
    - 2.2.1.5. Nebenwirkungen — 71
    - 2.2.1.6. Kontraindikationen — 72
    - 2.2.1.7. Ambulant oder stationär? — 73
  - 2.2.2. Chemische Synoviorthese — 74
    - 2.2.2.1. Natriummorrhuat (Varicocid®) — 74
    - 2.2.2.2. Osmiumsäure — 75
- 2.3. "Chondroprotektiva" — 76
  - 2.3.1. Definition — 76
  - 2.3.2. Nebenwirkungen — 76
- 2.4. Hyaluronsäurederivate (Viskosupplementation) — 77
  - 2.4.1. Definition — 77
  - 2.4.2. Gelenkviskosität — 77
    - 2.4.2.1. Physiologie — 77
    - 2.4.2.2. Pathophysiologie — 78
  - 2.4.3. Präparate — 78
  - 2.4.4. Wirkungsprinzip — 79
  - 2.4.5. Therapiedurchführung — 79
  - 2.4.6. Pharmakokinetik — 81
  - 2.4.7. Indikation — 81

2.4.8.	Nebenwirkungen	81
2.4.9.	Wirksamkeit	82
2.5.	Zytostatika	83
2.5.1.	Methotrexat	83
2.5.1.1.	Indikation/Dosierung	83
2.5.1.2.	Wirksamkeit	83
2.6.	Antibiotika	83
2.7.	Morphium	83
2.7.1.	Wirkungsmechanismus	83
2.7.2.	Dosierung	83
2.8.	Superoxiddismutase	84
2.9.	Nichtsteroidale Antirheumatika	84
2.10.	Interleukin-1-Rezeptorantagonist	84
2.10.1.	Physiologie	84
2.10.2.	Wirkprinzip	84
2.10.3.	Präparate	84
2.10.4.	Therapiedurchführung	84
2.10.5.	Indikationen	85
2.10.6.	Nebenwirkungen	85
2.10.7.	Wirksamkeit	85
2.11.	Biologicals -TNF-alpha-Blocker	85
2.12.	Prolo-Therapie	85
2.13.	Needling/Barbotage	86
2.14.	Extrakorporale Stoßwellentherapie	86
2.15.	Röntgenreizbestrahlung	86
2.16.	Radiumchlorid (^{224}Ra)	87
2.16.1.	Definition	87
2.16.2.	Indikation	87
2.16.3.	Bisherige Ergebnisse	87
2.16.4.	Dosierung	87
2.16.5.	Kontraindikationen/Kontrollen	87
2.16.6.	Nebenwirkungen	87
2.16.7.	Strahlenexposition	87

3. Synovia-Analyse — 90

3.1.	Voraussetzungen	90
3.2.	Makroskopisches Aussehen der Gelenkflüssigkeit	92
3.2.1.	"Normale" Synovia	92
3.2.2.	Entzündliche Synovia	93
3.2.3.	Rhagozyten	94
3.2.4.	Reiter-Zellen	95
3.2.5.	Detritus	95
3.3.	Zellzahl und Zellart (Differentialausstrich)	95
3.3.1.	Untersuchungsmethodik	95
3.3.2.	Auswertung	96
3.4.	Polarisationsmikroskopie	98
3.4.1.	Vorbereitung/Transport des Ergusses	98
3.4.2.	Kristallbestimmung	98
3.5.	Phasenkontrast- und Elektronenmikroskopie	101

3.6.	Gram-Färbung und Bakterienkultur	103
3.7.	Untersuchung mittels Polymerase-Kettenreaktion (PMR)	103
3.8.	Weitere serologische Untersuchungen	104
3.9.	Synoviale Biopsie	104
3.10.	Zusammenfassung	105

4. Gelenkinfektionen — 108

4.1.	Septische Arthritis nach i.a.-Therapie	108
4.1.1.	Erregerhäufigkeit	108
4.1.2.	Diagnosestellung	109
4.1.3.	Klinik	111
4.1.4.	Therapiemaßnahmen	111
4.2.	Septische Arthritis bei hämatogener Sepsis	114
4.3.	Infektionen bei immunsupprimierten Patienten	114
4.4.	Gonokokkeninfektionen	114
4.5.	Infektionen postoperativ nach Gelenk- oder gelenknahen Knochenoperationen	115

5. Injektionstechniken — 118

5.1.	i.a.-Kiefergelenk (Temporomandibulargelenk)	118
5.2.	i.a.-Sternocostalgelenke	119
5.3.	i.a.-Sternomanubrialgelenk	120
5.4.	i.a.-Sternoklavikulargelenk	121
5.5.	i.a.-Schulter	122
5.6.	i.a.-Akromioklavikulargelenk	125
5.7.	Infiltration - Schulter	126
5.7.1.	Bizepstendinitis	126
5.7.2.	Bursitis subacromialis	128
5.7.3.	Bursitis subdeltoidea	129
5.7.4.	Ansatztendinitis am Tuberculum majus	130
5.7.5.	Ansatztendinitis am Tuberculum minus	131
5.7.6.	Supraspinatus-Syndrom	132
5.8.	Schultersteife (adhäsive Kapsulitis)	132
5.8.1.	Levator-scapulae-Syndrom	133
5.9.	Ellenbogen	134
5.9.1.	i.a.-Ellenbogengelenk	134
5.9.2.	i.a.-Radiohumeralgelenk	137
5.9.3.	Infiltration - Epicondylitis humeri radialis (= humeroradialis = lateralis); sog. "Tennisellenbogen"	138
5.9.4.	Infiltration - Epicondylitis humeri medialis (= ulnaris); sog. "Golferellenbogen" und "Werferellenbogen"	139
5.9.5.	Infiltration - Bursitis olecrani	140
5.10.	Handgelenk	141
5.10.1.	i.a.-Radiocarpalgelenk	141
5.10.2.	Infiltration - Tendovaginitis stenosans (De Quervain-Krankheit)	143
5.10.3.	Infiltration - Strecksehnentenosynovitis	144
5.10.4.	Infiltration - Karpaltunnelsyndrom	145
5.10.5.	Infiltration - schnellender Finger	147

5.10.6.	i.a.-Daumensattelgelenk (erstes Karpometakarpalgelenk)	148
5.10.7.	i.a.-Fingergrundgelenke (Metakarpophalangealgelenke)	149
5.10.8.	i.a.-Fingermittelgelenke (proximale Interphalangealgelenke)	151
5.10.9.	i.a.-Fingerendgelenke (distale Interphalangealgelenke)	152
5.11.	i.a.-Hüftgelenk	153
5.12.	Infiltration - Hüfte	157
5.12.1.	Bursitis trochanterica	157
5.12.2.	Iliopektinale Bursitis	159
5.12.3.	Bursitis iliopsoas	159
5.12.4.	Meralgia paraesthetica	160
5.12.5.	Ischiogluteale Bursa (Bursitis)	161
5.13.	i.a.-Kniegelenk	161
5.13.1.	Medialer retropatellarer Zugang (= Injektion von ventro-medial)	162
5.13.2.	Lateraler retropatellarer Zugang (= Injektion von ventro-lateral)	163
5.13.3.	Suprapatellarer Zugang	164
5.13.4.	Infrapatellarer Zugang (= anteriorer Zugang)	165
5.14.	Infiltration - Knie	166
5.14.1.	Baker-Zyste	167
5.14.2.	Sonstige Bursitiden (präpatellare, tiefe infrapatellare, Pes anserinus-Bursitis)	168
5.14.3.	Ansatztendinitiden am Knie (= Periarthritis am Kniegelenk)	169
5.15.	i.a.- Oberes Sprunggelenk	170
5.15.1.	Ventromedialer Zugang	171
5.15.2.	Dorsaler Zugang (Außenknöchel)	172
5.15.3.	i.a.-posterior-subtalares Gelenk (hinteres Sprunggelenk)	173
5.16.	i.a.-Vorfuß	175
5.16.1.	i.a.-1. Metatarsophalangealgelenk (MTP I)	175
5.16.2.	i.a.-Zehengelenke (Tarsometatarsal-, Metatarsophalangeal-, Interphalangealgelenke)	176
5.17.	Infiltration - Vorfuß	178
5.17.1.	Tarsaltunnelsyndrom/Tibialis posterior-Tendinitis	178
5.17.2.	Morton-Neuralgie (= Morton's Neuroma; interdigitales plantares Neuronom)	179
5.17.3.	Tendovaginitis (= Tenosynovitis)	180
5.17.4.	Achillobursitis	180
5.17.5.	Fersensporn (Kalkaneussporn, Plantarsporn)	182
5.17.6.	Plantare Fasziitis (= Kalkaneale Bursitis)	183
5.18.	Wirbelsäule	184
5.18.1.	i.a. - Intervertebralgelenke (Facettengelenke; Apophysengelenke)	184
5.18.2.	i.a. - Iliosakralgelenk (IS-Gelenk)	187
5.18.3.	Infiltration - Kaudale epidurale Injektion	190
5.19.	Infiltration - Rheumaknoten	193
6.	**Literatur**	**196**
	Index	**205**

Injektionen und Punktionen

1. Injektionen und Punktionen

Die Durchführung von Injektionen und Punktionen ist in den medizinischen Fachbereichen

- Orthopädie
- Rheumatologie sowie
- Sportmedizin

als wichtige diagnostische und therapeutische Maßnahme nicht mehr wegzudenken. Neben einer deutlichen Zunahme von verschiedensten Indikationsstellungen haben sich die Injektionstechniken verfeinert und auch die Auswahl der eingesetzten Medikamente in den letzten Jahren deutlich weiterentwickelt (70).

> Auf Grund dieser Vielfalt ist die Unterscheidung zwischen folgenden Injektionstechniken bzw. Untersuchungsmöglichkeiten sinnvoll:
> - Diagnostische Gelenkpunktion
>   - Bildgebende Untersuchung (Arthrographie, CT-gesteuerte Punktion)
>   - Synovia-Analyse
>   - Synoviale Biopsie
> - Therapeutische Gelenkinjektion
>   - Intraartikuläre Gelenkinjektion
>   - Infiltrationstherapie bei gelenknahen Strukturen (Schleimbeutel, Sehnenscheiden, Sehnenansätze, periartikuläre Injektion)

1.1. Allgemeine Indikationen

Die allgemeinen Indikationen für diagnostische und therapeutische Gelenkpunktionen sind in Tab. 1.1 und 1.2 zusammengefasst.

Diagnostische Gelenkpunktion
• Synovia-Analyse
• Sicherung bakterieller Gelenkentzündungen (Keimnachweis)
• Diagnosestellung kristallinduzierter Arthritiden (Gicht, Chondrokalzinose)
• Tumordiagnostik (Zytologie)
• Unterscheidung entzündlicher/nichtentzündlicher Erguss
• Feststellung eines blutigen Ergusses (Hämarthros)

Tab. 1.1: Diagnostische Gelenkpunktion: Indikationen.

Therapeutische Gelenkpunktion
• Schmerzlinderung
• Druckerniedrigung durch Entfernen großer Ergussmengen
• Lokale Therapiemaßnahmen: - Glucocorticoidtherapie   - Radiosynoviorthese   - Chemische Synoviorthese   - Sog. "Chondroprotektiva"   - Sonstige Medikamente
• Lokale Behandlung statt systemischer Therapie bei Oligo- bzw. Monarthritis
• Bei Versagen oder Unverträglichkeit einer systemischen antirheumatischen Therapie
• Zur Verhinderung einer Gelenkinstabilität bei großen Ergussmengen

Tab. 1.2: Therapeutische Gelenkpunktion: Indikationen.

Neben der korrekten Indikationsstellung ist auch die Genauigkeit der durchgeführten Gelenkpunktion von entscheidender Bedeutung für den Therapieerfolg. Am besten sind dabei die Erfolge nach Kniegelenkpunktion, gefolgt von Ellenbogen, proximalem Interphalangealgelenk und Metakarpophalangealgelenk. Diese sind besonders bei Patienten mit rheumatoider Arthritis hoch (26,85,86). Dies liegt vor allem daran, dass hier bei Injektion meistens eine genaue intraartikuläre Lage erreicht wird. Untersuchungen haben gezeigt, dass bei schwierig zu punktierenden Gelenken wie dem Schultergelenk, insbesondere auch bei Injektionen in die Bursa subacromialis, in weniger als 50 % eine exakte Injektion erfolgte (kontrolliert mittels Arthrographie (11,20,87,94,156)). Dies wird auch dafür verantwortlich gemacht, dass z.B. Injektionen in schwierig zu erreichende Gelenke wie Hüftgelenk oder Temporomandibulargelenk meistens nicht vergleichbare Erfolge wie am Kniegelenk (mit bis zu 90 %iger Besserung) aufweisen (87).

Zusätzlich zu diesen allgemeinen Indikationen gibt es spezielle Indikationen zur Durchführung der intraartikulären und periartikulären Therapie. Diese richten sich zum Teil nach den vorliegenden Krankheiten; die Empfehlungen zur Durchführung sind jedoch vorwiegend fach- oder gebietsspezifisch in der Literatur beschrieben (Zusammenfassung ☞ Tab. 1.3-1.5) (1d,81,114a,135a, 138a,139a,150b,160,165,174,174b,174c).

Indikationen in der Rheumatologie

- Abakterielle Mon- oder Oligoarthritis unklarer Genese
- Abakterielle Mon- oder Oligoarthritis bei bekannten zugrundeliegenden Systemkrankheiten (z.B. rheumatoide Arthritis, systemischer Lupus erythematodes, HLA B 27-positive Spondarthropathien mit peripherer Gelenkbeteiligung)
- Hydrops articulorum intermittens
- Nach Radionuklidsynoviorthese
- Nach chemischer Synoviorthese
- Reaktive Arthritiden
- Kristallinduzierte Arthritiden (Gicht/Pseudogicht)

Tab. 1.3: Intraartikuläre Injektionen: Indikationen in der Rheumatologie (systemische entzündliche Gelenkerkrankungen u.a.).

Indikationen in der Orthopädie

- Mon- oder Oligoarthritis (abakteriell)
- Aktivierte Arthrosen (z.B. Gonarthrosen, OSG-Arthrosen, Facettensyndrom)
- Periarthropathien (z.B. Schulter-, Hüftgürtelbereich)
- Bandscheibenprotrusion
- Kristallinduzierte Arthritiden (Gicht/Pseudogicht)
- Verletzungsfolgen:
    - Gelenkdistorsionen mit Reizerguss
    - Kapsel-Band-Überdehnungen mit Reizerguss

Tab. 1.4: Intraartikuläre Injektionen: Indikationen in der Orthopädie (degenerative Gelenkerkrankungen u.a.).

> Prinzipiell sollte jede unklare Gelenkschwellung mit Ergussbildung einer sofortigen Diagnostik und eventuellen Therapie zugeführt werden.

Ursachen einer sogenannten unklaren Monarthritis sind mannigfaltig (☞ Tab. 1.6).

Indikationen in der Sportmedizin

- Fehlbelastungsfolgen:
    - Chondropathien mit Begleiterguss (z.B. am Femurcondylus bei Gewichtheben)
    - Degenerative Meniskusläsionen mit Begleiterguss (z.B. Skiabfahrt, Ringen)
- Sportverletzungen:
    - Trauma (Begleiterguss nach stumpfen Gelenkverletzungen bzw. Überdehnungsschäden)

Tab. 1.5: Intraartikuläre Injektionen: Indikationen in der Sportmedizin (Sportverletzungen und Fehlbelastungsfolgen), ☞ Lit. 41a,174.

Akute Monarthritis: Differentialdiagnosen

Septische Arthritis, Reaktive Arthritis	• Bakterien • Pilze • Mykobakterien • Spirochäten (z.B. Borreliose) • Viren (z.B. Hepatitis B, HIV-Infektion)
Kristallinduzierte Arthritis	• Uratkristalle (Gicht) • Kalziumpyrophosphatdihydratkristalle (Pseudogicht) • Apatitkristalle • Kalziumoxalatkristalle • Lipidformationen
Osteoarthritis	• Aktivierte Arthrose • Aseptische Osteonekrosen
Trauma	• Gelenkfrakturen • Bandverletzungen • Hämarthros (z.B. Antikoagulation, Hämophilie)
Tumoren	• Pigmentierte villonoduläre Synovitis • Metastasen • Osteoidosteom
Frühbeginn einer entzündlich rheumatischen Erkrankung (monoartikuläre Beteiligung)	• Rheumatoide Arthritis • HLA B 27-assoziierte Erkrankung (z.B. Psoriasisarthropathie, Morbus Reiter, Morbus Bechterew) • Kollagenosen (z.B. SLE, Morbus Wegener)

Tab. 1.6: Akute Monarthritis: Differentialdiagnosen.

Als organ- und eventuell lebensbedrohend ist jedoch die infektiöse Arthritis eines Gelenkes anzusehen. Unbehandelt können geringe Infektionen bereits innerhalb kürzester Zeit - z. B. ein bis zwei Tage - zu einer Knorpeldestruktion führen (☞ Kap. 4.).

1.1.1. Intraartikuläre Therapie

■ **Rheumatologie**

Im Rahmen der internistischen und orthopädischen Rheumatologie ist die intraartikuläre Behandlung mit verschiedenen Medikamenten (☞ Kap. 2.) wesentlicher Teil der therapeutischen Gelenkpunktion. Hierbei werden besonders die entzündlich bedingten Mon- oder Oligoarthritiden behandelt (7).

■ **Orthopädie**

In der sonstigen Orthopädie ist der vorwiegende Einsatz der lokalen Therapie mit verschiedenen Medikamenten im Bereich der schmerzhaften Arthrose und aktivierten Arthrose sowie posttraumatisch zu sehen (1d,1f,35,114a,135a,138a,139a, 150b,174b,174c).

■ **Sportmedizin**

In der Sportorthopädie und Sporttraumatologie - im Rahmen der Sportmedizin zusammengefasst - findet sich die intraartikuläre Therapie mit verschiedenen Medikamenten neben den frischen Sportverletzungen zunehmend auch im Bereich der Fehlbelastungsfolgen, d.h. Sportschäden und chronischen Überlastungssyndromen. Hierbei werden nicht nur Leistungssportler, sondern vor allem vermehrt Freizeitsportler wegen der zunehmenden Trainingsintensität behandelt (1f,174).

1.1.2. Periartikuläre Therapie

Die Indikationen zur periartikulären Therapie, d.h. die Behandlung gelenknaher Strukturen, hat in den letzten Jahren zunehmend an Bedeutung gewonnen (☞ Tab. 1.7).

Behandelte Strukturen bei der periartikulären Therapie	
Muskulatur	• Myogelosen • Triggerpoints • Muskelhartspann
Schleimbeutel	• Gelenknahe Bursitiden mit oder ohne Verbindung zum Gelenk (z.B. Bursitis subacromialis, Bursitis coracobrachialis)
Engpasssyndrome	• Karpaltunnelsyndrom • Tarsaltunnelsyndrom • Morton'sche Metatarsalgie
Sehnenscheiden	• Tenosynovitis der Hand • Syndrom der langen Bizepssehne
Sehnenansätze	• Enthesitis • Enthesiopathien (z.B. Insertionstendinosen) • Apophysitis • Ligamentosen
Epiduralraum	• Chronische Rückenschmerzen (Lower-back-pain-syndrome) • Bandläsionen (Protrusionen)

Tab. 1.7: Behandelte Strukturen bei der periartikulären Therapie.

Hierbei werden folgende Strukturen und Medikamente in den einzelnen Fachbereichen bevorzugt behandelt:

■ **Rheumatologie**

Im Bereich der Rheumatologie erfolgt die periartikuläre Infiltrationstherapie vorwiegend mit Glukokortikoiden, da eine Behandlung der gelenknahen entzündlichen Strukturen im Rahmen der Grundkrankheit im Vordergrund steht (75a). Hierbei treten besondere entzündliche Manifestationen auf wie das Karpaltunnelsyndrom bei der rheumatoiden Arthritis, die Achillobursitis beim Morbus Reiter oder die entzündliche ISG-Beteiligung mit begleitender Bursitis trochanterica beim Morbus Bechterew.

■ **Orthopädie und Sportmedizin**

In der Orthopädie werden vorwiegend Glukokortikoide eingesetzt zur Behandlung der periartikulären Schmerzsyndrome, die entweder posttraumatisch oder im Rahmen von Arthrosen (hier besonders Insertionstendinosen) auftreten können.

Zusätzlich werden auch Lokalanästhetika - alleine oder in Kombination mit Kortikoidpräparaten - eingesetzt. Zunehmend werden auch "Chondroprotektiva" in der Behandlung von aktivierten Arthrosen mit Ergussbildung und lokalen Entzündungsreaktionen und in der Langzeittherapie von chronisch fortschreitenden Gelenkarthrosen (angloamerikanisch Osteoarthritis bzw. Osteoarthrose genannt) eingesetzt. Ähnlich werden in der Sportorthopädie und Sporttraumatologie (Sportmedizin) vorwiegend Lokalanästhetika und Glukokortikoide, eventuell auch als Mischlösung bzw. Kombinationspräparat, eingesetzt (☞ Kap. 2.1.4. "Kombinationspräparate").

Die Radiosynoviorthese und chemische Synoviorthesen werden vorwiegend bei hochentzündlichen Synoviiden mit Erzussproduktion im Bereich der Rheumatologie und bei aktivierten Arthrosen mit starker Ergussbildung eingesetzt. Hierbei spielt bei der Indikationsstellung neben der Therapieresistenz anderer versuchter Methoden (z.B. Kortikoidinstillationen, "Chondroprotektiva") eine eventuell fehlende operative Möglichkeit oder das Versagen systemischer Therapieversuche eine Rolle. Als besondere Indikationsstellung für die therapeutische Gelenkpunktion, insbesondere mit Glukokortikoiden, ist in allen Fachbereichen die bereits erwähnte bakterielle akute Mon- bzw. Oligoarthritis unklarer Ursache (7).

Im Rahmen der periartikulären bzw. Infiltrationstherapie kommen neben Lokalanästhetika vorwiegend die wasserlöslichen und zunehmend die kristallinen Glukokortikoidsuspensionen zum Einsatz. Auch die Injektion von Kombinationspräparaten wird hierbei besonders empfohlen.

> Voraussetzung für eine erfolgreiche Gelenkpunktion mit nachfolgender intraartikulärer Injektionstherapie sowie für die periartikuläre Injektionstherapie ist neben der korrekten Indikationsstellung auch die Beherrschung der korrekten Injektionstechnik und die Beachtung von Nebenwirkungen bzw. Unverträglichkeiten der verwendeten Medikamente (☞ Kap. 2.).

1.2. Allgemeine Regeln

1.2.1. Vorbereitung

Die diagnostische und therapeutische Gelenkpunktion (synonym Arthrocentese) ist nach ausreichender Übung im Bereich großer Gelenke (z.B. Kniegelenk) eine einfache und schnell durchgeführte Untersuchungs- bzw. Therapiemöglichkeit in der Behandlung entzündlicher und degenerativer Gelenkerkrankungen (☞ oben). Die Gelenkpunktion wird üblicherweise in der Praxis bzw. im Krankenhaus, seltener jedoch außerhalb medizinischer Einrichtungen (z.B. am Sportplatz, im Rahmen von Wettkämpfen) durchgeführt. Entscheidend ist neben einer schnellen Beurteilung der Gelenkflüssigkeit (makroskopisch bzw. im Rahmen der Synovia-Analyse) auch die Instillation von schmerzlindernden bzw. entzündungshemmenden Medikamenten. Als wichtigste Indikation gilt die unklare Monarthritis (☞ Tab. 1.6), besonders falls eine Infektion vermutet wird. Schwieriger hingegen ist die Arthrocentese von seltener entzündlich betroffenen Gelenken oder von Gelenkregionen, die mittels Punktion schwer zugänglich sind wie Hüftgelenk oder IS-Gelenk. Neben einer ausgezeichneten anatomischen Kenntnis werden hierbei auch besondere Ansprüche an die bildgebende Vordiagnostik (z.B. Arthrosonographie ☞ Abb. 1.1, Computertomographie oder Arthrographie und Rö-Durchleuchtung) gestellt (22).

Als wichtigstes bildgebende Verfahren für die Praxis ist die Arthrosonographie (im B-Bild Verfahren=Brightness Scan) zu nennen. Voraussetzung ist hierfür ein Ultraschallgerät mit einem Linearschallkopf von mindestens 5 MHz, am häufigsten werden Schallköpfe mit ca. 7,5 MHz verwendet. Dadurch wird ein Arbeitsbereich (Eindringtiefen des Schalles) zwischen 0,5 cm bis 4,0 cm ermöglicht. Auch höhere Frequenzen (z.B. 10 MHz) werden angeboten, mit denen man besonders die kleinen Gelenke (Finger- und Zehengelenke) sehr gut darstellen kann. Als Scanmodus kann neben Linear- auch Curved-Array oder Sektorscan mit integrierter Vorlaufstrecke verwendet werden. Bei Linear- und Curved-Array ist ein umschaltbarer Sendefokus mit Fokuslagen in 0,5 bis 2,5 cm und in 2,5 bis 5,0 cm üblich, beim Sektorscanner müssen integrierte Vorlaufstrecken zum Einsatz kommen.

Mittels der Sonographie lässt sich der Punktionsort bestimmen (☞ unten.) sowie die pathologischen Gelenkstrukturen (z.B. Synovitiden) oder gelenknahe Veränderungen (Bursitiden, Tenosynovitiden, Tendinitiden) hiervon abgrenzen. Häufig erlaubt die Sonographie sogar eine bessere Lokalisation von knöchernen Läsionen als das konventionelle Röntgen (z.B. an der Schulter, Finger- und Zehengelenke). Mittels zusätzlichem Einsatz eines Farbdopplersonogramms kann die Entzündungsaktivität im Gelenk eingeschätzt werden: Eine vermehrte Perfusion ist bei entzündlichem Pannus und bei villonodulärer Synovitis nachzuweisen. Bei Kompressionssyndromen (z.B. Karpaltunnelsyndrom, ☞ Kap. 5.10.4. und Tarsaltunnelsyndrom, ☞ Kap. 5.17.1.) lassen sich die charakteristischen krankheitsverursachenden Tenosynovitiden und die betroffenen Nerven darstellen, deren Durchmesser meist distal der Kompressionsstelle (z.B. Carpaltunnel am Os scaphoideum) erweitert ist.

Im Rahmen der Gelenkpunktion ist der Nachweis eines Ergusses (=echofreie Synovialitis in einem Gelenk) mittels Arthrosonographie die wichtigste Voruntersuchung. Hierbei ist die Dokumentation des Befundes mittels Foto des Standbildes oder per Videoaufnahme vor - und evtl. nach - Punktion mittlerweile Routine. Diese kann auch wichtige forensische Bedeutung in Problemfällen erlangen (s.u.). Besonders bei kleinen Ergussbildungen oder schwierigen Gelenkpunktionen kann mittels eines sterilen Stiftes die Punktionsstelle vorher markiert werden (z.B. am Hüftgelenk, ☞ Kap. 5.11. und Abb. 5.11d-g). Mittels dieser sog. *ultraschallgestützten Punktion* können auch behindernde Strukturen (z.B. Synovialzotten) die durch Anpunktieren stark bluten würden vorher erkannt werden. Somit kann Komplikationen vorgebeugt werden. Auch der Rückgang einer Synovialisproliferation nach Glukokortikoidtherapie und insbesondere nach Chemo- oder Radiosynoviorthese (☞ Kap. 2.2.) lässt sich dokumentieren. Im Rahmen der *ultraschall-gesteuerten Punktion* werden mittels eines Punktionsschallkopfes Gelenkpunktionen und -injektionen mit großer Treffsicherheit durchgeführt. Nach Koski et al. ist diese Methode besonders bei schwer zugänglichen Gelenken (z.B. Hüftgelenk, stark deformierten oder entzündlichdestruierten Gelenken im Rahmen der rheumatoiden Arthritis, besonders bei adipösen Patienten), Injektionen von Substanzen mit starken gewebeschädigenden Nebenwirkungen (z.B. bei der Chemo- oder Radiosynoviorthese) oder bei Injektionen in die Sehnenscheiden bei Tenosynovitis mit großer Genauigkeit durchzuführen. Hierbei sollten Injektionskanülen von mindestens l Millimeter Außendurchmesser (☞ Tab. 1.15) zum Einsatz kommen, da diese mittels Ultraschallkontrolle (am besten 7,5 MHz-Linearscanner) gut sichtbar sind. Mittels Videodokumentation ist damit ein Höchstmaß an Sicherheit gewährleistet. Entscheidend ist hierbei die Sterilität des Schallkopfes, welches durch spezielle sterile Überzüge gewährleistet wird. Aufgrund des relativ hohen Anschaffungspreises dieser Sonden lässt der routinemäßige Einsatz bei der Gelenkpunktion noch auf sich warten.

Diese speziellen Voraussetzungen sollen bei der Beschreibung der einzelnen Injektionstechniken besonders berücksichtigt werden (☞ Kap. 5.).

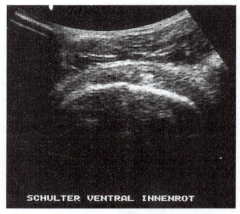

Abb. 1.1a: Arthrosonographie vor i.a.-Punktion: Normalbefund bei Untersuchung mit Schallkopfposition im ventralen Horizontalschnitt in Mittelstellung der rechten Schulter.

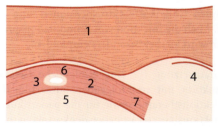

Abb. 1.1b: Arthrosonographie vor i.a.-Punktion: Zeichenschema zu Abb. 1.1b: 1 = M. deltoideus; 7 = M. subscapularis mit Sehne (2); 3 = M. supraspinatus mit Sehne; 4 = Processus coracoideus; 5 = Humeruskopf mit Schallauslöschung durch Knochen, 6 = lange Bizepssehne im Querschnitt mit Sehnenscheide (aus: Hatz HJ: Rheumatologie to go, Wissenschaftlicher Verlagsgesellschaft, Stuttgart, 2007: Abb. 2.1. S. 55).

1.2. Allgemeine Regeln

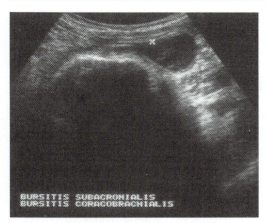

Abb. 1.1c: Arthrosonographie (ventraler Horizontalschnitt in Mittelstellung) vor i.a.-Punktion. Nachweis eines Ergusses in der Bursa subacromialis der rechten Schulter.

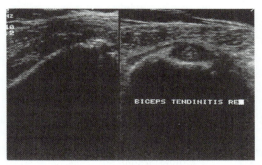

Abb. 1.1d: Arthrosonographie (Schallkopfposition: linke Bildhälfte im Längsverlauf der Sehne von vorne, rechte Bildhälfte im ventralen Horizontalschnitt in Mittelstellung der rechten Schulter) vor i.a.-Punktion: Nachweis einer exsudativen Biceps-Tendinitis im Bereich der langen Bizepssehne der rechten Schulter.

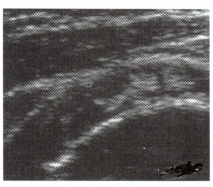

Abb. 1.1e: Arthrosonographie (Schallkopfposition: ventraler Horizontalschnitt in Mittelstellung) vor Infiltrationstherapie: Nachweis von Verkalkungsstrukturen im Bereich der Subscapularis- und Supraspinatussehne der rechten Schulter.

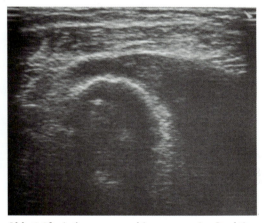

Abb. 1.1f: Arthrosonographie vor i.a.-Punktion (Schallkopfposition: ventraler Horizontalschnitt in Mittelstellung). Nachweis von Erguss im rechten Schultergelenk.

1.2.2. Patientenaufklärung

Auf Grund der zunehmenden Bedeutung der Patientenaufklärung mit den damit resultierenden forensischen Konsequenzen muss vor jeglicher diagnostischer, insbesondere bei der therapeutischen Gelenkpunktion oder auch im Rahmen einer periartikulären Therapie bzw. medikamentösen Infiltrationsbehandlung gelenknaher Weichteile eine ausreichende Patientenaufklärung erfolgen (☞ Tab. 1.8 und Abb. 1.20).

Patientenaufklärung
• Über vorliegende Krankheit • Indikation zur Injektion • Auswirkung der Injektion: 　- passagere Unverträglichkeit 　- passagere Nebenwirkungen 　- Langzeitnebenwirkungen • Medikamentenaufklärung: 　- Allergieneigung 　- lokale Wirkungen und Nebenwirkungen 　- systemische Wirkungen und Nebenwirkungen • Spezielle Punktionsrisiken: 　- Allgemeine Infektionsgefahr 　- Spezielle Infektionsgefahr 　- Gefahr allergischer Reaktionen • Überdenkzeit: Aufklärung 24 Stunden vor Punktion[1] • Bei Minderjährigen: Einverständnis der Eltern • Dokumentation durch den Therapeuten: 　- Mündliche Aufklärung (Eintragung in die Krankenakte, Aufklärung vor Zeugen wie z.B. Sprechstundenhilfe oder Krankenschwester) 　- Schriftliche Einverständniserklärung (z.B. Perimed®-Bögen, besonders vor Radiosynoviorthese oder schwierigen intraartikulären Punktionen) • Meldung etwaiger Komplikationen nach Punktion 　- Erreichbarkeit des Therapeuten mindestens drei Tage nach der Punktion • Schriftliche Dokumentation bei relativen Kontraindikationen • Information über alternative Therapiemaßnahmen

Tab. 1.8: Intraartikuläre Injektion und periartikuläre Infiltration: Patientenaufklärung (☞ auch Abb. 1.20).
[1] Falls nicht sofortige Gelenkpunktion erforderlich, z.B. bei Verdacht auf bakterielle Infektion zum Erregernachweis.

1.2.3. Kontraindikationen

Bei der Entscheidung zur intraartikulären oder periartikulären Injektion müssen vorliegende Kontraindikationen durch Anamneseerhebung oder körperliche Untersuchung bzw. durch vorausgegangene diagnostische Maßnahmen (Arthrosonographie, konventionelles Röntgen, Computertomographie, evtl. auch Kernspintomographie) im jeweiligen Fall ausgeschlossen werden (☞ Tab. 1.9 und 1.10).

Relative Kontraindikationen
• Gerinnungswirksame Antikoagulationstherapie 　- z.B. Marcumar®, Coumadin®: Quick-Wert unter 40-50 %, entsprechender INR-Wert über 1,70-1,40 　- Heparin: PTT-Wert über 40 • Hämophilie[1,2] • Erhöhte Gefahr einer Sekundärinfektion: 　- Immungeschwächte Patienten 　- Lokalinfektionen in Punktionsnähe (z.B. Ulcera cruris, Psoriasisherde, ☞ Abb. 1.2) 　- Fieberhafte Allgemeininfektionen (z.B. Sepsis) 　- Reduzierte Immunabwehr • Schwer einstellbarer Diabetes mellitus[3] • Hämorrhagische Diathese[4] • Schwere Gelenkdestruktion oder -deformität bzw. Gelenkinstabilität[5] • Extreme Adipositas[6]

Tab. 1.9: Intraartikuläre Injektion und periartikuläre Infiltration: Relative Kontraindikationen.
[1] Die Entlastung des Gelenks bei großem Hämarthros kann trotzdem notfallmäßig indiziert sein.
[2] Eine diagnostische Punktion kann trotzdem von entscheidender Bedeutung, bei Verdacht auf septische Streuung dringend notwendig sein.
[3] Meistens insulinpflichtiger Diabetes mellitus.
[4] z.B. bei bestimmten Thrombozytenfunktionsstörungen, Thrombopenie unter 40000 bei idiopathischer thrombozytopenischer Purpura Morbus Werlhof.
[5] Als Kontraindikation zum Teil umstritten, bei Radiosynoviorthese z.T. kontraindiziert, bei Kortikoidtherapie evtl. indiziert.
[6] Wenn eine intraartikuläre Lage wegen starker Hautfettdicke nicht sicher gewährleistet ist, insbesondere bei Radiosynoviorthese wegen Nekrosegefahr und Gefahr der Gewebsatrophie bei Kortikoidinjektion.

1.2. Allgemeine Regeln

Absolute Kontraindikationen
• Septische Arthritis[1]
• Lokale Haut- oder Weichteilinfektion im Punktionsort oder in unmittelbarer Umgebung
• Erheblich reduzierte Immunabwehr[2]

• Deutlich vermehrte lokale Blutungsneigung
  - Spontan (Hämophilie)
  - Gerinnungswirksame Antikoagulantientherapie[3]
  - Vor geplanter Thrombolysetherapie[4]

• Intraartikuläre Gelenkfrakturen
• Medikamentenallergie
• Injektion durch Psoriasisherde
• Injektion durch Hautekzeme

Tab. 1.10: Intraartikuläre Injektionen und periartikuläre Infiltration: Absolute Kontraindikationen
[1] Speziell für die Injektion von Glukokortikoiden und den meisten anderen Medikamenten, auch wegen Infektionsgefahr durch Keimverschleppung. Injektion von Antibiotika bzw. diagnostische Punktion und anschließende Gelenkspülung sind dagegen evtl. indiziert.
[2] z.B. bei intraartikulärer Glukokortikoidinjektion im Rahmen von HIV-Infektionen.
[3] Spontan Quick unter 40-50 %, INR-Wert über 1,70-1,40 (z.B. unter Marcumar®, Coumadin®); PTT-Wert über 40 (z.B. unter Heparintherapie).
[4] z.B. nach frischem Myokardinfarkt, Phlebothrombose oder Lungenembolie.

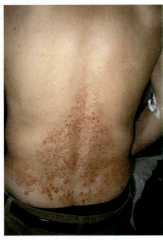

Abb. 1.2: Kontraindikation für eine i.a.-Punktion: keine Injektion in bzw. durch Psoriasisherde!

Gerinnungsstörungen

Im Rahmen der relativen und absoluten Kontraindikationen findet man jeweils die gerinnungswirksame Antikoagulation bzw. verschiedene Gerinnungsstörungen. Hierbei ist neben der Ursache der erworbenen (z.B. unter einer medikamentösen Antikoagulation mit Cumarinen wie Marcumar® bzw. Warfarinen wie Coumadin® oder Heparin) oder angeborenen, zum Teil hereditären Gerinnungsstörung (z.B. bei Hämophilie, von Willebrand-Jürgens-Syndrom) auch das Ausmaß eines Gerinnungsfaktorenmangels oder eine Erniedrigung der Thrombozytenzahl von Bedeutung (161,172). In letzterem Fall kann eine zusätzliche zugrundeliegende Erkrankung, eine angeborene oder erworbene Thrombozytopenie (z.B. eine reaktive idiopathische Thrombozytopenie, Morbus Werlhof nach durchgemachter Infektion) oder eine zugrundeliegende Organerkrankung (z.B. dekompensierte Leberzirrhose, Knochenmetastasierung mit Markverdrängung) die Gefahren bei einer Gelenkpunktion deutlich erhöhen. Die bei diesen Zuständen durchgeführte Gelenkpunktion kann auf Grund der erhöhten Blutungsneigung nicht nur zu einer intraartikulären "Verblutung" (z.B. bei Injektion in große Gelenke wie das Kniegelenk), sondern auch zu starken postpunktionellen Schmerzen durch eine nachfolgende Gelenkeinblutung sowie zur Erhöhung der Infektionsgefahr durch Einblutung führen. In diesen Fällen sollte deshalb auf die Gelenkpunktion verzichtet werden, bis eine medikamentöse Stabilisierung der Gerinnung erreicht wird.

Im Rahmen einer Therapie mit Cumarinderivaten (z.B. Marcumar®, Falithrom®) bzw. mit Warfarin (Coumadin®), welche als Vitamin K-Antagonisten ihre Wirkung über eine Hemmung der exogenen Gerinnungsfaktoren verursachen, kann durch Gabe von Vitamin K (z.B. Konakion® N 2-3 mal 10 Tropfen täglich) der erniedrigte Quickwert erhöht bzw. der erhöhte INR-Wert erniedrigt werden. Auch bei anderen Vitamin K-Mangelblutungen (z.B. bei Lebererkrankungen) kann bei exakter Indikationsstellung die Gerinnungsneigung vorsichtig angehoben werden. Nur bei lebensbedrohlichen Vitamin K-Mangelblutungen ist die langsame Verabreichung von Vitamin K_1 intravenös (z.B. 1-10 mg entsprechend einer Ampulle Konakion® MM) durchführbar. Sollte in solchen Fällen eine Gelenkpunktion dringend indiziert sein (z.B.

zum Ausschluss einer septischen Arthritis), muss eine entsprechende Überwachung im Krankenhaus und gegebenenfalls auf der Intensivstation erfolgen.

Im Rahmen einer Hämophilie kann die Substitution mit Blutgerinnungsfaktoren (z.B. Blutgerinnungsfaktor IX bei Hämophilie B, bei der Antikörper-Hämophilie mit Faktor IX-Inhibitor) ebenfalls vor einer geplanten Gelenkinjektion versucht werden. Auf die entsprechende HIV- und Hepatitis C-Infektionsgefahr muss natürlich hingewiesen werden, das heißt, es sollten ausschließlich Präparate aus Plasmen gesunder Spender mit negativem Antikörperergebnis auf HIV Typ I und II und Hepatitis C-Virus sowie auf Hepatitis B-Virus Oberflächenantigen (HbsAg) verwendet werden. Im Rahmen einer idiopathischen thrombozytopenischen Purpura (z.B. Morbus Werlhof) kann eine zusätzliche systemische Kortikoidtherapie oder Immunglobulintherapie zum Anstieg der Thrombozyten führen und damit eine Gelenkpunktion möglich machen.

Ist trotz der vorliegenden Gerinnungsstörung eine diagnostische bzw. therapeutische Gelenkpunktion dringend erforderlich (z.B. bei septischer Arthritis, erheblicher Ergussbildung mit stärksten Schmerzen) ist eine besonders exakte Vorbereitung notwendig. Dabei sollte vorher eine exakte Bestimmung des optimalen Punktionsortes mittels Arthrosonographie erfolgen. Bei einer therapeutischen Gelenkpunktion im Notfall kann mit einer sehr dünnen Punktionskanüle (z.B. Kanülengröße 18, Konusfarbe braun) eine entzündungshemmende Substanz in das Gelenk injiziert werden (z.B. Kortikoidsuspension). Injiziert man jedoch nach genauer Lokalisation und unter Einhaltung einer vorsichtigen Injektionstechnik (z.B. nur ein "Einstich" mit sofortiger Injektion) und gewährleistet man eine nachfolgende lange und anhaltende Kompression mittels Druckverband am Injektionsort, kann mit gutem Erfolg auch behandelt werden. Diese Methode ist jedoch nur für gut zugängliche Gelenke wie Kniegelenk, Sprunggelenk und Ellenbogengelenk möglich. Der Patient muss auf jeden Fall exakt und gegen Unterschrift in Bezug auf die gesteigerte Einblutungsgefahr und Sekundärinfektionsgefahr im behandelten Gelenk aufgeklärt werden. Die Infiltrationstherapie bleibt jedoch auf Grund der zu starken Gefahr der Einblutung im Bereich des periartikulären Gewebes - da auch eine sonographische Punktionsbestimmung wie bei einem Erguss vorher nicht möglich ist - absolut kontraindiziert. In letzterem Fall ist nur eine subkutane Injektion im Bereich des entzündeten periartikulären Gewebes möglich, diese ist jedoch auf Grund der sehr geringen Wirksamkeit (zu große Diffusionsstrecke des injizierten Medikaments) und möglicher Nebenwirkungen (z.B. Hautatrophie) nicht zu empfehlen.

1.3. Praktische Durchführung der Gelenkpunktion

Bei der Einführung der ersten Gelenkpunktion bzw. der intraartikulären Therapie mit Glukokortikoiden vor fast 50 Jahren wurde gefordert, dass diese unter Operationssaalbedingungen durchgeführt werden müsste. Insbesondere unter Chirurgen wird diese Forderung zum Teil heute noch aufrecht erhalten. Wichtigster Grund für diese Empfehlung war die erhöhte Gefahr einer septischen Komplikation. Dieses Infektionsrisiko war 1958 in einer Studie noch mit 1:1000 Injektionen festgestellt worden; mittlerweile zeigte eine große Untersuchung aus Frankreich bei 1.160.000 Kortikoidinjektionen eine Infektionsrate von 1:77.300 (147). Ursache des deutlich erniedrigten Infektionsrisikos war neben beruflicher Erfahrung und Punktionserfahrung (ältere Rheumatologen haben weniger infektiöse Komplikationen) auch die Anwendung von steril verpackten Injektionsutensilien (z.B. steril verpackte, kortikoidhaltige Injektionssysteme). Besonders der häufige Einsatz der Gelenkpunktion (im Mittel 809 Injektionen pro Therapeut pro Jahr) führte zu einer zunehmenden Sicherheit dieser Therapieform (☞ Tab. 1.11).

1.3. Praktische Durchführung der Gelenkpunktion

Septische Komplikationen nach lokaler Kortikoidinjektion	
Ergebnisse der retrospektiven Studie	
Anzahl der untersuchten Rheumatologen	69 (Privatpraxen)
Anzahl der durchgeführten Kortikoidinjektionen	1.160.000
Anzahl Kortikoidinjektionen pro Therapeut	809 pro Jahr
Mittlere Anzahl der Injektionen bei einem Rheumatologen	16.800
Gesamtzahl der SALCSI	15
Infektionshäufigkeit	1 : 77.300
Frequenz SALCSI nach Verwendung steril verpackter Injektionssysteme (CSPSS)[1]	1 : 162.000
SALCSI ohne Verwendung von CSPSS	1 : 21.000

Tab. 1.11: Septische Komplikationen nach lokaler Kortikoidinjektion: Häufigkeit von SALCSI (sepsis after local corticosteroid injection) (nach P. Seror et al., 1999).
[1] CSPSS = corticosteroid packaged in a sterile syringe; wurde von 85 % der untersuchten Kollegen verwendet.

Gerade aus diesen Gründen scheint die Infektionsgefahr über die Jahrzehnte deutlich zurückgegangen zu sein. War diese in den 50er Jahren mit 1:7.000 veranlagt (84), fiel die Häufigkeit auf 1:10.000 in den 60er Jahren (16,17,18,85,86), 1:16.000 in den 70er Jahren (16,17,69,100) und zuletzt auf 1:35.000 Anfang der 90er Jahre (18). Nach Untersuchungen von Bernau und Köpcke führen niedergelassene Rheumatologen und Orthopäden im deutschen Sprachraum im Durchschnitt mindestens 6 Gelenkpunktionen bzw. periartikuläre Infiltrationen am Tag durch. Dies entspricht ca. der Frequenz, die in der französischen Studie festgestellt wurde, das heißt zwischen 800 bis 1000 Punktionen jährlich.

> Da diese Injektionen fast ausschließlich in der Praxis durchgeführt werden und auch auf Grund der deutlich zurückgegangenen Infektionsrisiken, ist die Forderung nach Operationssaalbedingungen nicht mehr realistisch.

Aus diesem Grund wurden eindeutige Richtlinien von der deutschen Gesellschaft für Rheumatologie herausgegeben (18) und durch die eingehenden Untersuchungen von Bernau et al. in ihrer Wirksamkeit bestätigt. Diese Empfehlungen wurden zuletzt von Bernau et al. im Deutschen Ärzteblatt 1999; 96:A-1905-1907 (Heft 28-39) veröffentlicht (1e,18).

In Anlehnung an die oben beschriebenen Empfehlungen sind die in den Tab. 1.12 bis 1.19 festgehaltenen Voraussetzungen und Regeln bei der praktischen Durchführung zusammengefasst.

Die Anforderungen an den sogenannten Punktionsraum bzw. ein Zimmer, in dem Punktionen durchgeführt werden, sind räumlich im Sinne einer ausreichenden Desinfektion zu gewährleisten. Dies bedeutet, dass eine Kachelung des Raumes nicht erforderlich ist, auch z.B. Vorhänge im Zimmer nicht verboten sind. In Zimmern mit Fenstern oder Türen nach draußen werden Fliegengitter empfohlen, damit Insekten z.B. bei der Injektion nicht Probleme machen oder Sterilgut kontaminieren. Sterilgut muss zugedeckt bzw. in geschlossenen Schränken oder Behältnissen aufbewahrt werden. Materialien sollten daraus nur während oder kurz vor der Gelenkpunktion entnommen werden.

Räumliche Voraussetzungen
• Ausschluss septischer Eingriffe
• Regelmäßige Reinigung
• Regelmäßige Desinfektion
• Zusätzliche Desinfektion nach Kontamination[1]
• Einschränkung des Personenverkehrs
• Möglichst kein Durchgangsverkehr
• Bequeme Patientenliege, wenn möglich höhenverstellbar
• Notfallbesteck[2]
• Vorbereitetes Punktionsset

Tab. 1.12: Intraartikuläre Punktionen und Injektionen: Räumliche Voraussetzungen.
[1] z.B. nach Punktion eines eitrigen Ergusses.
[2] Möglichkeit der Reanimation nach anaphylaktischem Schock muss gewährleistet werden, das heißt neben Notfallmedikationen auch Defibrillator und Inkubationsbesteck zur Schocktherapie (zur Therapie ☞ auch Tab. 2.7).

> Wesentlich für das Arbeiten ist die Einhaltung einer aseptischen Technik.

Hierbei ist eine ausreichende regelmäßige Reinigung und Oberflächendesinfektion Voraussetzung. Bei Kontamination durch Punktion eines eitrigen Gelenkes müssen selbstverständlich zusätzliche intensivere Reinigungsarbeiten und Desinfektionsmaßnahmen durchgeführt werden. Insbesondere Arztkittel, Patientenliege und die verwendeten Gegenstände müssen danach gründlich desinfiziert werden. Dieses muss unverzüglich nach der durchgeführten Punktion erfolgen bzw. weitere Punktionen sind in diesem Zimmer bis zur Endreinigung nicht möglich. Auch wenn eine Kontamination noch nicht gesichert ist, z.B. eine bakterielle Besiedelung des Punktates nicht nachgewiesen wurde, müssen entsprechende Vorsichtsmaßnahmen durchgeführt werden (77).

Patientenvorbereitung
• Bequeme, spannungsfreie Lagerung des Gelenkes
• Ausgiebige Freilegung des Injektionsfeldes[1]
• Sterile wasserundurchlässige Einmalunterlage[2]
• Evtl. steriler Mundschutz[3]
• Sprechverbot bei Punktion[4]

Tab. 1.13: Intraartikuläre Gelenkpunktion: Patientenvorbereitung.
[1] Entkleiden des Punktionsortes soweit notwendig, am Kniegelenk z.B. Herabziehen der Hosen bis zum Knöchel ausreichend.
[2] Wegwerfbare Einmalunterlagen sind wegen der vereinfachten Entsorgung zu bevorzugen, bei Verwendung von sterilen Tüchern sollte darunter nochmals eine unsterile, wasserundurchlässige Auflage (z.B. Molinea®, 60x90 cm) auf dem Behandlungstisch aufgebracht werden, um Kontaminationen zu vermeiden.
[3] Bei grippalen Infekten oder Infekten der oberen Atemwege Einmalgesichtsmasken (Mindestfilterwirkung 99 %).
[4] Patient vorher hierzu informieren bzw. auffordern.

Nach der entsprechenden Vorbereitung des Patienten, das heißt Aufklärung (☞ Tab. 1.8 und Abb. 1.21-22.) und Lagerung, wird die Punktionsstelle zur Injektion vorbereitet (☞ Tab. 1.16). Sehr wichtig ist eine entspannte Gelenklagerung, welche mit entsprechenden abwaschbaren Plastikrollen bzw. Keilkissen möglich ist.

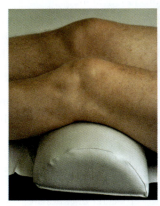

Abb. 1.3: Patientenlagerung vor Kniepunktion. Je nach Injektionstechnik, z.B. Knierolle in Beugestellung.

In diesem Fall sollten die verwendeten sterilen wasserundurchlässigen Einmalunterlagen direkt über die Lagerungshilfe gelegt bzw. unter dem zu behandelnden Gelenk positioniert werden. Bei Verwendung von sterilen Tüchern sind ebenfalls wasserundurchlässige, unsterile Unterlagen zur Absorption von austretender Gelenkflüssigkeiten zu gebrauchen. Zur Durchführung der anschließenden Punktion und Versorgung nach der Punktion empfiehlt sich die Zusammenstellung eines speziellen Punktionssets (☞ Tab. 1.14 und Abb. 1.4).

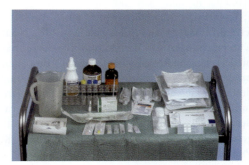

Abb. 1.4: Vorbereitetes Punktionsset. Inhalt wie Liste in Tab. 1.14.

Der Inhalt eines solchen Punktionssets sollte schriftlich fixiert und regelmäßig bei Gebrauch nachbestückt werden, damit es im Routinebetrieb nicht zur unnötigen zeitlichen Verzögerung während der Punktion und somit zur Erhöhung der Infektionsgefahr kommt.

1.3. Praktische Durchführung der Gelenkpunktion

Punktionsset
• Sterile Spritzen: Insulinspritzen (1 ml), 2 ml, 3 ml, 5 ml, 10 ml, 20 ml
• Verschiedene Kanülengrößen: Größe 1, 2, 12, 14, 16, 18, Liquorpunktionskanüle
• Lokalanästhetikum: z.B. Carbostesin® 0,5 %, Lidocain 1 %

• Verschiedene Medikamente
  - Glukokortikoidsuspensionen (☞ Tab. 2.3)
  - Evtl. Chondroprotektiva
  - Aqua destillata[1]
  - Waschbenzin
  - Desinfektionsmittel[2]

• Verbandschere[3]
• Steril verpackte Wundschere[4]
• Verbandmaterialien[5]
• Steril verpackte Nierenschale[6]
• Steril verpackte Abdecktücher[7]
• Sterile Kompressen (Tupfer)
• Auffanggefäße für anschließende Synoviaanalyse[8]
• Sterile Farbstifte[9]

Tab. 1.14: Intraartikuläre Punktion: Punktionsset.
[1] Zur Auflösung von geringen Mengen an Gelenkpunktat (z.B. Eiter), zur Auflösung von lyophilisierten Kortikoidpräparaten.
[2] z.B. Kodan®, Dibromol®, Cutasept®, Sterillium® als Pumpspray oder alkoholische Lösung.
[3] Unsteril, zum Abschneiden von Verbänden.
[4] Zum Abschneiden von Haaren.
[5] Hypoallerische Verbandrollen (z.B. Leukosilk®), steril verpackte Kompressen (5x5 und 7,5x7,5 cm), steril verpackte Wundverbände (z.B. Cutaplast® steril 7,2x5 cm).
[6] Bei Auffangen von größeren Ergüssen evtl. Plastik- oder Glasgefäße größeren Volumens.
[7] z.B. Einmallochtuch, wiederverwendbare sterilisierte Stofftücher auch möglich.
[8] Steriles Röhrchen für Bakteriologie, gefüllte Röhrchen (z.B. grünes Röhrchen mit Natriumheparin oder rotes EDTA-Röhrchen zur Gerinnungsanalyse) zur Durchführung der weiteren Zellzählung und Anfertigung eines Austriches, Objektträger zur weiteren zytologischen Untersuchung (☞ Tab. 3.1).
[9] z.B. Dermoskript®-Stift.

Besondere Vorschriften sind durch den behandelnden Arzt bzw. Therapeuten und sein assistierendes Personal bei der Gelenkpunktion zu berücksichtigen. Das generelle Tragen einer Gesichtsmaske ist bei Spritzenwechsel (sog. Dekonnektion) empfehlenswert. Bei der Infiltrationstherapie sind diese beschriebenen Maßnahmen entsprechend des Eingriffes nur bedingt zu empfehlen.

Kanülengröße	Konusfarbe	internationale Maßangabe[1]	Länge (mm)	Durchmesser (mm)
1	gelb	20Gx1½"	40	0,9
	rosa	18Gx1½"	Kurzschliff	1,2
2	grün	21Gx1½"	40	0,8
12	schwarz	22Gx1¼"	30	0,7
14	blau	23Gx1¼"	30	0,6
16	blau	23Gx1"	25	0,6
17	lila	24Gx1"	25	0,55
18	braun oder orange	26Gx1"	25	0,45
Extralänge	gelb	20Gx2¾"	70	0,9
Extralänge	blau	20Gx2 3/8"	60	0,6
Spinalanästhesie-Kanülen[2]	rot	29Gx3½"	88	0,34
für epidurale Injektion (z.B. Spinocan®)	weißgelb	19Gx3½"	88	1,1

Tab. 1.15: Punktionskanülen (☞ auch Abb. 1.6).
[1] G = Gauge bzw. Zoll
[2] Dünnwandkanüle.

Vorbereitung des Punktionsortes
• Punktionsort ausgiebig freilegen
• Entfernung überschießender Behaarung (☞ Abb. 1.5)[1]
• Punktionsort ausreichend reinigen (Waschbenzin, evtl. 70 %iger Alkohol
• Punktionsort desinfizieren[2]
• Sterile Unterlage
• Steriles Lochtuch[3]
• Evtl. Markieren der Punktionsstelle[4]

Tab. 1.16: Intraartikuläre Punktion: Vorbereitung des Punktionsortes.

[1] Nicht abrasieren, da sonst Infektionsgefahr durch Hautverletzung mit Rasierklinge unnötig erhöht. Abschneiden überlanger Haare mit steril verpackter Haut- bzw. Wundschere zu empfehlen. Nach Abschneiden der Haare ist eine mühelose Entfernung von Haarresten mittels z.B. Tesafilm® oder Leukosilk® zu empfehlen.

[2] Nach den Empfehlungen der Deutschen Gesellschaft für Hygiene und Mikrobiologie: alkoholische Hautdesinfektionsmittel wie z.B. Dibromol®, Kodan®, Sterillium®, Cutasept® als Pumpspray oder Lösung. Einhaltung der vom Hersteller empfohlenen Einwirkzeiten wesentlich, meistens eine Minute vorgeschrieben. Auf eine ausreichende Vernetzung der Punktionsstelle ist ebenfalls zu achten.

[3] Falls keine Einmallochtücher oder wiederverwendbare Lochtücher vorhanden sind, abgrenzen des Punktionsbereiches mit sterilen Tüchern.

[4] Bei schwierigen Punktionen, z.B. Hüftgelenk, IS-Gelenk anzeichnen von darunterliegenden, tastbaren Strukturen (z.B. Sehnenverläufe, Arterien, Venen) mit sterilem Markierungsstift (z.B. Dermoskript®-Stift).

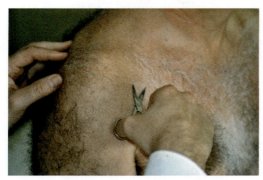

Abb. 1.5: Entfernung überschießender Behaarung mit Schere (keine Rasur!).

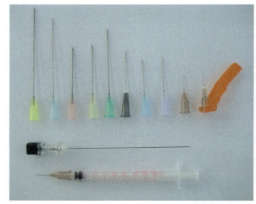

Abb. 1.6: Injektionskanülen. Gebräuchliche Größen (Farben) für die Gelenkpunktion von links nach rechts: Extralänge 1 (7 cm lang, gelb), Extralänge 16 (7 cm lang, blau), 1 (Kurzschliff, rosa), 1 (4 cm lang, gelb), 2 (grün), 12 (schwarz), 14 (blau), 17 (lila), 18 (hier braun, auch orangefarben möglich), Sicherheitskanüle Kanülengröße 14 mit orangefarbener Schutzvorrichtung gegen Stichverletzung. Unten quer Spinocan®-Kanüle, darunter Insulinspritze mit Aufsatz 18 (braun), für kleine z.B. Finger- und Zehengelenke.

Forderungen an Arzt und Assistenten
• Saubere, weiße Arzt- und Assistentenkittel [1]
• Evtl. Tragen von Einmalschutzkleidung [2]
• Hygienische Handdesinfektion des Therapeuten
• Einschränkung von Gesprächen
• Tragen von Gesichtsmaske [3]
• Tragen von sterilen Handschuhen [4]

Tab. 1.17: Intraartikuläre Punktion: Forderungen an Arzt und Assistenten.

[1] Sterile Kleidung nicht erforderlich.

[2] Bei weitärmeligem Kittel Kontaminationsgefahr durch Berührung des Punktionsortes gegeben, gegebenenfalls deshalb ohne Kittel und mit Schutzkleidung (z.B. Plastikeinmalschürze).

[3] Bei grippalem Infekt des Therapeuten oder Assistenten, insbesondere bei Infektion der oberen Luftwege; bei Gelenkpunktion mit Spritzenwechsel.

[4] Nicht gepuderte Latex-Einmalhandschuhe am besten; billigere sterile Folienhandschuhe auch möglich, jedoch häufig unhandlich!

Es empfiehlt sich bei jeder Gelenkpunktion ein genormtes Vorgehen bei den einzelnen Schritten einzuhalten (☞ Tab. 1.18). Hiermit soll eine aseptische Injektionstechnik gewährleistet werden. Insbesondere sind auch kurze Zeitintervalle zwi-

1.3. Praktische Durchführung der Gelenkpunktion

schen vorausgehender Anästhesie, eigentlicher Punktion und nachfolgender Kompression einzuhalten.

Zur aseptischen Durchführung der Gelenkpunktion (zum Ablauf ☞ Tab. 1.18) muss unbedingt auf die korrekte intraartikuläre Lage bei der diagnostischen und insbesondere bei der therapeutischen Punktion geachtet werden. Die einzelnen Punktionsschritte sind in Abb. 1.7 bis 1.18 dargestellt.

Injektionsvorgang	
1.	Lokalanästhesie[1]
2.	Injektion in die Gelenkhöhle[2]
3.	Durchstechen der synovialen Membran
4.	Sicherstellung der genauen intraartikulären Lage[3]
5.	Aspiration von Gelenkmaterial
6.	Spritzenwechsel (Dekonnektion)
7.	Sterile Injektion von Pharmakon
8.	Nachspritzen von Lokalanästhetikum (0,5 ml Lokalanästhetikum bzw. sterile 0,9 %ige NaCl-Lösung, um Rückfluss des Pharmakons aus dem Stichkanal zu vermeiden, z.B. bei Radiosynoviorthese nach der Kortikoidinstillation; ☞ Abb. 2.30)
9.	Entfernen der Kanüle aus dem Gelenk
10.	Sofortige Kompression des Punktionsortes mit sterilem Tupfer

Tab. 1.18: Gelenkpunktion: Injektionsvorgang (☞ auch Abb. 1.7 bis 1.18).

[1] Verwendung eines schnell wirksamen und lang anhaltenden Lokalanästhetikums, z.B. Carbostesin® 0,5 % bzw. Lidocain 1 % ohne Adrenalinzusatz. Lokalanästhesie bei Punktion von stark schmerzhaften und großen Gelenken (z.B. Kniegelenk) empfehlenswert. Kombinationspräparat - z.B. Kortikoid und Lokalanästhetikum als spritzfertige Lösung (☞ Abschnitt "Kombinationspräparate" in Kap. 2.) - bei Injektion von kleinen Gelenken (z.B. Finger-, Zehen-, Kiefergelenke) zu empfehlen. Keine Lokalanästhesie bei Behandlung von Engpasssyndromen (z.B. Karpaltunnelsyndrom) oder am Hüftgelenk (durch Weichteilinfiltration Lähmung von Nervus femoralis mit vorübergehender postpunktionaler Gehunfähigkeit und Verletzungsgefahr möglich!).

[2] Ausreichende anästhetische Wirkung des Lokalanästhetikums unbedingt abwarten (ca. 2-3 Minuten), sonst starke Schmerzen beim Durchstechen der entzündeten synovialen Membran.

[3] z.B. durch langsames Aspirieren nach Überwinden der synovialen Membran mit entsprechender Ergussgewinnung.

Maßnahmen nach durchgeführter Punktion
• Punktionsort mit Wundschnellverband abdecken[1]
• Meldung bei postpunktionellen Beschwerden[2]
• Verwendete Punktionsmaterialien sofort entsorgen
• Evtl. Mitgeben eines Behandlungstagebuchs (☞ Abb. 2.7 und 2.8)

Tab. 1.19: Gelenkpunktion: Maßnahmen nach durchgeführter Punktion.

[1] z.B. Cutaplast® steril (= steril verpackte 7,2x5 cm Pflaster), bei starkem Nachfließen von Erguss evtl. stärkeren Druckverband mittels Kompresse (z.B. Gazin® 5x5 cm bzw. 7,5x7,5 cm große Kompresse).

[2] Patient nochmals ermahnen, dass er bei Auftreten von Schmerzen, Rötungen, Schwellungen oder Unwohlsein sowie Fieber sofort den behandelnden Arzt oder seinen Vertreter informiert, unbedingt Telefonnummer nochmals mitgeben.

■ **Ablauf einer Gelenkpunktion (☞ Abb. 1.7 bis 1.18)**

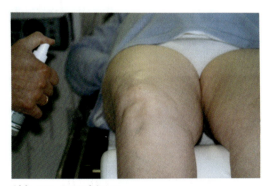

Abb. 1.7: Desinfektion.

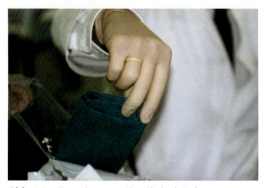

Abb. 1.8: Entnahme steriler Abdecktücher.

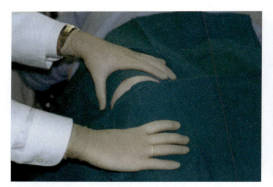

Abb. 1.9: Steriles Abdecken der Punktionsstelle.

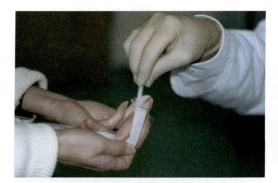

Abb. 1.10: Entnahme steril verpackter Punktionskanülen.

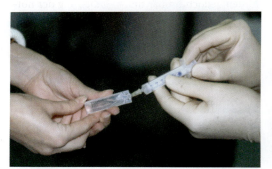

Abb. 1.11: Sterile Entnahme des Lokalanästhetikums. Zur Punktion Entnahmekanüle wechseln und frische Kanüle verwenden.

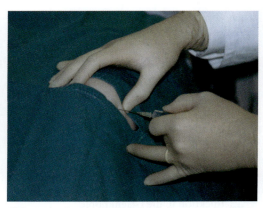

Abb. 1.12: Setzen der Lokalanästhesie an der Punktionsstelle.

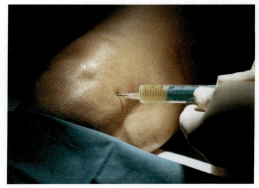

Abb. 1.13: Punktion und Entnahme von Erguss.

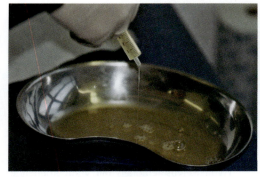

Abb. 1.14: Entleerung des Ergusses.

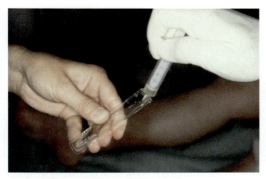

Abb. 1.15: Entnahme von Erguss zur Synoviaanalyse.

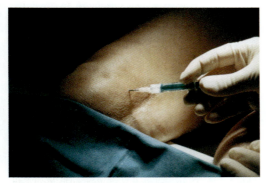

Abb. 1.16: Injektion des Pharmakons (hier mikrokristallines Kortikoid).

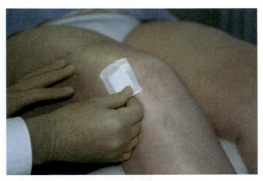

Abb. 1.17: Steriler Wundverschluss nach Punktion.

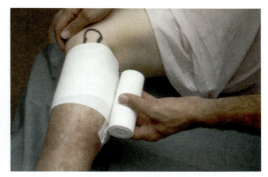

Abb. 1.18: Wickeln nach Punktion mit elastischer Binde.

Die ausreichende Lokalanästhesie ist entscheidend, damit es nicht zu einer Abwehrreaktion des Patienten bei der Punktion kommt und somit die Infektionsgefahr erhöht wird oder evtl. sogar die Kanüle herausrutscht. Wichtig ist, dem Patienten jeden Schritt der Punktion vorher kurz zu erläutern und ihn damit zu beruhigen. Ein Sprechverbot für Patient, Arzt und Assistenzpersonal ist während der Gelenkpunktion und Injektion selbstverständlich. Es ist sinnvoll, bei der Punktion erfahrene Assistenten dabeizuhaben, da sonst unnötige Verzögerungen entstehen bzw. Verwechslungen auftreten. Die Gelenkpunktion sollte in Praxen deshalb unbedingt zur Routinemaßnahme werden, jedoch immer unter Einhaltung der notwendigen Asepsis.

Eine ausreichende Schulung durch Punktionskurse und anhand von Gelenkmodellen (sog. Gelenkdummies) wird zunehmend gefordert und im Rahmen spezieller Fortbildungen angeboten (☞ Abb. 1.19 und 1.20).

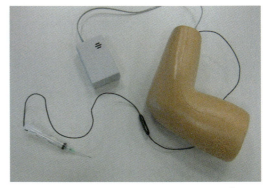

Abb. 1.19a: Dummy linker Ellenbogen: zur Übung i.a.-Ellenbogengelenkspunktion von dorsal (=posterolateral).

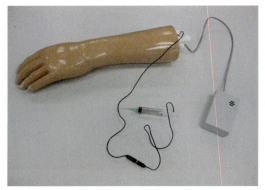

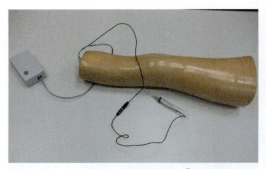

Abb. 1.19e: Dummy rechtes Bein: zur Übung i.a.-Kniegelenkspunktion.

Abb. 1.19b: Dummy linker Unterarm: zur Übung i.a.-Injektion des proximalen Handgelenkes.

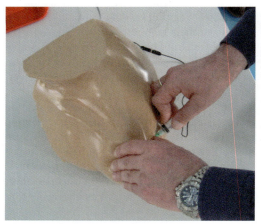

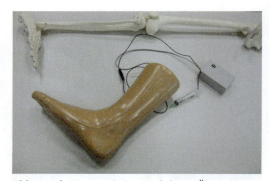

Abb. 1.19f: Dummy linker Vorfuß: zur Übung i.a.-Injektion oberes Sprunggelenk.

Abb. 1.19c: Dummy rechte Schulter: Kollege injiziert nach Anleitung in Schultergelenk von vorne (ventral) (☞ Abb. 5.5b-d).

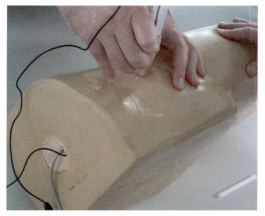

Abb. 1.19d: Dummy linke Hüfte: Kollegin injiziert nach Anleitung in Hüftgelenk von vorne (ventral) (☞ Abb. 5.11c-e).

1.3. Praktische Durchführung der Gelenkpunktion

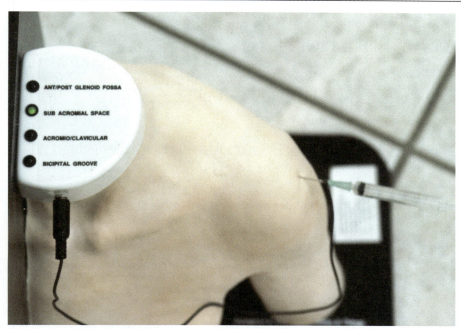

Abb. 1.20a: Dummy linke Körperhälfte: Schultermodell (Ansicht von oben). Nachweis der korrekten Durchführung bei Injektion in die subakromiale Bursa (grüne Lampe leuchtet). Weitere markierte Punktionsorte bzw. Möglichkeiten (Lampen unbeleuchtet, in englisch von oben bis unten gekennzeichnet): Schultergelenk von anterior (vorne) und posterior (hinten), Akromioklavikulargelenk, Bizepssehnenrinne.

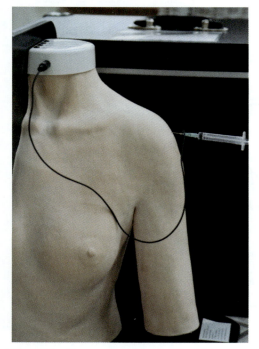

Abb. 1.20b: Dummy linke Schulter (Ansicht von vorne) zur Übung der Schultergelenkpunktion (hier subakromiale Punktion).

Klinik Feldafing

Fachklinik für Innere Medizin
Chefarzt Dr. med. H. Hatz
Ärztlicher Leiter

Dr.-Appelhans-Weg 6, 82340 Feldafing

Aufklärung über die Gelenkpunktion und die Synoviorthese

Lieber Patient, liebe Patientin!

Ihr behandelnder Arzt möchte bei Ihnen eine Gelenkpunktion vornehmen.

WARUM: Dabei wird das Gelenk mit einer Spritznadel von außen punktiert und aus diagnostischen Gründen Gelenkflüssigkeit gewonnen. Dieses wird weiter genau im Labor untersucht.
Es ist auch möglich, daß ein Medikament aus therapeutischen Gründen in das Gelenk gespritzt wird.

WIE: Nach einer gründlichen Hautdesinfektion wird unter sterilen Punktionsbedingungen die äußere Haut bis zur Gelenksaußenhaut mit einer Spritze lokal betäubt.
An dieser Injektionsstelle wird dann die Gelenkshaut durchstochen und die Nadel in die Gelenkhöhle eingeführt. Über die liegende Nadel kann dann die Gelenkflüssigkeit entnommen werden und/oder Medikamente bzw. radioaktive Substanzen in das Gelenk gespritzt werden.

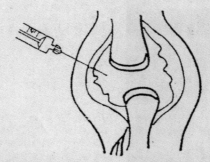

Bei Ihnen wird dabei diese Maßnahme aus folgenden Gründen durchgeführt:

SYNOVIORTHESE: Bei der SYNOVIORTHESE wird absichtlich eine künstliche Entzündung ausgelöst, d.h. nach der Injektion schwillt evtl. das Gelenk sogar mehr als vorher an, kann dabei auch schmerzhaft spannen. Danach ist evtl. eine wiederholte Gelenkspunktion zur Entlastung erforderlich. Nach Anordnung des Arztes wird das Gelenk zuerst gewickelt und Sie dürfen drei Tage nicht direkt belasten (z.B. mit Gehstützen nur auf die Toilette gehen). b.w.

Abb. 1.21: Aufklärungsbogen für Patienten mit Erklärung der Synoviorthese (als Beispiel).

1.3. Praktische Durchführung der Gelenkpunktion

Komplikationsmöglichkeiten:

Folgende Komplikationen können bei einer derartigen Gelenkpunktion auftreten:

Fremdkörperreaktion _____

Medikamentöse Nebenwirkungen, insbesondere allergische Reaktionen. _____

Lokale und allgemeine Strahlenschäden bei radioaktiven Substanzen. _____

Lokale Blutergüsse, Hautschäden und geringe Narbenbildungen. _____

Keimeinschleppung _____

Gelenkzerstörung _____

Besondere sonstige Gefahren: _____

Diese Komplikationen sind selten. Sie müßten jedoch darüber aufgeklärt werden und deshalb Ihr Einverständnis dem behandelnden Arzt schriftlich geben.
Beim Auftreten einer schweren Komplikation ist evtl. eine Gelenkoperation oder eine zweite Gelenkpunktion erforderlich.
Sollten nach der Gelenkpunktion starke Schmerzen und/oder eine zuhnemende Schwellung und/oder eine starke Rötung der Haut auftreten, informieren Sie bitte umgehend Ihren Arzt!

Um oben genannten Komplikationen vorzubeugen, bitten wir zum Schluß um die Beantwortung folgender Fragen:
1. Besteht eine vermehrte Blutungsneigung bei kleinen Verletzungen oder beim Zahnziehen?   nein ☐ ja ☐
2. Entstehen leicht blaue Flecken oder gibt es in Ihrer Verwandtschaft (nur Blutsverwandte) eine Anlage dazu?   nein ☐ ja ☐
3. Besteht eine Allergie (z.B. Heuschnupfen), Überempfindlichkeit gegen Nahrungsmittel, Pflaster, örtliche Betäubungen?   nein ☐ ja ☐

Einverständniserklärung des Patienten:
Nach Durchlesen des Aufklärungsbogens und nach einem Aufklärungsgespräch mit meinem behandelnden Arzt willige ich hiermit in die vorgeschlagene Untersuchung und Behandlungsmaßnahme ein. Notwendig werdende Folge- oder Nebeneingriffe finden meine Zustimmung.

Datum:_____

_____   _____
Unterschrift des Patienten   **Unterschrift des Arztes**

Abb. 1.22: Aufklärungsbogen für Patienten mit Erklärung möglicher Komplikationen und Einverständniserklärung des Patienten (als Beispiel).

Intraartikuläre und periartikuläre Therapie

2. Intraartikuläre und periartikuläre Therapie

2.1. Glukokortikoide

2.1.1. Geschichte

Synthetische Glukokortikoide (Cortison) wurden 1958 nach der Herstellung durch den Biochemiker Kendall zum ersten Mal vom Rheumatologen Hench (Ärztlicher Direktor der Rheumatologie in der Mayo-Klinik bei einer Patientin mit einem hochentzündlichen Schub einer rheumatoiden Arthritis angewandt (78). Seinerzeit wurde Cortison systemisch als intramuskuläre Therapie in einer Dosierung von 2x50 mg täglich verabreicht.

Nach dem Siegeszug der Kortikoide (mittlerweile sind 13 verschiedene Präparate für die systemische Therapie entwickelt worden) in der Medizin wurde auf Grund des gehäuften Auftretens von unerwünschten Wirkungen zunehmend das Augenmerk auf die Entwicklung von lokal wirksamen Kortikoidsubstanzen gerichtet. Diese sogenannte topische Glukokortikoidtherapie führte zur Produktion neuer Kortikoidsubstanzen, die sich vorwiegend durch folgende Merkmale von der systemischen Anwendungsform (oral, intramuskulär, intravenös) unterscheiden:

- Schnelle und vollständige Penetration des Präparates in das Gewebe
- Hohe lokale antientzündliche, antiproliferative Wirksamkeit
- Antientzündliche Wirkung vorwiegend am Ort der Entzündung
- Langsame Abgabe des Wirkstoffs am Ort der Entzündung
- Hohe Affinität zum lokalen Glukokortikoidrezeptor
- Lange lokale metabolische Stabilität
- Geringere Resorption der aktiven Wirksubstanz
- Nach Aufnahme in das System (Zirkulation) schnelle Metabolisierung z.B. in der Leber (sogenannter first-pass-effect)
- Abbau der Wirksubstanz in deutlich weniger wirksame Metaboliten
- Schnelle Ausscheidung, z.B. kein intrahepatischer Kreislauf

Sinn der lokalen Glukokortikoidtherapie ist es, die Wirkung am Entzündungsort zu erreichen, ohne dabei die unerwünschten Wirkungen zu erzeugen. Hierfür wurden die bekannten Glukokortikoidsubstanzen in ihrer chemischen Struktur so verändert, dass sie ihre Wirkungen besonders stark im Bereich der Haut bzw. in Schleimhäuten (Bronchial-, Darm-, Gelenkhaut) entfalten und nicht wesentlich in den Kreislauf resorbiert werden. Der Vorteil der lokal wirksamen Präparate ist die Potenzierung der lokalen, topischen Kortikoidwirkung im entzündeten Bereich unter Umgehung (insbesondere unerwünschter) systemischer Wirkungen (75a, 105,150).

> Die typischen Nebenwirkungen einer Langzeitkortikoidtherapie wie z.B.
> - cushingoides Aussehen (☞ Abb. 2.1)
> - Striae (☞ Abb. 2.2)
> - vermehrte Hautverletzlichkeit und Gefäßdurchlässigkeit (☞ Abb. 2.3)
> - Hypertrichose (☞ Abb. 2.4)
> - Infektionsanfälligkeit (☞ Abb. 2.5)
> - Osteoporosegefahr (☞ Abb. 2.6) und
> - Augenschäden (z.B. Glaukom-, Kataraktentstehung)
>
> können weitgehend verhindert werden, insbesondere wenn die richtigen Dosisangaben und Verabreichungsintervalle berücksichtigt werden.

Auf Grund der notwendigen Strukturveränderungen der Kortikoidmoleküle zeigen sich auch bei der lokalen Anwendung teilweise substanzabhängige unerwünschte Effekte.

2.1. Glukokortikoide

■ **Kortikoidnebenwirkungen**

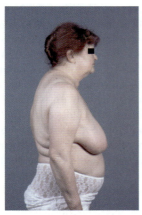

Abb. 2.1: Cushing-Syndrom: Mondgesicht, Büffelnacken, Stammfettsucht [aus 72].

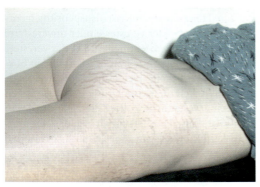

Abb. 2.2: Striae rubrae bei jungem Patienten gluteal.

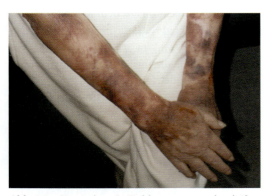

Abb. 2.3: "Papierhaut". Einblutungen und erhöhte Hautverletzbarkeit.

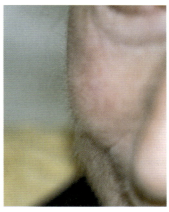

Abb. 2.4: Hypertrichose. Vermehrte Lanugobehaarung an der rechten Wange bei einer Patientin.

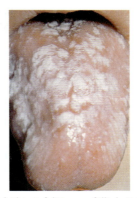

Abb. 2.5: Erhöhte Infektionsanfälligkeit. Zungensoor (Hefepilz).

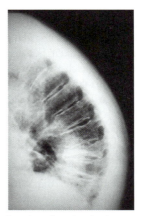

Abb. 2.6: Sekundäre, kortikoidinduzierte Osteoporose.

Nachdem Cortison in der systemischen Therapie zwischen 1948 bis 1950 als Alkohol intramuskulär verabreicht wurde, standen erst 1951 Tabletten zur

Verfügung, die dann zur Entwicklung der oralen Therapie führten (72,78,96). 1951 wurde Hydrocortison als Alkohol zum ersten Mal in der lokalen intraartikulären Behandlung eingesetzt. Diese Behandlungsform wurde 1953 von R. S. Dixon in die Rheumatherapie bei der Behandlung der chronischen Polyarthritis zur intraartikulären Entzündungsbehandlung eingeführt (44,69,73). Diese wurde insbesondere bei Patienten empfohlen, die unter einer systemischen antirheumatischen Medikation weitgehend stabilisiert waren und noch eine mono- oder oligoartikuläre (weniger als vier entzündete Gelenke) Symptomatik zeigten (97,99, 104,123,124).

In der weiteren Entwicklung der intraartikulären Therapie wurden zuerst wasserlösliche Präparationen der bisher entwickelten Kortikoidsubstanzen eingesetzt. Dabei wurden die wirkungsstärkeren, halogenierten Substanzen bevorzugt bzw. besonders die fluorierten Glukokortikoide verwendet. Wenn auch die Pharmakodynamik aller Kortikoidpräparate für die systemische Therapie gleich ist, zeigt sich bei letzteren Substanzen eine deutliche Steigerung der Wirkstärke. In der systemischen Therapie führt jedoch die längere Anwendung dieser fluorierten Kortikoidpräparate zu einem überproportional erhöhten Auftreten von unerwünschten Wirkungen, so dass diese für eine Langzeittherapie (länger als sechs Wochen) bei den üblichen Indikationen in der Rheumatologie nicht in Frage kommen.

Neben der vergrößerten Wirkstärke ist auch eine längere Wirksamkeit (Wirkungsdauer) und eine erhöhte lokale Wirksamkeit bei den fluorierten Substanzen (im Vergleich z.B. mit Cortison, Hydrocortison, Prednisolon sowie Methylprednisolon) bei der lokalen Therapie festzustellen. Besonders Triamcinolon zeigt dabei eine deutlich verringerte Löslichkeit und damit erhöhte Wirkdauer im Gelenk. Diese ist beim Dexamethason ähnlich deutlich verlängert.

Die Wirkdauer und somit die Wirksamkeit der wasserlöslichen Kortikoidpräparate ist für die intraartikuläre Behandlung von keinem wesentlichen Vorteil im Vergleich zur systemischen Therapie mit diesen Medikamenten. Es wird zwar lokal eine Entzündungshemmung über einige Tage (2-3-5 Tage) erreicht, durch die schnelle Resorption durch das entzündete Gewebe in das Gefäßsystem kommt es jedoch zu einem raschen Abtransport und auch zum Auftreten von starken systemischen Wirkungen. Typisch ist, dass der Patient nach einer Injektion in ein Gelenk auch in anderen Gelenken eine Besserung verspürt, die alleine durch diese hohe Resorptionsquote zu erklären ist (dieser Effekt kann auch ausgenutzt werden, um die Effektivität einer lokal wirksamen Substanz zu prüfen). Da die Wirkung nicht lange im Gelenk anhält, wird eine weitere Injektion notwendig und somit das Spritzintervall verkürzt. Hierdurch entstanden die häufig beobachteten lokalen Nebenwirkungen (z.B. Knorpelschädigungen, ☞ unten) und auch das gehäufte Auftreten der üblichen unerwünschten systemischen Wirkungen (☞ Abb. 2.1 bis 2.3).

Der entscheidende Durchbruch für die Entwicklung sicherer lokal wirksamer Kortikoidpräparate waren Veränderungen an dem Glukokortikoidmolekül der bisher systemisch angewandten Substanzen. Hierzu wurden Kristallsuspensionen entwickelt, die entweder veresterte oder unveresterte Kortikoidsubstanzen enthielten. Da die veresterten Substanzen als Salze bzw. als Kristalle in Suspensionen vorliegen, spielen für die Pharmakokinetik zusätzlich die Kristallgröße und auch deren Form eine wesentliche Rolle. Zusätzlich wurde ein nichtkristallines Palmitat entwickelt, das eine ähnliche Wirksamkeit wie die Kristallsuspensionen zeigt.

Die Substanz mit der geringsten Löslichkeit stellt Rimexolon dar (☞ Kap. 2.1.4. "Rimexolon"). Dabei wird die wirksame Kortikoidsubstanz am langsamsten nach Injektion aus dem Kristall gelöst.

In internationalen Publikationen wird zunehmend die Abkürzung *IAST* (= *intra-articular Steroid therapy*) für die intraartikuläre Kortikoidinstillation verwendet.

2.1.2. Wirkmechanismen

Nach intraartikulärer Injektion führen Kortikoidsubstanzen häufig zu einer deutlichen Abnahme der Schmerzintensität, was wohl auf einen Rückgang des entzündlichen Prozesses zurückzuführen ist. Die meisten der injizierten Kortikoide sind innerhalb eines Monats nicht mehr im Gelenk nachweisbar. Es wird angenommen, dass die spezifischen Kortikoideffekte (Einfluss auf das Genom und damit auf die Eiweißsynthese) dafür verantwortlich sind, dass der positive Effekt nach Korti-

2.1. Glukokortikoide

koidinstillation zum Teil über diesen Zeitraum anhält.

Die Wirkmechanismen der Kortikoidsubstanzen wurden in den letzten Jahren weitgehend aufgeklärt. Dabei zeigen die intraartikulär verabreichten Kortikoide die gleichen Wirkungen auf das primäre und sekundäre Immunsystem wie die systemischen. Anhand klinischer oder experimenteller Ergebnisse findet man neben den spezifischen, sogenannten "genom-" oder "nukleusabhängigen" Wirkungen auch unspezifische, sogenannte "nichtgenomische" oder "zellkernunabhängige" Wirkungen (45e).

Durch diese Wirkungen der Kortikoide auf die lokalen Entzündungsreaktionen im entzündeten Gelenk kommt es zu einem Rückgang des entzündlichen Substrates im synovialen Gewebe und damit zur klinischen Wirksamkeit (20a,20b,25a, 25b,91b,102b,159b). Diese Wirkmechanismen sind in Tab. 2.1 zusammengefasst (93).

Antientzündliche Wirkmechanismen

• Rückgang der Ergussproduktion:
   - Gefäßkonstriktion in der Synovialmembran
 • Normalisierung der Synoviabeschaffenheit:
   - Abfall der Hyaluronsäurekonzentration
   - Rückgang der Aminopeptidaseaktivität
   - Anstieg der Viskosität
   - Anstieg des cyclo-AMP-Gehaltes
   - Rückgang des Polysaccharidgehaltes
 • Antientzündliche Wirkung auf die Synovialmembran
   - Hemmung der Arachidonsäurekaskade (= Rückgang der Prostaglandin- und Leukotriensynthese)
   - Zytokinhemmung (besonders Interleukin-1, Interleukin-6 und Tumornekrosefaktor)
   - Rückgang des Komplements C4
   - Antilymphozytische Wirkung auf die Synovialmembran
 • Hemmung postentzündlicher Destruktion
   - Hemmung überschießender Kollagenneusynthese im Gelenk

Tab. 2.1: Intraartikuläre Kortikoidwirkungen: Wirkmechanismen, die zur antientzündlichen Wirksamkeit im Gelenk beisteuern (nach 32,69).

Durch die beschriebenen lokalen Wirkmechanismen auf die synoviale Membran kommt es nach Rückgang der Ergussbildung auch zu einer Normalisierung des synovialen Milieus und somit zu einer Verbesserung der Gelenkfunktion (z.B. durch einen positiven "Schmiereffekt") und der Beweglichkeit. Auch pathologische, unerwünschte Reparationsvorgänge (z.B. die Kollagenneusynthese) werden gehemmt und führen dabei zu einer Verlangsamung von degenerativen Prozessen, z.B. bei der aktivierten Arthrose. Letzterer antiproliferativer Effekt wirkt sich auch auf die weitere Ausbildung von entzündlichem Pannusgewebe im Sinne einer Rückbildung positiv aus (30,32).

Verschiedene Wirkmechanismen auf unterschiedliche Krankheiten werden vermutet. Bei Patienten mit rheumatoider Arthritis zeigte Triamcinolonhexacetonid nach Injektion ins Kniegelenk über die spezifische Kortikoidwirkung auf das Genom eine Inhibition der Genexpression für Kollagenase, humanes Leukozytenantigen (HLA-DR), Gewebsinhibitoren von Metalloproteinasen und Komplementkomponenten C2 und C3 (49). Bei der experimentellen Osteoarthrose wurde die abnormale neutrale Proteoglycanase blockiert. Weiterführende Untersuchungen über die molekularen Mechanismen sind in Zukunft zum besseren Verständnis der Wirkungsweise notwendig. Evtl. kann in Zukunft durch Bestimmung der individuellen Gen-Morphismen beim Patienten eine Vorhersage über die Wirksamkeit gemacht werden.

2.1.3. Hydrolysierung/Bioverfügbarkeit

Unveresterte Kortikoidpräparate sind auf Grund der viel kürzeren Wirkdauer mittlerweile nur von geringer therapeutischer Bedeutung (☞ oben).

> Im Vordergrund der Therapie stehen die veresterten Kortikoide zur Verfügung, die am meisten im Handel befindlichen Suspensionen sind Acetatester. Weiterhin gibt es Diacetatester sowie ein tertiäres Methylbutyrat und das Rimexolon. Die veresterten Präparate müssen im Gelenk zuerst in die aktive Wirksubstanz hydrolysiert werden. Damit wird ein erwünschter verzögerter Wirkungseintritt (☞ oben) ermöglicht.

Somit gelten diese lipophilen Substanzen als sogenannte prodrugs, weil sie erst nach der Hydrolysierung eine ausreichende und sehr hohe Rezeptorbindungsaktivität zeigen. Das nicht mehr im Handel befindliche Rimexolon zeigt sich dagegen direkt nach Auflösung in der Gelenkflüssigkeit in seiner biologisch aktiven Form. Über die Bioverfügbarkeit von Palmitat gibt es bisher keine brauchbaren Daten.

■ Kristallform

Für die Wirksamkeit und die Verträglichkeit von Kristallsuspensionen spielt die Kristallform eine wesentliche Rolle. Insbesondere sehr kleine, abgerundete, rhomboidförmige Kristalle scheinen im Vergleich zu länglichen, spitzen Kristallen deutlich besser lokal verträglich zu sein und seltener die sogenannte kristallinduzierte Synovitis (☞ unten) auszulösen (☞ Abb. 3.24 bis 3.27).

Kortikoidsubstanz	Handelsname	Große Gelenke[3]	Mittlere Gelenke[4]	Kleine Gelenke[5]
Betamethasonacetat u. -phosphat	Celestan® Depot KS	4-6	2-4	0,5-1
Betamethasondipropionat u. -phosphat	Diprosone® Depot	4-6	2-4	0,5-1
Dexamethason-21-acetat	Supertendin® 5/10 [1]	4-8	2-4	1-2
Dexamethasonpalmitat	Lipotalon®[2]	8-12	4-8	2-4
Dexamethason-t-butylacetat				
Hydrocortisonacetat				
Hydrocortison als tertiäres Butylacetat				
6-Methylprednisolonacetat	Urbason® solubile			
Prednisolonacetat	Predni 25 mg Lichtenstein H Prednigalen® -25 mg/-50 mg Predni H Injekt® 50 mg Prednisolon® 25 mg, Decaprednil® Susp.	50	25	10-25
Prednisolon als tertiäres Butylacetat				
Rimexolon	Rimexel®[6]	40	20	10
Triamcinolonacetonid	Kenalog®[7], Volon® A40/-40 5 ml, Triam 40 mg Lichtenstein Triam HEXAL® 10/-40 Triam Inject 20/-40/-60 mg	20-40	10-20	5-10
Triamcinolondiacetat	Delphicort® 25/-40			
Triamcinolondiacetonid				
Triamcinolonhexacetonid als tertiäres Methylbutyrat	Lederlon®	10-20	5-10	2-5

Tab. 2.2: Kortikoidpräparate für die intraartikuläre Therapie (alphabetische Reihenfolge): Dosierung (in mg) der gebräuchlichsten Kristallsuspensionen und des nichtkristallinen Palmitats in Bezug auf die Größe der zu behandelnden Gelenke (nach Kaiser, Hatz; 69). Die mit Handelsnamen aufgeführten Präparate sind im deutschen Handel erhältlich. Die Medikamentenliste ist jedoch ohne Anspruch auf Vollständigkeit aller in der Bundesrepublik Deutschland erhältlichen injizierbaren Kortikoidsubstanzen. [1] Kombination mit Lokalanästhetika (in 1 ml 30 mg bzw. in 2 ml 60 mg Lidocainhydrochlorid); [2] Empfehlung der Herstellerfirma, z.B. große Gelenke: 3 Amp., mittlere Gelenke: 1-2 Amp., kleine Gelenke: bis zu einer halben Amp.; [3] Knie-, Hüfte, Schultergelenke; [4] Ellenbogen-, Hand-, Sprunggelenke; [5] Finger-, Zehen-, Sternal-, Akromioklavikular-, Mandibulargelenke; [6] In Deutschland nicht mehr im Handel; [7] Als Kenalog in den USA und in Großbritannien im Handel, aber nicht in Deutschland.

2.1. Glukokortikoide

Kortikoidsubstanz	Handelsname	Kristallgröße (μm)	mittlere Verweildauer (Tage)	mittlere Wirkungsdauer im Gelenk (Tage)	Dosierung (mg)[3]
Betamethasonacetat u. -phosphat	Celestan® Depot KS	7,0	2,8	9	0,6-0,5
Dexamethasonacetat	Fortecortin® KS[1]	4,5		7,6	5
	Supertendin® 5/10[2]	1,5		14,0	5-10
Dexamethason-t-butyl-acetat				14,9	
Hydrocortisonacetat				6,0/40	37,5/100
Hydrocortison als tertiäres Butylacetat				12,1/30	25/37,5
6-Methylprednisolon-acetat	Urbason® KS[1]	4,0	2,6	8,2	30-40
Prednisolonacetat	Decaprednil®	4,0		7,8	30
Prednisolon als tertiäres Butylacetat				14,5	20-40
Rimexolon	Rimexel®[1]	1,5	25	>56	40
Triamcinolonacetonid	Triam-Inject KS	5,0	3,8	14,2	10-30
	Volon A KS	4,5			
Triamcinolondiacetat	Delphicort®	2,3	1,3		
Triamcinolondiacetonid				7,7	20-30
Triamcinolonhexacetonid als tertiäres Methylbutyrat	Lederlon®	1,4	6,0	21,2	10
Dexamethasonpalmitat	Lipotalon®[4]	nichtkristallines Palmitat	-	-	

Tab. 2.3: Intraartikulär verwendbare Kortikoidpräparate. Pharmakokinetische Daten von Kristallsuspensionen und dem nichtkristallinen Dexamethasonpalmitat. Die kristallinen Präparate sind alphabetisch geordnet, der jeweilige Kristalldurchmesser ist angegeben (☞ auch Tab. 3.2). Empfohlen für die intraartikuläre Therapie werden vorwiegend mikrokristalline Substanzen, d.h. mittlere Kristalldurchmesser um oder unter 2 μm auf Grund der besseren lokalen Verträglichkeit. Medikamentenliste ohne Anspruch auf Vollständigkeit aller in der Bundesrepublik Deutschland erhältlichen injizierbaren Kortikoidsubstanzen.

[1] In Deutschland nicht mehr im Handel.
[2] Kombinationspräparat: 1 ml enthält 5 mg Dexamethason-21-acetat und 30 mg Lidocainhydrochlorid. Alle anderen Präparate sind Corticoidmonosubstanzen.
[3] Empfohlene Dosierung, die nach vorliegenden internationalen Untersuchungsergebnissen zur anhaltenden Schmerzbesserung nach Injektion in das Kniegelenk führt.
[4] Aussagefähige Daten sind in Bezug auf Verweil- und Wirkungsdauer im Gelenk nicht bekannt.

Korkoidsubstanz	Präparatename	Periartikuläre Struktur (Krankheitssyndrom)
Betamethasonacetat u. -phosphat	Celestan Depot Celestan solubile®	• Periartikuläre Infiltrationen: strenge Indikationsstellung
Betamethasondiproprionat u. -phosphat	Diprosone® Depot[1]	• Periartikuläre Infiltrationen: strenge Indikationsstellung
Dexamethasondihydrogenphosphat	Dexa 4 mg/-8 mg inject JENAPHARM® Dexabeta® injekt 4 mg/ml dexa-clinit Dexa-CT 4 mg/1 ml/-8 mg/2 ml Dexaflam® injekt 4 mg/-8 mg DexaHEXAL® 4 mg/-8 mg Fortecortin® inject 4 mg/-8 mg	• Periartikuläre Infiltrationen: strenge Indikationsstellung
Dexamethasonacetat	Supertendin® 5/10[2]	• Extraartikuläre Zystenbildung (z.B. Baker-Zyste am Knie) • Lumbalgien/Lumboischialgien (epidurale Injektion) • Bursitiden (kleine Bursen) • Sehnenscheidenentzündungen (Tenosynovitiden)
Dexamethasonpalmitat	Lipotalon®	• Extraartikuläre Zystenbildung (z.B. Baker-Zyste am Knie) • Bursitiden (große Bursen)
Dexamethason-t-butylacetat[5]		• Infiltrationen: strenge Indikationsstellung
Hydrocortisonacetat[5]		• Infiltrationen: als Ausweichpräparat, da nur kurze Wirkungszeit da nicht halogeniert
Hydrocortisonhydrogensuccinat	Hydrocortison 100 Trockensubstanz u. Lsg.mittel	• Infiltrationen: als Ausweichpräparat, da nur kurze Wirkungszeit da nicht halogeniert
Hydrocortison als tertiäres Butylacetat		• Infiltrationen: als Ausweichpräparat, da nur kurze Wirkungszeit da nicht halogeniert
6-Methylprednisolonacetat	Urbason® solubile N	• Entzündete Sehnenansätze (Enthesiopathien, Tendinopathien) • Nervenkompressions-Syndrome (Karpaltunnel-, Tarsaltunnelsyndrom)[4] • Peritendinopathien (humeroscapularis, coxae), Epikondylitiden • Rheumaknoten • Bursitiden (kleine Bursen) • Sehnenscheidenentzündungen (Tenosynovitiden)
Prednisolonacetat	Prednisolon- 25 mg Rotexmedica Predni 10 mg/ 25 mg Lichtenstein N Prednigalen®10 mg/- 25 mg Predni H injekt®10 mg/25 mg Decaprednil® Solu H Decortin®	• Entzündete Sehnenansätze (Enthesiopathien, Tendinopathien) • Nervenkompressions-Syndrome (Karpaltunnel-, Tarsaltunnelsyndrom)[4] • Peritendinopathien (humeroscapularis, coxae), Epikondylitiden • Sehnenscheidenentzündungen (Tenosynovitiden)
Prednisolonhydrogensuccinat	Prednisolut® 10 mg /25 mg	• Indikationen: wie Prednisolonacetat

2.1. Glukokortikoide

Rimexelon[5]	Rimexel®	• Extraartikuläre Zystenbildung (z.B. Baker-Zyste am Knie) • Bursitiden (große Bursen)
Triamcinolonacetonid	Kenalog®[5] Triam HEXAL®10/40 Triam 10 mg Lichtenstein Triam-Inject® 20 mg, Volon A 10/A 10-5 ml	• Extraartikuläre Zystenbildung (z.B. Baker-Zyste am Knie) • Bursitiden (große Bursen)
Triamcinolondiacetat	Delphicort® 25	• Infiltrationen: strenge Indikationsstellung
Triamcinolondiacetonid[5]		
Triamcinolonhexacetonid als tertiäres Methylbutyrat	Lederlon®	• Entzündete Sehnenansätze (Enthesiopathien, Tendinopathien) • Nervenkompressions-Syndrome (Karpaltunnel-, Tarsaltunnelsyndrom)[4] • Peritendinopathien (humeroscapularis, coxae), Epikondylitiden • Rheumaknoten • Bursitiden (kleine Bursen) • Sehnenscheidenentzündungen (Tenosynovitiden) • Extraartikuläre Zystenbildung (z.B. Baker-Zyste am Knie) • Bursitiden(große Bursen)

Tab. 2.4: Kortikoidpräparate für die periartikuläre Therapie. Sämtliche Kortikoidsubstanzen sind aufgelistet; die mit Handelsnamen aufgeführten sind im deutschen Handel erhältlich (außer Fortecortin® KS) und werden bevorzugt in der Praxis injiziert. Dosierung der gebräuchlichsten Präparate und zu behandelnde periartikuläre Strukturen bzw. Krankheitssyndrome. Aufgelistet sind mikrokristalline Substanzen und das nichtkristalline Palmitat.
[1] Auch als 1 ml und 2 ml Fertigspritze; darf nicht i.v. oder subkutan gespritzt werden. [2] 1 ml enthält 5 mg, 2 ml enthalten 10 mg mikronisiertes Dexamethason-21-acetat; 1 ml enthält 30 bzw. 2 ml enthalten 60 mg Lidocainhydrochlorid; bei bekannter Allergie auf Lokalanästhetika vermeiden. [3] Dosierung laut Herstellerfirma: bei Infiltrationen: 1 bis 2 Amp. [4] Keine Verdünnung des Kortikoids mit Lokalanästhetikum, sonst Gefahr einer Nervenschädigung.
[5] Als Kenalog® in USA und Großbritannien im Handel, aber nicht in Deutschland.

■ Kristallgröße

Neben einer ausgewogenen Form (☞ oben) ist besonders die Kristallgröße auch für die Verträglichkeit entscheidend. Auf Grund der guten Verträglichkeit werden vorwiegend Präparate mit mittleren Kristallgrößen unter 2 μm empfohlen (☞ Kap. 3.5. und Abb. 3.24 bis 3.27). Besonders große Kristalle führen häufiger zu der lokalen Nebenwirkung einer Kristallsynovitis (☞ unten). Die gleiche Kortikoidsubstanz (z.B. Dexamethason) kann in einer geringeren Kristallgröße eine bessere Verträglichkeit aufweisen.

Die in Deutschland üblicherweise eingesetzten Kortikoidsubstanzen für die intraartikuläre Therapie sind in Tab. 2.2 aufgelistet. Zusätzlich sind die wichtigsten pharmakokinetischen Daten - soweit bekannt oder in Studien vergleichend untersucht - aufgeführt (☞ Tab 2.3).

2.1.4. Auswahl des geeigneten Präparates

Wie oben erwähnt, sind bei der intraartikulären Kortikoidtherapie im Gegensatz zur systemischen Behandlung Substanzen mit langer Wirkdauer zu bevorzugen. Das optimale intraartikulär wirksame Kortikoide sollte möglichst lange im Gelenk bleiben und nicht zu rasch über den Blutkreislauf abtransportiert bzw. über die entzündete Gelenkhaut resorbiert werden (☞ auch Tab. 2.1). Die Wirkdauer wird durch die Auflösungszeit des Kortikoids aus dem Kristall deutlich beeinflusst. Im

Rahmen von klinischen Studien wurde diese bei verschiedenen Erkrankungen bei einzelnen Substanzen ausreichend untersucht und dokumentiert. Besonders die Arbeitsgruppe um Möllman hat dabei wichtige Untersuchungsergebnisse publiziert (23,40,41,75a, 114,121,122,153,158).

Durch die Entwicklung von mikrokristallinen Kortikoidsubstanzen, das heißt kleiner Kortikoiddurchmesser und ausgewogene Kristallform, hat sich der zunehmende Einsatz dieser Präparate auch in der Behandlung von kleinen Gelenken durchgesetzt. Vor dieser Zeit wurden von den meisten Therapeuten wasserlösliche Kortikoidlösungen bzw. die Überstände von Kristallsuspensionen (sogenannte "supernatant") ausschließlich für die Anwendung bei kleinen Gelenken oder bei der periartikulären Therapie empfohlen. Grund für diese Empfehlung war, dass kristallinduzierte Nebenwirkungen (akute Kristallsynovitis, periartikuläre Weichteilverkalkungen oder Weichteilatrophien) hiermit vermieden wurden (☞ unten). Diese waren durch die Anwendung größerer Kristallsuspensionen gehäuft aufgetreten. Gerade durch den Einsatz der mikrokristallinen Substanzen sind diese Nebenwirkungen deutlich zurückgegangen bzw. auf Grund der empfohlenen Spritztechnik, z.B. Nachinjektion von Kochsalzlösung oder Lokalanästhetika nach Kortikoidinjektion (☞ Tab. 1.18) deutlich zurückgegangen. Auch in der periartikulären Therapie haben viele Therapeuten mit mikrokristallinen Kortikoidsuspensionen gute Erfahrungen ohne Auftreten wesentlicher lokaler Nebenwirkungen gemacht (2,21,29,37,44,45,74, 98,130,160).

Eine genaue Auflistung der Wirkstärke der einzelnen intraartikulär eingesetzten Glukokortikoidsubstanzen (ähnlich der sogenannten Äquivalenzdosen bei den systemisch angewandten Kortikoiden) ist auf Grund des Fehlens von exakten vergleichenden Untersuchungen der einzelnen Präparate nur schwer möglich. Auf Grund der in Tab. 2.3 zusammengefassten pharmakokinetischen Daten kann jedoch in Bezug auf die lokale Wirksamkeit eine gewisse Rangfolge in Bezug auf die therapeutisch erwünschte mittlere Wirkdauer erstellt werden (12):

1. Hydrocortison
2. Prednisolonsalze, am stärksten Prednisolonbutylacetat
3. Methylprednisolon (114)
4. Triamcinolonacetonid
5. Triamcinolonhexacetonid
6. Rimexolon

Bei Dexamethason, das als Kristallsuspension in der Lokaltherapie am häufigsten eingesetzte fluorierte Kortikoid, zeigt die unterschiedliche Veresterung ebenfalls eine deutliche Veränderung der Wirkstärke. Folgende Reihenfolge ist im Vergleich zu den oben genannten Präparaten festzuhalten:

1. als Acetat in Position 5 des Cortisonmoleküls entsprechend einer Wirkdauer wie Methylprednisolon
2. als t-Butylacetat eine Wirkdauer vergleichbar mit Triamcinolonacetonid (101)
3. als Dexamethason-21-acetat eine fast gleiche Wirkdauer wie Triamcinolonhexacetonid als tertiäres Methylbutyrat.

Somit ist die Wirkstärke der fluorierten Präparate und des nicht halogenierten Rimexolons als deutlich überlegen zu sehen. Beim intraartikulären Einsatz ist das Auftreten lokaler unerwünschter Wirkungen fast zu vernachlässigen. Lediglich bei unsachgemäßer Injektionstechnik, das heißt bei falscher intradermaler (epidermaler), subdermaler oder subkutaner Injektion ist die Gefahr einer lokalen Gewebsatrophie durch diese Substanzen deutlich erhöht (☞ unten "Lokale unerwünschte Wirkungen").

> Bei sachgemäßer Injektionstechnik ist der Einsatz von wasserlöslichen Substanzen auf Grund der oben dargestellten Gründe weitgehend obsolet geworden. Auch in der Infiltrationstherapie mit Kortikoiden ist diese generelle Empfehlung durch die Entwicklung der besser verträglichen mikrokristallinen Substanzen nicht mehr so streng zu sehen. Die früher ausgesprochene allgemeine Empfehlung, in der Infiltrationstherapie bei fehlender Wirksamkeit wasserlöslicher Substanzen von Hydrocortison dann Kristallsuspensionen, bestehend aus Prednisolon, evtl. auch Prednisolon-t-Butylacetat einzusetzen, ist bei korrekter Anwendung ebenfalls zu relativieren.

Der Einsatz des Überstandes aus den Ampullen stärkerer fluorierter Kristallsuspensionen ist nach den oben genannten Erkenntnissen abzulehnen. Der Einsatz dieser sogenannten "supernatants" ist aus Furcht vor den Nebenwirkungen der Substanzen entstanden. Man wollte eine starke Wirksamkeit unter Umgehung der Nebenwirkungen erzielen. Dies widerspricht jedoch der oben genannten Forderung einer lokal wirksamen Kortikoidtherapie im Sinne der langen Verweildauer am Ort der Entzündung, welche durch die langsame Abgabe des Medikaments und durch seine geringere Löslichkeit verursacht wird. Die Behandlung mit dem Überstand ist dagegen jedoch schlecht steuerbar und die Wirksamkeit nicht vorhersehbar. Diese Technik führt zu einem zu häufigen Einsatz und somit zu einem geringeren Spritzintervall. Damit wird die Gefahr lokaler Komplikationen im Injektionsgebiet und insbesondere die Infektionsgefahr unnötig erhöht.

■ Rimexolon

Bei Rimexolon handelt es sich um ein nichthalogeniertes, antientzündlich wirksames Glukokortikoid. Neben dem Fehlen eines Fluoratoms in Position 9, wie es bei Dexamethason und Triamcinolon der Fall ist, steht zusätzlich in der Position 16 der Ringstruktur eine Methylgruppe sowie in Position 17 und 21 eine -OH-Gruppe wie bei Prednisolon und zusätzlich eine Methylgruppe. Diese Veränderungen führen neben einer dramatisch verminderten Löslichkeit der Substanz zu der erwünschten erhöhten Lipophilie.

Pharmakokinetisch zählt zu den wichtigsten Eigenschaften die geringe Löslichkeit in Wasser bzw. erhöhte Lipophilie, die damit eine hohe metabolische Stabilität im Gelenk bewirkt. Somit erreicht das Medikament die längste Verweildauer im Vergleich zu sämtlichen anderen Glukokortikoiden mit über 25 Tagen (24,82,122,128). Das, was in die Blutzirkulation übergeht, hat eine kurze Halbwertszeit von ca. einer Stunde und daher praktisch keine systemischen Nebenwirkungen. Die Metaboliten, die gebildet werden, sind nahezu unwirksam (11). Somit erfüllt es alle Kriterien eines lokal stark wirksamen nebenwirkungsarmen Pharmakons für die intraartikuläre Therapie. Weiterhin ist Rimexolon ein direkt wirksames Präparat, d.h. es muss nicht wie Triamcinolon oder Dexamethason, die vorwiegend als Ester oder als Acetonid in Suspension vorliegen, in eine aktive Form umgewandelt werden (51). Die Reabsorption ist auf Grund der lokalen Stabilität im Gelenk ebenfalls am geringsten im Vergleich zu den anderen Kortikoiden: bei Triamcinolon 65 %, bei Triamcinolonhexacetonid 38 % und bei Rimexolon 20 %. Somit stellt die im Vergleich zu allen anderen Kortikoidpräparaten erreichte längste Verweilzeit im Gelenk das wichtigste Merkmal dieser neuen Substanz dar (☞ Tab. 2.3). Besonders diese lange Verweildauer im Gelenk führt zu einer lang anhaltenden klinischen Wirkung (11, 41,112,163). Es zeigt eine gute Verträglichkeit und minimale systemische Wirkungen (55,95,163). Die endogen gemessenen Cortisolspiegel werden von Rimexolon kaum beeinflusst, d.h. es kommt zu keiner Suppression des endokrinen Regelkreises im Bereich der Nebennierenrinde. Eine mittlere Wirkdauer von 4 Monaten konnte nachgewiesen werden. In einer klinischen Anwendungsbeobachtung wurden über 100 Patienten mit aktivierter Arthrose und rheumatoider Arthritis nach intraartikulärer Therapie mit Rimexolon untersucht (68a,154). Dabei wurden neben klinischen Wirksamkeitskriterien (beurteilt durch Patient und behandelnden Arzt) auch täglich Patiententagebücher vom Patienten dokumentiert (☞ Abb. 2.7 bis 2.9). Auch wenn Rimexolon 2005 als Markenpräparat vom Hersteller wegen fehlender Umsatzzahlen im Verkauf aus dem deutschen Handel genommen wurde, ist diese Substanz auf Grund des hervorragenden Nutzen/Risikoprofils weiterhin sehr interessant und könnte in Zukunft bei einer Wiedereinführung oder Weiterentwicklung innovativer Kortikoide für die Injektionstherapie eine Rolle spielen.

Abb. 2.7: Intraartikuläre Kortikoidtherapie. Patiententagebuch (Deckblatt).

Datum	
Gelenkschwellung 0 = keine 1 = nachweisbar 2 = sichtbar 3 = deutlich und ausgeprägt	
Rötung 0 = kein 1 = nachweisbar 2 = massiv	
Überwärmung 0 = nicht vorhanden 1 = vorhanden	
Schmerz 0 = keiner 1 = nur bei starken Bewegungen 2 = immer bei Bewegung 3 = in Ruhe	

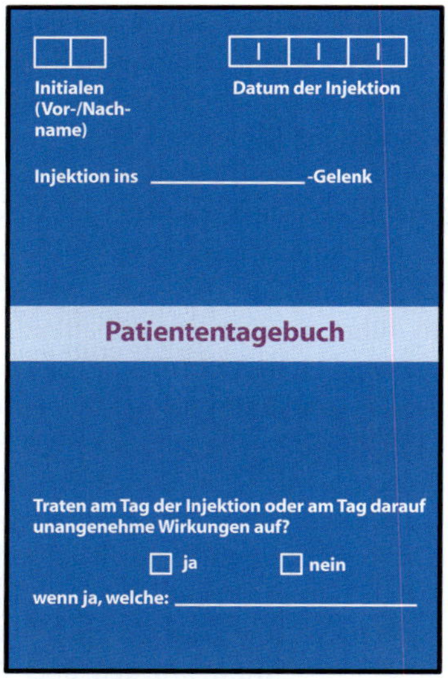

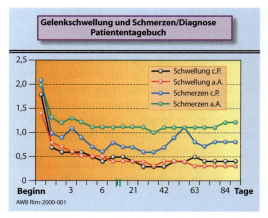

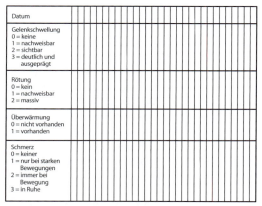

Abb. 2.8: Intraartikuläre Kortikoidtherapie. Patiententagebuch mit Scorewerten.

Abb. 2.9: Rimexolon. Mittelwerte der Wirksamkeitsscores der Patiententagebücher bei Patienten mit cP (n = 35) bzw. aktivierter Arthrose (n = 110) über einen Beobachtungszeitraum von 3 Monaten [nach Stahl, Hatz; 68a,154].

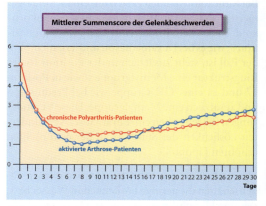

Abb. 2.10: Intraartikuläre Kortikoidtherapie. Mittelwerte der Summenscores nach i.a.-Supertendin® 5/10 [nach Hatz; 75].

Kombinationspräparate

Viele Therapeuten mischen zu den eingesetzten kortikoidhaltigen Kristallsuspensionen Lokalanästhetika hinzu. Bereits in den ersten Jahren der intraartikulären Therapie wurde Hydrocortison mit 1 %igem oder 2 %igem Lidocain vermischt und von erfahrenen Autoren als gut verträglich und relativ nebenwirkungsarm bezeichnet. Diese Mischung wurde vorwiegend bei Weichteilrheumatismus eingesetzt (Injektion von sogenannten tender points bzw. Myogelosen). Auch Kombinationen mit anderen Kortikoidsubstanzen wie Prednisolon und Triamcinolon wurden bei der intraartikulären Therapie mit Erfolg eingesetzt.

Allgemein wird eine selbsthergestellte Mischung von Lokalanästhetikum und Kortikoidsubstanz jedoch nicht empfohlen, da hierbei starke Konzentrationsschwankungen auftreten können und somit die Steuerbarkeit der Therapie inklusive des Auftretens etwaiger Nebenwirkungen nicht vorherzusagen ist. Besonders die Löslichkeit der eingesetzten Kortikoidsubstanz kann dabei unvorhersehbar verändert werden.

Im Handel in Deutschland gibt es nur ein Präparat (Supertendin® 5/10), welches eine fixe Kombination von Dexamethason-21-acetat (5 mg in 1 ml, 10 mg in 2 ml) und 1 %igem Lidocain (30 mg in 1 ml) enthält. Durch Einhaltung eines konstanten Mischungsverhältnisses konnte hierbei eine vorhersehbare Löslichkeit des enthaltenen Kortikoidesters in Kristallform erreicht werden (☞ Abb. 3.26). Dies lässt sich auch auf Grund vorliegender klinischer Daten in Bezug auf die Verweildauer, Wirkdauer und Wirkstärke bei rheumatoider Arthritis und aktivierter Arthrose belegen (75). Dabei zeigt sich eine mittlere Wirkdauer der Injektion von durchschnittlich 2 bis 3 Wochen, je nach Indikationsstellung (rheumatoide Arthritis bzw. aktivierte Arthrose) und Gelenkgröße (kleine Gelenke wie Fingergelenke, mittlere Gelenke wie Sprungoder Schultergelenke, große Gelenke wie Kniegelenk). Die beste Wirksamkeit zeigte sich dabei in den Fingergelenken (☞ Tab. 2.5). Hervorzuheben war auch eine "schmerzlose" Injektionsmöglichkeit, d.h. durch das verwendete Lidocain traten bei der Instillation in den Finger fast keine Punktionsschmerzen auf. Durch die lokale Anästhesie im Gelenk hält diese Wirksamkeit bis zu 2-3 Stunden nach Injektion an. Hiermit ist eine Lokalanästhesie vor Punktion nicht notwendig, und somit kann das injizierte Volumen gerade in kleinen Gelenken gering gehalten werden. Insbesondere das Auftreten lokaler Nebenwirkungen (☞ unten) kann somit weitgehend vermieden werden.

■ Zukunftsperspektiven/Effektivitätsparameter

Die Entwicklung neuer, innovativer Glukokortikoide ist derzeit intensiver Bestandteil der modernen Steroidforschung. Hierbei sind neben N0-Glukokortikoiden sog. novel steroids oder auch sog. "smart steroids", d.h. langzirkulierende liposomale Glukokortikoide, die z.B. intravenös verabreicht in das entzündete Gelenk "finden", derzeit intensiv im Gespräch. Letzere Substanzen werden im Sinne eines "targeting", d.h. pH-sensitiven Drug-Delivery-System entwickelt. Auch SEGRAs (=selektive Glukokortikoidrezeptoragonisten) werden weiter entwickelt bzw. experimentell am Tiermodell untersucht (nachzulesen bei Buttgereit et al.; 20a, 20b, 25a, 25b).

Neben den oben erwähnten klinischen Parametern (z.B. ACR-20-, -50- und -70-Kriterien im Rahmen von Studien oder Aktivitätsscores wie der DAS=Disease-Activity-Score- 28 bei der rheumatoiden Arthritis) können technische bildgebende Kontrollen (z.B. konventionelles Röntgen, hochauflösende sog. dynamische Kernspintomographie, Gelenkszintigrafie und Arthrosonografie) als Verlaufsparameter beim Patienten eingesetzt werden und somit eine Beurteilung der Effektivität einer intraartikulären Kortikoidtherapie zulassen. Hierbei sind jedoch längere Beobachtungszeiträume notwendig, d.h. eine kurzfristige Effektivitätskontrolle ist schwer, bzw. evtl. nur sehr kostenintensiv möglich. Im Rahmen einer 2007 veröffentlichen Studie von Wittkowski et al. wurde das proinflammatorische S100A12 untersucht. Dieses Eiweiß gehört zu den sog. DAMPs (="damage asso-

	Dosis	Patienten mit aktivierter Arthrose (N = 38)	Patienten mit rheumatoider Arthritis (N = 62)
		Tage	Tage
Fingergelenke	0,5 ml	23,7	19,8
Schultergelenk	2 ml	13	14,4
Kniegelenk	2 ml	12,8	13,5
Sprunggelenk	2 ml	11,9	11,6

Tab. 2.5: Kombinationstherapie (Kristallsuspension besteht aus mikrokristallinem Glukokortikoid und Lidocain). Mittlere Wirkdauer nach intraartikulärer Therapie mit dem Kombinationspräparat Supertendin® 5/10 (1 ml enthält 5 mg Dexamethason-21-acetat und 30 mg Lidocain) [nach Hatz; 75].

ciated molecular pattern molecules"), die bei entsprechendem Anstieg der Neutrophilen-Aktivierung im Rahmen einer aktiven Synovitis im Serum und in der Synoviaflüssigkeit nachweisbar sind. Wittkowski konnte zeigen, dass die Serum- mit den Synoviaspiegel korrelieren und eine signifikante Reduktion bereits 2 Wochen nach erfolgreicher intraartikulären Glukokortikoidtherapie und - erst - 8 Wochen nach Beginn einer Infliximabtherapie nachweisbar ist (169b).

2.1.5. Dosisempfehlungen

Die im Rahmen der intraartikulären und periartikulären Kortikoidtherapie empfohlenen Dosierungen sind in Tab. 2.3 (intraartikuläre Therapie) und Tab. 2.4 (periartikuläre bzw. Infiltrationstherapie) nach Größe des zu behandelnden Gelenkes und der periartikulären Struktur aufgelistet. Die angegebenen Dosierungsempfehlungen entstammen den Herstellerfirmen. Eine exakte Angabe ist jedoch kaum möglich, zum Teil auf Grund der Erfahrung mit den Substanzen vom Therapeuten abhängig. Maximale Dosierungen sollten jedoch eingehalten werden, um Nebenwirkungsraten möglichst klein zu halten. Entscheidende Faktoren können dabei die Dosiswahl bestimmen wie:

- Gelenkgröße
- Ergussmenge im Gelenk
- Kortikoidpräparat
- Injektionstechnik

■ Spritzintervall

International wird ein Spritzintervall bei der intraartikulären Therapie von mindestens 4 Wochen empfohlen. Besonders bei gewichttragenden Gelenken sollte diese Zeit höher angesetzt werden, das heißt mindestens 6 bis 8 Wochen (69).

2.1.6. Therapieindikationen

Der Einsatz der intraartikulären Glukokortikoidtherapie ist als besondere, einzigartige Therapieform in der Behandlung von entzündlichen und degenerativen Gelenkerkrankungen gesichert (zu den verschiedenen gesicherten Indikationen ☞ auch Literatur 1d,114a,114c,135a,138a,139a,150b, 174a,174b,174c). Hierbei handelt es sich nicht um eine systemische Therapie, sondern um eine spezielle vorwiegend lokal wirksame antientzündliche Behandlung, die ganz klar definierte Indikationen hat (s.u.). Im Rahmen einer evidenzbasierten Metaanalyse der bisher publizierten Literatur wurde mit einem hohen Evidenzgrad (1B) nachgewiesen, dass die intraartikuläre Kortikoidinjektion effektiv wirksam ist (Jordan et al.). Diese Ergebnisse haben dazu geführt, dass die EULAR (European League Against Rheumatic Disease=europäische Gesellschaft für Rheumatologie) die intraartikuläre Kortikoidinjektion in ihren aktuellen Leitlinien im Jahre 2000 zur Therapie der Osteoarthritis des Kniegelenkes, bei rezidivierenden Knieschmerzen - insbesondere bei Ergussbildung (sog. aktivierte Arthrose) - als entscheidende Therapiemöglichkeit empfehlen. Entsprechende Empfehlungen werden von der Deutschen Gesellschaft für Rheumatologie, Kommission für Qualitätssicherung, ausgesprochen. Hierbei wird die intraartikuläre Kortikoidgabe insbesondere für die mono- bzw. oligoartikuläre Beteiligung bei entzündlichen, arthritischen Gelenkerscheinungen empfohlen. Dagegen wird die früher vielfach geübte intramuskuläre Injektion von Kortikoid-Kristallsuspensionen als "Depotspritze" als obsolet bezeichnet, da bei dieser Verabreichungsform nachhaltige Störungen des adrenalen Regelkreises und schwere lokale Muskelschäden auftreten können (99). Nicht nur die EULAR und die Deutsche Gesellschaft für Rheumatologie empfehlen den Einsatz von intraartikuläre Glukokortikoiden bei den verschiedenen entzündlichen und degenerativen Gelenkerkrankungen, sondern auch viele international anerkannte Therapeuten haben die unten genannten allgemeinen und speziellen Indikationen herausgearbeitet. Der frühe Einsatz, auch initial z.B. bei Krankheitsbeginn einer rheumatoiden Arthritis, wird ebenfalls von der ACR (American College of Rheumatology) im Jahre 2002 empfohlen (1d) und scheint durch die Ergebnisse der unten genannten CIMESTRA- und TICORA-Studien bestätigt (60b,80b,80c,80d,80e).

Wallen et al. zeigten, dass bei rheumatoider Arthritis und juveniler chronischer Arthritis die intraartikuläre Kortikoidtherapie am Knie im Vergleich zu Placebo und Lavage eine signifikante Besserung der Schwellung und Überwärmung, anhaltend über 12 Wochen bei unveränderten Schmerzen zeigt. Hierbei wirkte jedoch die meistens empfohlene Ruhigstellung eher ungünstig auf den Verlauf (164b). Bei der aktivierten Gonarthrose (☞ auch Kap. 2.4.7.) zeigte die intraartikuläre Kortikoid-

2.1. Glukokortikoide

therapie eine schnelle Wirkung, aber keine anhaltende Besserung der Zielparameter wie bei der Gabe von Hyaluronsäure intraartikulär (14a,14b, 23b,52b). Signifikante Besserungen einer Infiltrationstherapie zeigten sich bei der Injektion von Kortikoiden bei der subakromialen Bursitis und adhäsiven Kapsulitis (23e). Ähnliche positive Ergebnisse nach einem vorläufig registrierten evidence based-Cochrane Review wurden bei der akuten Gicht nach intraartikulärer Kortikoidtherapie gefunden (143a; s. auch EULAR-Empfehlungen nach Zhang et al., Lit. 174c).

■ CIMESTRA und TICORA-Studien

Diese beiden Studien stellen die aktuellsten und derzeit wichtigsten klinischen Untersuchungen in Bezug auf den Nutzen bzw. die Indikation einer begleitenden intraartikulären Injektionstherapie im Rahmen der Langzeittherapie bei Patienten mit rheumatoider Arthritis der letzten Jahre dar.

▶ CIMESTRA-Studie

Im Rahmen der sog. CIMESTRA-Studie (**Ci**closporin/**M**ethotrexate/intraarticular **S**teroids/ **R**heumatoid **A**rthritis; 80b,80c,80d,80e) wurde als *Zielsetzung* festgelegt, ob die Kontrolle klinischer und radiologischer Krankheitsaktivität bei früher rheumatoider Arthritis (RA) mittels konventioneller Basistherapeutika (DMARDs) und intraartikulärer Kortikoid-Injektionen erreicht und über 2 Jahre aufrechterhalten werden kann.

Methoden: Hierbei wurden in einer Investigator-initiierten, randomisierten, multi-zentrischen, kontrollierten und doppelblinden Studie 160 Patienten mit früher RA (unter 6 Monate nach Krankheitsbeginn) in zwei Therapie-Armen untersucht: entweder mit Methotrexat (MTX) + Placebo **oder** MTX + Cyclosporin A (CsA). Dabei wurde im ersten Jahr MTX oral in einer Dosierung von 7,5 bis zu 20 mg/Woche, CsA in einer Dosierung von anfangs 2,5 mg bis zu 4,0 mg/kg KG gesteigert. Alle Patienten wurden 4-wöchentlich ambulant gesehen. Im Falle geschwollener Gelenke wurden bis zu maximal 4 Gelenke mit Betamethason (maximale Dosierung 7 mg/l bzw. 4 ml pro Arztbesuch) intraartikulär behandelt. Während des zweiten Jahres wurde die Therapie mit CsA ab Woche 76 (bis Woche 104) um je 0,5 mg/kg KG alle 4 Wochen reduziert und zuletzt abgesetzt, während MTX fortgesetzt wurde. Weiteres Fernziel der Studie ist nach 3 Jahren bei RA-Patienten, die noch in Remission sind, die MTX-Therapie abzusetzen. Ab der 68. Woche wurde zusätzlich eine Therapie mit 200 mg Hydroxychloroquin (HCQ) initiiert, weil in einer anderen Studie gezeigt wurde, dass HCQ die Remission nach Absetzen von MTX aufrecht hielt. Primärer Endpunkt der Studie war das Erreichen einer ACR-20 Antwort nach 2 Jahren. Sekundäre Endpunkte waren Remission, Kumulativdosis von Betamethason und die radiologische Progression. Die Auswertung erfolgte als Intention-to-treat-Analyse.

Ergebnisse: In der Kombinationsgruppe (MTX + CsA) wurde eine ACR-20, -50 und-70-Antwort von jeweils 88 %, 79 % und 59 % erreicht. In der Monotherapiegruppe (MTX alleine) wurden jeweils 72 %, 62 % und 54 % erreicht. Somit war die ACR-Ansprechrate bei Patienten in der Kombinationsgruppe im 2. Jahr höher. In beiden Therapiearmen erreichten im 2. Jahr signifikant mehr Patienten eine ACR-50 Antwort im Vergleich zum 1. Jahr. Hervorzuheben waren die Ergebnisse nach 2 Jahren, die in beiden Gruppen fast gleich waren:

1. Die Verbesserung der Anzahl schmerzhafter und geschwollener Gelenke sowie die Beurteilung der Krankheitsaktivität durch den Patienten selbst war in beiden Gruppen gleich bzw. ohne signifikanten Unterschied.

2. Die radiologische Progression (gemessen nach dem modifizierten Sharp- bzw. van der Heijde-Score) war in beiden Behandlungsgruppen gleich, d.h. nur minimal über 2 Jahre.

3. Wesentliche Nebenwirkungen zeigten sich in beiden Gruppen nicht, wenn auch die Kreatinin-Werte in der CsA-Gruppe im Median signifikant höher anstiegen als in der MTX-Monotherapie-Gruppe. Eine arterielle Hypertonie trat in der CsA-Gruppe dabei nicht signifikant häufiger auf.

Schlussfolgerungen: Die kontinuierliche MTX-Monotherapie **zusammen** mit einer definierten intraartikulären Kortikoidinjektionstherapie (maximal 4 Gelenkinjektionen bzw. eine maximale Kortikoiddosis pro Arztbesuch) zeigt ein effektives klinisches Ansprechen mit entsprechender Progressionshemmung der radiologischen Gelenkzerstörung. Hierbei hat eine zusätzliche Gabe von CsA zu MTX zwar zu einer besseren ACR-20- und ACR-50-Antwort geführt, eine höhere Remissionsrate oder eine stärkere Verlangsamung der radiologischen Progression konnte nicht erreicht werden.

Die Autoren folgern, dass durch dieses Therapieregime hohe Remissionsraten bei Frühformen von RA – ähnlich der Erfolge der systemischen TNF-alpha-Blocker-Therapie – erreichen lassen. Wichtig ist neben dem frühen Therapiebeginn nach Diagnosestellung die engmaschige ärztliche Patientenkontrolle.

▶ **TICORA-Studie**

Bei der sog. TICORA-Studie (**T**ight **C**ontrol for rheumatoid **A**rthritis, siehe Grigor et al.; 60b) wurden wie bei der CIMESTRA-Studie RA-Patienten im Rahmen 4-wöchentlicher ambulanter Kontrolluntersuchungen einer ähnlich engmaschig kontrollierten medikamentösen Therapie unterzogen. Dabei zeigte der intensiv-kontrollierte Einsatz von systemischer Medikation und intraartikulärer Kortikoidtherapie einen sehr günstigen Krankheitsverlauf (outcome) der überwachten Patienten. Hierbei wurden maximal 3 geschwollene Gelenke mit einer maximalen i.a. injizierten Dosierung von 120 mg Triamcinolonacetonid pro Visite behandelt. Zusammenfassend stellten die Autoren fest, dass die frühe Behandlung einer RA sowie engmaschige Kontrollen einen ähnlichen klinischen Erfolg zeigten wie systemische TNF-alpha-Blocker-Therapie bei RA-Patienten. Die Verlangsamung der Röntgenprogression war zwar weniger eindrucksvoll als bei TNF-alpha-Blocker-Therapie, aber die Kosten-Effektivitätsrate in Bezug auf eine Langzeittherapie deutlich. Deshalb wurde die engmaschige Kontrolle einer früh einsetzenden Kombinationstherapie bei RA mit konventionellen DMARDs (=klassische Basistherapeutika) **zusammen** mit einer regelmäßigen, definierten intraartikulären Kortikoidtherapie als wirksame Langzeittherapie empfohlen.

Kritik an beiden Studien wurde durch rheumatologische Fachärzte laut, da eine so enge Kontrolle (welche sicher auch zum Teil für die günstigen Therapieergebnisse verantwortlich gemacht werden kann) im Rahmen der derzeitigen Versorgungsstrukturen im deutschen Gesundheitswesen nicht realistisch erfüllt werden können, d.h. ein Vorstellungs- bzw. Kontrolltermin bei einem Rheumatologen unter 3 Monaten nicht zu realisieren sei. Auf der anderen Seite wird festgestellt, dass eine entsprechende Kontrolle der untersuchten Therapieregime eine deutliche Senkung der globalen Behandlungskosten bedeuten könnte. Im Vergleich zu dem Einsatz der um ein vielfaches teureren Langzeitbehandlung mit Biologicals, z.B. TNF-alpha-Blocker, scheint die Kombination von wirksamen konventionellen Basistherapeutika (z.B. MTX und/oder CsA) mit einer klaren Indikationsstellung für eine zusätzliche konsequent durchgeführte intraartikuläre Therapie mit Kortikoiden gerade bei Patienten im frühen Verlauf der RA eine effektive und preiswerte Therapieregime zu sein. Hierbei kann eine schnelle und anhaltende Unterdrückung der Krankheitsaktivität ohne wesentliche Toxizität, mit bis zu 50 %-iger – über 2 Jahren anhaltender – Remissionseinleitung erreicht werden. Damit wird ein besonders günstiges Nutzen/Risikoprofil gewährleistet.

Bei der Behandlung entzündlich rheumatischer Krankheitsbilder sollte die lokale intraartikuläre Kortikoidinstillation als Therapiemöglichkeit ins Kalkül gezogen werden, wenn folgende Therapieformen weitgehend ausgereizt sind:

- Einsatz von Antirheumatika in üblicher Dosierung (nichtsteroidale Antirheumatika, systemische Glukokortikoide, sog. Basistherapeutika)
- Einfache Analgetika und Opioide
- Ruhe
- Anwendung von Hitze oder Kälte

Auch der Nachweis einer ausgeprägten Ergussbildung in einem polyartikulär oder monoartikulär entzündeten Gelenk ist eine der wesentlichen Indikationen für eine sofortige Arthrocentese und nachfolgende Kortikoidinjektion, vorausgesetzt, dass eine lokale Gelenkinfektion ausgeschlossen wird (7,35,50,55,61; ☞ Kap. 4.).

2.1. Glukokortikoide

> **Intraartikuläre Kortikoidtherapie - Indikationen**
> - Nichtinfektiöse Mon- oder Oligoarthritis unklarer Genese
> - Therapieresistente Mon- oder Oligoarthritis
>   - Entzündliche rheumatologische Erkrankungen [1]
>   - Gicht und Pseudogicht
> - Hydrops articulorum intermittens [2]
> - Rezidivierende Reizergüsse (z.B. posttraumatisch, sportliche Belastungen)
> - Große Ergussbildung bei aktiver Arthrose
> - Große Ergussbildung bei Hämophilie
> - Im Rahmen von Synoviorthesen
>   - Nach Radionuklidsynoviorthese
>   - Bei Reizerguss
>   - Synovitis nach chemischer Synoviorthese

Tab. 2.6: Intraartikuläre Kortikoidtherapie: Indikationen.
[1] Alle Formen, die zu einer akuten Synovialitis, respektive Arthritis führen: z.B. rheumatoide Arthritis, seronegative Spondarthritiden (Spondylitis ankylosans, Morbus Reiter), Psoriasisarthropathie, Arthritis bei chronisch entzündlichen Darmerkrankungen, zunehmender Gelenkbefall bei postinfektiösen reaktiven Arthritiden (z.B. chlamydieninduzierte Arthritis, Yersinienarthritis) und bei bestimmten Kollagenosen (z.B. systemischer Lupus erythematodes).
[2] Seltene Krankheit bei Frauen zwischen dem 10. und 30. Lebensjahr mit Auftreten massivster Gelenkschwellungen und Ergussbildungen über einige Tage, die nach Therapie über längere Zeit verschwinden; bis zu 50 % entwickeln eine rheumatoide Arthritis im Verlauf.

Die speziellen Indikationen für die intraartikuläre Kortikoidinjektion werden in Tab. 2.6 und Kap. 5. bei der Beschreibung der einzelnen Gelenkinjektionen für jede Region und für die Fachbereiche Rheumatologie, Orthopädie und Sportmedizin zusammengefasst (60a,114b).

> Das wesentliche Therapieziel ist die Schmerzreduktion und die Wiederherstellung der Gelenkbeweglichkeit.

Gerade wenn ein oder bis zu drei/vier Gelenke auf die systemische Therapie nicht adäquat reagieren, ist die intraartikuläre Therapie indiziert. Damit können auch gefährliche Gelenkfehlstellungen durch chronische Synoviden verhindert werden.

Besonders im Schulter- und Kniegelenk können adhäsive Kapsulitiden verhindert und Kontrakturen (z.B. Beugekontrakturen im Knie) verbessert werden. Die Ausdehnung der Gelenkkapsel und der Ligamente durch große Ergussbildungen kann ebenfalls verhindert werden. Im Bereich der kleinen Gelenke (z.B. Metakarpophalangeal- und proximale Interphalangealgelenke) kann bei der rheumatoiden Arthritis quasi eine medikamentöse Synovektomie mittels intraartikulärer Therapie erreicht werden. Wesentlich ist dabei die nachfolgende Ruhigstellung (z.B. durch eine Handschiene) nach der Injektion (☞ unten).

Die klinische Effektivität der intraartikulären Therapie wurde am eindrucksvollsten durch Hollander et al. bestätigt (85). Dieser hat besonders in den USA die Therapie bekannt gemacht und auch zur täglichen Routine in den Rheumapraxen beigetragen. Bereits 1985 konnte er über mehr als 400.000 intraartikuläre Injektionen berichten. Mittlerweile ist der Wert dieser Therapie unbestritten (114c). In Frankreich führen Rheumatologen im Mittel bis ca. 800 Gelenkinjektionen pro Jahr durch (131, 147).

Zur Wirksamkeitsbeurteilung einer intraartikulären Kortikoidtherapie bzw. nach chemischer oder Radiosynoviorthese und auch nach Instillation von Antiarthrotika ist die Führung eines Patiententagebuches zu empfehlen. Die Abb. 2.7 und 2.8 zeigen ein entsprechendes Tagebuch, welches im Rahmen einer Studie bei dem Kombinationspräparat Supertendin® 5/10 eingesetzt wurde. Hierbei wird mittels eines Summenscores (bis zu sechs Punkte) die Schmerzintensität (gering =1 Punkt, mittel = 2 Punkte, stark = 3 Punkte), eine Schwellung (0-1) und eine Rötung (0-1) erfasst und zusammengezählt. Somit kann eine individuelle Wirksamkeitsbeurteilung mittels der daraufhin ausgewerteten Werte in Form einer Kurve dargestellt werden. Damit lässt sich im Rahmen von Studien oder auch in der Praxis die Wirksamkeit der i.a. Behandlung dokumentieren und die Patientencompliance deutlich verbessern.

2.1.7. Praktisches Vorgehen

Die intraartikuläre Injektion von Kortikoiden soll nach den folgenden Richtlinien zur allgemeinen Injektionstechnik in das Gelenk erfolgen (☞ Kap. 1.) (93). Einzelne Punkte sind neben der Wahl des

Kortikoidpräparates und der Dosierung zu erwähnen:

■ Gelenkerguss abpunktieren?

Ob jeder Erguss vor der Injektion abpunktiert werden muss, ist umstritten (166). Sicherlich ist ein Erguss, der zu einer schmerzhaften Gelenkspannung führt, soweit zu entleeren, dass eine mühelose Kortikoidinstillation ohne Widerstand erfolgen kann. Solche Entleerungen sind jedoch meistens nur in großen Gelenken wie Knie- oder Hüftgelenk möglich. Hier ist manchmal sogar bis zu einem halben Liter Erguss vorhanden. Häufig kommt es gerade bei der Aspiration zu einer Verstopfung der Aspirationskanüle, z.B. durch Verlagerung der Öffnung durch eine synoviale Falte oder Zotte bzw. durch sogenannte Reiskörner (☞ Kap. 3.2.5.). Manche Therapeuten empfehlen sogar das Ausspülen sämtlichen Ergusses mittels Lavage vor der i.a.-Injektion, um den Therapieerfolg zu steigern.

■ Auftreten einer starken Blutung während der Punktion

> Kommt es während der Punktion zur Entleerung von reinem Blut bei der Aspiration, sollte diese sofort abgebrochen werden und ein Wundverschluss mit Bandagierung bzw. Druckverband erfolgen.

Dies kann durch Verletzung einer gefäßreichen Zotte oder der synovialen Membran entstehen. Ein wiederholter Punktionsversuch sollte erst nach 24 Stunden erfolgen. Die Injektion des Kortikoids sollte auf keinen Fall durchgeführt werden, da die Infektionsgefahr massiv erhöht wird und die Gefahr der Einspritzung von Kortikoidkristallen in ein Blutgefäß mit der eventuellen Entwicklung eines Hoigné-Syndroms (ebenfalls verursacht durch andere kristalline oder kolloidale Medikamente wie Wismuth, Penicillin usw., wird auch als Embolia cutis medicamentosa, syn. Nicolau-Syndrom bezeichnet) besteht (14,91a). Dabei handelt es sich um ein toxisch-embolisches Syndrom nach versehentlicher Injektion von kristallinen Kortikoidsuspensionen in die Blutbahn (i.v. oder intraarteriell). Symptome treten je nach verschlossener Strombahn auf, z.B. Blutdruckabfall, Bradykardie (Herz), Angst und Beklemmungsgefühl (Lunge), optische und akustische Halluzinationen (Gehirn). Diese treten meist während der Injektion auf und

sind von kurzer Dauer. Selten sind bleibende Schäden aufgetreten. Durch die Verwendung mikrokristalliner Kortikoidsubstanzen treten diese fast nicht mehr auf (nachzulesen auch bei 1,19,38,72).

> Allgemein kommt es bei ca. 30 % der Punktionen zu einer Einblutung kurz nach dem Einstich; das heißt, nach Aspiration von zuerst klarem Erguss findet man einen hämorrhagischen Erguss in der Aspirationsspritze (☞ Abb. 2.11). Dies ist harmlos und erfordert keine wesentlichen Maßnahmen (weitere Nachweismethode ☞ Kap. 3.2.2.).

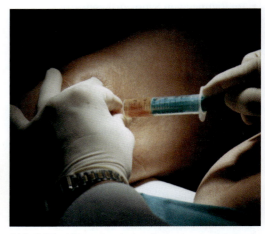

Abb. 2.11: Hämorrhagischer Erguss: erst nach Punktion von klarem Erguss fließt Blut nach.

Schwere anaphylaktische Reaktionen nach Kortikoidinstillation sind glücklicherweise selten, jedoch lebensbedrohend und können innerhalb kürzester Zeit (15 bis 30 Minuten nach Injektion) zum irreversiblen, tödlichen Schockzustand führen (110). Es handelt sich dabei um eine IgE-vermittelte (allergische) anaphylaktische Typ I-Reaktion (nach Coombs und Gell). Häufig müssen sich jedoch die leichten Schweregrade gar nicht manifestieren, der Schockzustand kann also ohne andere Symptome sofort auftreten. Die Behandlung richtet sich nach dem Schweregrad (☞ Tab. 2.7).

■ Kortikoidrückfluss im Stichkanal vermeiden!

Das Kortikoid kann nach Entfernung der Kanüle über den Stichkanal in das subkutane oder epidermale Gewebe zurückfließen und zu einer lokalen Hautatrophie führen (☞ Abb. 2.12 bis 2.14). Zu-

2.1. Glukokortikoide

Stadium	Symptome	Kortikoiddosis-empfehlung	Zusatztherapie

I
 	
II
	• Haut
	  - Exanthem (Erythem, Urtikaria), Juckreiz, Schwellung
	• Cerebral
	  - Schwindel, Kopfschmerz, Zittern
	• Gastrointestinal
	  - Übelkeit, Erbrechen, Durchfall
	• Cardiopulmonal
	  - Tachykardie, Arrhythmien, Blutdruckabfall
	  - Atemnot
		Hohe bis ultra-hohe Initialdosis (100-250 mg Prednisolon-Äquivalent)
		
		Zusätzlich inhalative Glukokortikoidapplikation
			• Ambulant
			  - Bei einer versehentlichen intravenösen Injektion evtl. proximalen Blutrückfluss an der injizierten Extremität (gelenknah) mit der Staubinde unterbinden
			  - Antihistaminika oral oder i.v.
			    - H1-Antagonisten: Tavegil®, Fenistil®
			    - H2-Antagonisten: Tagamet®
			    - β2-Mimetika inhalativ oder i.v.

III
IV
	• Inspiratorischer Stridor
	  - Glottisödem
	• Exspiratorischer Stridor
	  - Spasmus (Asthmaanfall), Bronchitis
	  - Herz-Kreislauf-Stillstand
		4. Ultrahohe Initialdosis (250 mg Prednisolon-Äquivalent i.v.), am 1.Tag wiederholte Gabe nach 6-8 Std.	Behandlung sofort und weitere Beobachtung stationär:
			1. ABC-Maßnahmen
			  - Atemwege freihalten - evtl. Intubation
			  - Beatmen
			  - Cardiopulmonale Reanimation, falls erforderlich (Defibrillation bei Kammerflimmern)
			2. Volumenersatz:
			  - 250 ml 5 %iges Humanalbumin, 250 ml 0,9 %iges NaCl oder 5-10 %ige Glukose als Infusion
			3. Adrenalin i.v. oder über Tubus intratracheal (z.B. 0,5 ml 1:1000 verdünntes Suprarenin®)
			5. β-Mimetika (Druckinhalation, evtl. i.v.)

Tab. 2.7: Therapie des anaphylaktischen Schocks nach klinischem Schweregrad (Numerierung bei Stadium III und IV beachten, da die Reihenfolge der Medikamentengabe entscheidend ist). Die Dosisempfehlungen für systemisch zu verabreichende Kortikoide sind aufgelistet. Hierbei darf natürlich das zur Allergie führende intraartikulär verabreichte Kortikoidpräparat nicht systemisch gegeben werden, z.B. Dexamethason oder Triamcinolon. Unter H_1/H_2-Antagonisten versteht man Antihistaminika, die gegen Histaminrezeptoren der Klasse 1 (= H_1) oder 2 (= H_2) in Lunge, Gastrointestinaltrakt und Haut gerichtet sind (modifiziert nach Hatz [72]).

sätzlich besteht die Gefahr einer periartikulären Verkalkung in Gelenknähe. Dies kann weitgehend verhindert werden, wenn man nach der Injektion des Kortikoids über die noch liegende Kanüle 0,5 ml 0,9 %ige NaCl-Lösung oder des verwendeten Lokalanästhetikums nachinjiziert. Bei Injektionen in kleine Gelenke wie Finger- oder Zehengelenke bzw. Kiefergelenk ist dies praktisch meist nicht durchführbar. Deshalb empfiehlt sich hier wie bei den meisten Gelenken die Verwendung der dünnstmöglichen Kanüle, um einen Rückfluss zu verhindern (☞ Tab. 1.15).

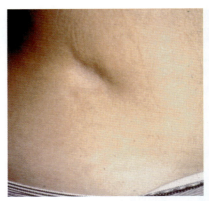

Abb. 2.14: Lokale Kortikoidnebenwirkung. Hautatrophie nach falscher subkutaner Injektion [aus 73].

■ Entlastung des Gelenks/Bettruhe nach Injektion

Allgemein wird nach Injektionstherapie eine Gelenkentlastung empfohlen. Hierbei sind jedoch keine gesicherten Richtlinien auszusprechen. Viele Autoren empfehlen eine gewichtsreduzierte Belastung bei Injektion im Bereich der unteren Extremität (besonders Hüft-, Knie- und Sprunggelenk). Eine deutliche Verlängerung der Wirkdauer nach Einhaltung einer Bettruhe bis zu 7 Tage nach Kniegelenkinjektion wurde von einigen Autoren nachgewiesen (88,115,127). Im Mittel wird eine relative Bettruhe von 3 Tagen nach Injektion eines stark entzündeten Kniegelenkes empfohlen. Danach wird der Gebrauch von Krücken (sogenannte "Dreipunkt-Belastung") oder eines Gehstockes (auf der gegenüberliegenden Seite der Punktion) für ca. 2-3 Wochen empfohlen. Auch die Anlage von Splints (Schienen) z.B. nach i.a. Therapie von Finger- bzw. Handgelenken wurde empfohlen, z.B. bei Kindern und Erwachsenen im Vergleich untersucht (164b). Eine kontrollierte Studie, die Bettruhe von 24 Stunden nach Injektion im Kniegelenk bei rheumatoider Arthritis untersuchte, zeigte eine anhaltende Besserung bis zu 6 Monaten post injectionem (28). Demgegenüber sehen andere Autoren keinerlei Vorteil in einer längeren Bettruhe und weisen auf die negativen gesellschaftsökonomischen Faktoren einer solchen Empfehlung (88) hin. Auf Grund der Möglichkeit einer Postinjektionsreaktion (☞ unten), die im Maximalfall bis 3 Tage anhält, scheint die Empfehlung einer dreitägigen Bettruhe bei Behandlung an der unteren Extremität sinnvoll; es muss jedoch dringend auf thrombotische Komplikationen durch

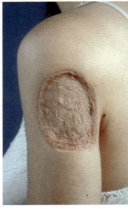

Abb. 2.12: Lokale Kortikoidnebenwirkung. Massive Hautatrophie nach falscher intradermaler Injektionstechnik (Histologie: Dermatofibrosarkoma protuberans).

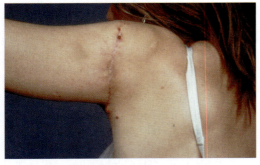

Abb. 2.13: Zustand nach Tumorentfernung (☞ Abb. 2.12).

eine Bettlägerigkeit hingewiesen werden. In diesen Fällen sollte eine entsprechende Prophylaxe (☞ Kap. 2.2.1.3.) erfolgen. Im Gegensatz zur Radiosynviorthese ist somit eine generelle Empfehlung zu Bettruhe nach Kortikoidinjektion nicht gesichert. Theoretisch ist durch die Gelenkimmobilisation und Bettruhe eine längere Wirkdauer anzunehmen, da bei Bewegung der größte wirksame Kortikoidanteil (bei Verwendung von Kristallsuspension) schneller über eine gesteigerte Durchblutung in das Gefäßsystem abgeflutet wird. Somit würde die lokale Wirksamkeit geringer und systemische Nebenwirkungen würden bei einer unmittelbaren Vollbelastung im Gelenk gehäuft auftreten.

Weitoft und Rönnblon (116b) untersuchten den Effekt einer intraartikulären Glukokortikoidinjektion in das Kniegelenk. 20 Patienten mit RA und Synovitis des Kniegelenkes wurden 20 mg Triamcinolonhexacetonid (TH) intraartikulär injiziert. 10 von 20 Patienten hielten Bettruhe über 24 Stunden, die anderen 10 durften sich normal bewegen. Die TH-Resorption wurde im Blut gemessen. Als Maßstab der systemischen Wirkung wurde der ACTH- und Cortisonspiegel im Serum gemessen. 8 Stunden nach der i.a.-Injektion fand sich in beiden Gruppen ein maximaler TH-Spiegel, der über 14 Tage abfiel. In beiden Gruppen fiel einen Tag nach TH-Injektion in das Gelenk das Cortisol im Plasma und Urin ab. Bei den mobilen Patienten war der Plasmacortisol-Wert 1 bis 2 Wochen nach TH-Injektion wieder beim Ausgangswert, bei den zu Bettruhe verpflichteten immobilen Patienten auch nach 1-2 Wochen (somit kein signifikanter Unterschied feststellbar). Das Serum-ACTH fiel dabei über etwa 2 Tage ab. Zusammenfassend konnte keine sichere endokrinologische Deutung für die - meistens beschriebene - höhere Wirkung intraartikulär verabreichten THs bei Immobilität (Bettruhe) gegeben werden. Der adrenale Regelkreis wird nur kurzfristig beeinflusst.

2.1.8. Kontraindikationen

Keine Indikation für die intraartikuläre Kortikoidtherapie stellt die "trockene Arthrose" dar, d.h. eine Arthrose ohne entzündliche Aktivierung mit Ergussbildung. In diesem Fall ist der Einsatz von Hyaluronsäurederivaten zu empfehlen (☞ Kap. 2.4.).

Die in den Tabellen 1.9 und 1.10 aufgeführten relativen und absoluten Kontraindikationen gelten ebenso für die intraartikuläre Kortikoidtherapie. Insbesondere die bakteriell bedingte Arthritis und Patienten mit schwerem Allgemeininfekt bzw. reduzierter Immunabwehr (dadurch erhöhte Gefahr von Sekundärinfektionen), einer vermehrten Blutungsneigung (krankheitsbedingt oder durch eine stattfindende Antikoagulantientherapie) sowie mit Gelenkfrakturen sind mit einem deutlich erhöhten Risiko für Komplikationen verbunden (☞ unten); im wesentlichen ist hier die deutlich erhöhte Infektionsrate durch die Anwendung von Kortikoiden zu nennen.

2.1.9. Komplikationen

Mögliche Komplikationen einer Gelenkpunktion sind in Tab. 2.8 aufgeführt. Neben den allgemeinen Komplikationen jeder intraartikulären Punktion (diagnostisch und/oder therapeutisch) gibt es für die Kortikoidbehandlung spezifische Risiken (☞ Tab. 2.9):

Mögliche Komplikationen einer intraartikulären Punktion
• Infektion (☞ Kap. 4.)
• Postpunktionelle Synovitis[1]
• Gelenknahe Organverletzungen
• Perforation seröser Höhlen (z.B. Pneumothorax nach Schulterinjektion)
• Passagere/anhaltende Nervenlähmung[2]
• Intraartikuläre Einblutung
• Weichteileinblutung periartikulär
• Vasovagale Synkope
• Allergische Reaktionen/Anaphylaktischer Schock

Tab. 2.8: Mögliche Komplikationen einer intraartikulären Punktion.
[1] Angloamerikanisch "post-injection flare"
[2] Meist vorübergehend durch Lokalanästhetika, jedoch anhaltend durch falsche Injektion in den Nerv.

Spezielle Komplikationen einer intraartikulären Kortikoidtherapie
• Lokal
- Erhöhtes Infektionsrisiko
- Kristallinduzierte Synovitis
- Lokale Hautatrophie
- Aseptische Osteonekrose
- Sehnenruptur
• Systemisch
- Entgleisung eines Diabetes mellitus [1]
- Gesichtsröte ("Flush") [2]
- Spannungsgefühl im Kopfbereich [2]
- Leicht euphorisierende Wirkung [2]
- Gestörter Schlaf [2]
- Hyperkortizismus [3]
- Hypocortisolismus [4]

Tab. 2.9: Spezielle Komplikationen einer intraartikulären Kortikoidtherapie.
[1] Blutzuckeranstieg meistens bis zu 10 % des Ausgangswertes, maximal bis zu 3 Tage anhaltend.
[2] Bis zu 12 Stunden nach Injektion, bis zu einem Tag anhaltend.
[3] Auftreten eines sogenannten cushingoiden Aussehens mit Vollmondgesicht, Büffelnacken, Hautverletzlichkeit und Einblutung (☞ Abb. 2.1) nur bei Überdosierung zu erwarten.
[4] Sekundäre Nebennierenrindeninsuffizienz, sogenannter Hypocortisolismus, nur bei eindeutiger Überdosierung, evtl. durch Potenzierung in Kombination bei einer täglichen systemischen Kortikoidtherapie (43,145,167).

Bei korrekter Indikationsstellung, Dosierung (Dosiswahl nach Gelenkgröße und Anzahl der zu behandelnden Gelenke in einer Sitzung, sowie Spritzintervall) ist eine sehr sichere und sehr effektive Behandlungsmöglichkeit durch die intraartikuläre Therapie (hohes Nutzen/Risikoprofil) zu erreichen. Diese Tatsache wird bei der Empfehlung der ACR in der Behandlung der rheumatoiden Arthritis besonders im Frühverlauf ausgesprochen (1d). Dabei wird die Injektion von Gelenken und periartikulären Strukturen als sicher und effektiv angesehen, wenn ein erfahrener Arzt diese durchführt. Eine Wiederholung der intraartikulären Behandlung im weiteren Verlauf der Erkrankung wird ausdrücklich empfohlen, da auf Dauer diese besondere Therapieform sich positiv auf den Langzeitverlauf (d.h. Progredienz) auswirken kann.

Das Auftreten systemischer Kortikoidnebenwirkungen ist nur im Rahmen einer Überdosierung, z.B. zu hohe Dosis oder zu häufige Anwendung (zu geringe Spritzintervalle) zu erwarten. Insbesondere die zu häufige Anwendung der sehr stark wirksamen fluorierten Kortikoidsubstanzen führt auf Dauer zu den typischen cushingoiden Symptomen (☞ Abb. 2.1).

Neben den systemischen unerwünschten Wirkungen, die durch Überdosierung entstehen (☞ Abb. 2.1 bis 2.6), treten auch post injectionem systemische unerwünschte Wirkungen auf, die nur passager und harmlos sind. Diese treten mit Ausnahme des "Hautflushes" bei maximal 1-2 % der behandelten Patienten auf. Der Patient sollte über diese unerwünschten Effekte aufgeklärt und über die Harmlosigkeit informiert sein.

Systemische unerwünschte Wirkungen

■ Psychische Missempfindungen

Benommenheit, Aufgeputschtsein, "brennendes Gefühl" im Kopfbereich.

■ Passagere Hautrötung (Flush)

1 bis maximal 3 Tage post injectionem bevorzugt im Gesichts- und Nackenbereich, scheinbar häufiger nach Einsatz von triamcinolonhaltigen Präparaten. Das Auftreten einer Gesichtsrötung (☞ Abb. 2.15) wird von einigen Untersuchern höher angegeben (88,130): in 15-20 % wird dies beschrieben, besonders nach Injektion in große Gelenke (z.B. Knie- und Schultergelenk). Wesentlich ist eine Unterscheidung zur bakteriellen Infektion (☞ unten). Dies kann durch regelmäßige Temperaturkontrolle, Bestimmung der sogenannten unspezifischen Entzündungsaktivität und dem Differentialausstrich des weißen Blutbildes abgeklärt werden (☞ Kap. 4.).

2.1. Glukokortikoide

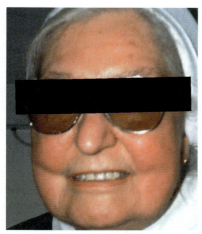

Abb. 2.15: Lokale Kortikoidnebenwirkung nach i.a.-Injektion: Flush am Tag nach Infiltrationstherapie.

■ Entgleisung eines Diabetes mellitus

Selten kommt es bei Patienten mit tablettenpflichtigem oder insulinpflichtigem Diabetes mellitus zum Auftreten von erhöhten Blutzuckerwerten. Dabei steigt der Blutzucker unter Therapie meistens nicht über 10 % der bisherigen Werte und normalisiert sich innerhalb von 3 Tagen. Der höchste Anstieg ist am 2. bis 3. Tag zu erwarten und sollte entsprechend bei insulinpflichtigen Patienten durch Erhöhung der Insulindosis abgefangen werden (z.B. Zuspritzen von Alt-Insulin). Während dieser Zeit ist eine wiederholte Blutzuckermessung erforderlich, um auch die Gefahr einer Hyperglykämie am 4. und 5. Tag zu verhindern. Eine blutzuckersteigernde Wirkung scheint nur beim Präparat Rimexolon nicht aufzutreten. Dies wurde in Studien und tierexperimentell nachgewiesen (128,154,163,164a).

■ Weitere systemische unerwünschte Wirkungen

Leichte Oberbauchbeschwerden.

> Wie in Kap. 4. beschrieben, stellt die wesentliche Komplikation der Gelenkpunktion die postpunktionelle Infektion dar.

In Tab. 1.11 sind eindeutige Zahlen in Bezug auf dieses Risiko nach der Studie von Seror et al. zusammengefasst (131,147). Nicht nur die Kortikoidinjektion, sondern auch jede Wiederholung einer Kortikoidinstillation ist mit einem weiteren erhöhten Risiko verbunden. Neben der Erfahrung des Therapeuten ist die korrekte Indikationsstellung und eine absolut aseptische Punktionstechnik entscheidend. Die Daten der französischen Studie weisen hierbei ein deutlich niedrigeres Infektionsrisiko bei erfahrenen Rheumatologen im Vergleich zu jüngeren nach. Auch die Verwendung vorher steril verpackter Injektionsmaterialien (Kortikoidpräparat und Injektionsbesteck) vermindert dieses Risiko um das 8fache!

Lokale Nebenwirkungen sind selten und weitgehend reversibel. Diese können vorwiegend durch korrekte Injektionstechnik und Einhalten der speziellen Empfehlungen im Rahmen der Kortikoidinjektion (☞ oben) verhindert werden. Folgende lokale intraartikulär unerwünschte Wirkungen sind möglich:

Lokale unerwünschte Wirkungen (im Gelenk)

■ Lokale Schmerzen

(angloamerikanisch post-injection flare)

Häufigste lokale Nebenwirkungen in 2-5 % der Fälle sind Auftreten eines lokalen Schmerzes, geringe Rötung oder Schwellung an der Injektionsstelle, maximal bis zu 2-3 Tage anhaltend. Man spricht auch von der Postinjektionsreaktion.

■ Akute Kristallsynovitis

Sehr seltene Komplikation, früher meistens nach Injektion von Kortikoidkristallen mit großem Kristalldurchmesser (über 5 bis 6 μm), tritt innerhalb von ½ bis 2 Stunden auf und verschwindet meistens nach einigen Stunden, selten bis zu 72 Stunden anhaltend (59,87).

■ Knorpel-/Knochenschäden

Knorpel- oder Knochenschäden (59,60,87,115, 168,169) im Gelenk, insbesondere die Osteonekrose, sind tierexperimentell bei der Verwendung zu hoher Dosierungen nachweisbar. Die Veränderungen nach wiederholter Kortikoidinstillation wurden bei Versuchen an Kaninchen nachgewiesen, wobei eine Veränderung der Knorpel-Eiweiß-Synthese postuliert wurde. Untersuchungen an Primaten haben jedoch keine wesentlichen Knorpelschädigungen nach wiederholter intraartikulärer Therapie feststellen lassen, so dass angenommen wird, dass dieses auch beim Menschen nicht der Fall ist (87). Das Auftreten beim Menschen ist sehr selten, gesicherte Daten sind auf Grund der schwierigen Beweislage jedoch bisher nicht erhältlich.

■ Aseptische Osteonekrosen

Das Auftreten einer aseptischen Osteonekrose (z.B. im Hüft- oder Schultergelenk) als Folge der intraartikulären Kortikoidbehandlung ist bisher nicht gesichert (☞ Abb. 2.16).

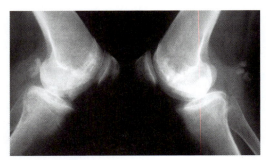

Abb. 2.16: Osteonekrosen in beiden Kniegelenken (Tibiakopf). Fragliche Kortikoidnebenwirkung.

Es gibt Patienten, die möglicherweise eine avaskuläre Nekrose nach Injektion entwickelt haben und andere, die eine ohne Injektion entwickeln. Auch bei Patienten, die mehrfach Injektionen in ein Gelenk bekamen, zeigten im Vergleich zu dem nicht behandelten Gelenk der gegenüberliegenden Seite keine gehäufte Nekrosebildung (87,109). Man nahm an, dass der Patient nach Schmerzlinderung durch die Injektion von Kortikoiden das Gelenk übermäßig strapaziert und somit eine Progression der Knorpel- und Knochendestruktion entstehen würde. Weitere Erfahrungen mit der Kortikoidbehandlung haben dies jedoch nicht bestätigt. Entscheidend zur Prophylaxe dieser möglichen Komplikation scheint eine vorübergehende Gelenkruhigstellung bzw. Bettruhe nach Therapie zu sein (☞ oben).

Periartikuläre unerwünschte Wirkungen

Periartikuläre unerwünschte Wirkungen sind sehr selten:

■ Haut-, Bindegewebsatrophien

Dazu gehören die gelenknahe Haut-/Bindegewebsatrophie mit einer Häufigkeit von unter 1 % der injizierten Gelenke, die gelenknahe Muskelatrophie durch falsche Injektion in subkutane Gewebe oder auch gelenknahe Verkalkungen. Diese können durch die oben beschriebene spezielle Injektionstechnik weitgehend verhindert werden.

Das Auftreten einer subkutanen bzw. dermalen Hautatrophie zeigt sich als eine Verdünnung oder Eindellung der Haut (☞ Abb. 2.12 bis 2.14). Dabei kommt es in dem Bereich auch zu einem Verlust der Haare und einer Depigmentierung. Die subkutanen Fettgewebe werden durch die lipolytische Wirkung der Kortikoide teilweise aufgelöst. Diese Veränderungen können zum Teil wieder verschwinden, das heißt nach Resorption der Kortikoidkristalle.

■ Periartikuläre Verkalkungen

Diese werden durch Anfertigung von speziellen Röntgenaufnahmen, sogenanntes Stereoröntgen, (59,60,87) nachgewiesen. Sie stellen meistens eine harmlose lokale Nebenwirkung dar und verschwinden spontan wieder. Eine klinische Bedeutung haben sie nur in den seltensten Fällen, z.B. bei der Injektion von sehr kleinen Gelenken mit Kristallsuspensionen, die große Kristalldurchmesser enthalten (über 5 bis 6 μm; ☞ Abb. 3.27).

■ Steroidarthropathie

Bereits zu Beginn der intraartikulären Kortikoidtherapie wurde das Auftreten einer sogenannten Steroidarthropathie, d.h. ähnlich einer Charcot-Arthropathie, als Komplikationsform angenommen (87,127). Neuere Untersuchungen lassen diese als nicht signifikant erscheinen.

Seltene bzw. fragliche Nebenwirkungen

Weitere, sehr seltene bzw. fragliche Nebenwirkungen nach intraartikulärer Kortikoidinstillation werden in der Literatur gefunden.

■ Fragliche Nebenwirkungen

- Verlängerte Monatsblutungen (36)
- Pankreatitis (130)
- Psychosen: beschrieben bei einem Patienten, der an einer Psychose erkrankt war und bis zu 3 Injektionen in verschiedene Gelenke auf einmal bekam (87)
- Erhöhter Blutdruck: sehr selten, nur einige Tage anhaltend, besonders bei wasserlöslichen Präparaten (☞ oben)
- Wasserretention: genaue Überwachung bei Patienten mit schwerer Herzinsuffizienz oder Ödemneigung zu empfehlen, besonders bei wasserlöslichen Präparaten (☞ oben)
- anhaltender Schluckauf (64)

2.1.10. Besonderheiten/Vorsichtsmaßnahmen

Bei der intraartikulären Kortikoidtherapie soll auf folgende Sonderfälle nochmals eingegangen werden:

■ Schwangerschaft

Der Einsatz von intraartikulären Kortikoiden ist wie bei jeder medikamentösen Therapie exakt zu überlegen. Manche Autoren empfehlen beim Auftreten einer Synovitis bei der Schwangeren lediglich das Abpunktieren eines großen Ergusses, Bettruhe und anschließende Fixierung des Gelenkes über einige Tage. Trotzdem zeigt die i.a. Gabe gute Erfolge bei geringem Risiko. In Bezug auf die Nebenwirkungen wurde früher ein Zusammenhang zwischen Triamcinolonacetonid und dem Auftreten einer Gaumenspalte bei Tieren festgestellt, jedoch wurde diese Nebenwirkung bei Menschen bisher nicht beschrieben (31,36). Aus diesem Grund wird durch erfahrene Therapeuten der Einsatz von i.a. Kortikoiden generell in der Schwangerschaft auch empfohlen, soweit die üblichen Dosierungen (☞ Tab. 2.2 und 2.3) eingehalten werden.

■ Stillperiode

Da nach Injektion von Kortikoiden intraartikulär auch erhöhte Plasmakonzentrationen beim gestillten Säugling nachzuweisen sind, wird generell empfohlen, die maximale Exposition des Kindes durch Einhaltung der allgemeinen Dosisempfehlungen (☞ Tab. 2.3 und 2.4) bei der Mutter so gering wie möglich zu halten. Je nach Präparat sind dabei unterschiedliche Plasmakonzentrationen beim Säugling nachweisbar: z.B. nach 20 mg Triamcinolonhexacetonid in das Kniegelenk der Mutter zeigten sich beim Säugling noch bis zu einem Monat erhöhte Konzentrationen. Allgemein werden jedoch die Auswirkungen dieser Serumspiegel - außer wenn die Mutter noch zusätzlich systemische Medikation einnimmt - als unerheblich angesehen (25,31,36,69,71).

■ Kinder

Der Einsatz der intraartikulären Kortikoidinstillation bei Kindern ist in Bezug auf Indikationsstellung und zu beachtende Vorsichtsmaßnahmen ohne zusätzliche wesentliche Einschränkungen als akzeptierte Therapiemöglichkeit anzusehen. Bei Kindern sind dabei jedoch höhere intraartikuläre Kortikoiddosen pro Körperoberfläche erforderlich als beim Erwachsenen (nach Allen et al. für große Gelenke z.B. 1 mg THC/kgKG).

Die intraartikuläre Glukokortikoidtherapie gehört neben der systemischen Medikation, Krankengymnastik und physikalischen Therapie, sowie evtl. notwendigen speziellen operativen Verfahren zu den wichtigsten Therapiemöglichkeiten bei der juvenilen idiopathischen Arthritis (früher juvenile chronische Arthritis, bzw. juvenile rheumatoide Arthritis) genannt (135b).

▶ Indikationen

Als besondere Indikation, bzw. Therapie der Wahl, wird diese Behandlung bei oligoartikulären Verlaufsformen empfohlen. Auf Grund der langjährigen guten Erfahrungen in der Behandlung der betroffenen Kinder im Rahmen von verschiedenen kontrollierten Studien 126a, 176), sowie einer im Vergleich zu anderen Glukokortikoiden wie Tramcinolonacetonid, bzw. Betamethason längeren Wirkdauer im Gelenk (22b, 53d) hat sich der Einsatz von Triamcinolonhexacetonid (THC) besonders bewährt (1b,23b). Diese Substanz wird von den meisten Rheumatherapeuten bei Kindern empfohlen, weil es eine sehr gute Verträglichkeit, auch in Bezug auf die unerwünschten kortikoidbedingten, endokrinen Wirkungen wie den negativen Einfluss auf die endogene Cortisonproduktion (88a) und Wachstumshemmung (92b), besitzt. In einer Studie von Neidel et al, konnte bei Patienten mit juveniler idiopathischen Arthritis bei 39 von insgesamt 67 Hüftinjektionen bei florider Coxitis eine anhaltende Remission über 2 Jahre von bis zu 58 % nach einmaliger Injektion von THC erreicht werden. Nach wiederholter Injektion von 12 Hüftgelenken konnte die Remissionsrate in der untersuchten Patientengruppe auf 76 % erhöht werden.

Einige Besonderheiten sollten beachtet werden im Vergleich zur Gelenkpunktion beim Erwachsenen (☞ Kap. 1.).

▶ Vorbereitung

Neben der üblichen Vorbereitung für die Gelenkpunktion (☞ Kap. 1.2.1.) muss das schriftliche Einverständnis der Eltern eingeholt werden.

▶ Durchführung

Kind und behandelnder Arzt sollten Mundschutz und Schutzhaube am Kopf tragen, um eine Infektionsgefahr zu vermeiden. Bei Kleinkindern oder bei der Gelenkpunktion mit Injektion an mehreren Gelenken wird eine kurze Allgemeinanästhesie durchgeführt. Bei Einzelinjektionen bei Kindern bis zu 10 Jahren wird ein Lokalanästhetikum mittels Pflaster verabreicht. Die Wirkung entspricht fast der einer Injektion mit Lokalanästhetika (z.B. EMLA® Pflaster, enthält 25 mg Lidocain und 25 mg Prilocain, Anwendungsbeschränkung: Kontraindiziert bei angeborener oder erworbener Methämoglobinämie, nicht bei Neugeborenen und Säuglingen bis 3 Monaten; Dosierung: Wenigstens eine Stunde vor der geplanten Punktion auf die zu behandelnde Haut=Punktionsort aufkleben; die Einwirkdauer beträgt beim Säugling im Alter zwischen 3 bis 12 Monaten mindestens 1 und nicht mehr als 4 Stunden; nicht mehr als 2 Pflaster, entsprechend der Behandlung von zwei Gelenkregionen, sollten zum Einsatz kommen.)

Nach der Punktion sollten besonders bei Behandlung der Gelenke an den unteren Extremitäten diese für 2 bis 3 Tage entlastet werden. Diese Maßnahme hat sich ähnlich wie bei Erwachsenen (28) bewährt, wenn auch der Beweis bei Kindern in Rahmen von Studien noch aussteht. Es sollte nach der intraartikulären Therapie auf eine ausreichende krankengymnastische Therapie geachtet werden: bereits am Injektionstag wird eine physiologische Übungs- und Lagerungsbehandlung zur Verbesserung der Beweglichkeit und Kontrakturprophylaxe begonnen. 3 Tage nach der Punktion sind Übungen im Bewegungsbad wieder erlaubt.

Komplikationen: Das Risiko zur Auslösung einer septischen Arthritis nach der intraartikulären Kortikoidtherapie bei Kindern scheint im Vergleich zu Erwachsenen noch geringer zu sein (126a,135b). Während die Gefahr von Osteonekrosen bei Kindern unter einer systemischen Kortikoidtherapie deutlich erhöht erscheint, zeigen neue Untersuchungen, dass dieses Risiko im Rahmen der Lokaltherapie nicht besteht, bzw. nur bei Patienten, die zusätzlich eine systemische Therapie haben (104a, 126a). Inwiefern das Längenwachstum nach intraartikulärer Therapie gestört wird, ist z.T. umstritten (149).

Diese Therapieform sollte jedoch auf Grund der erforderlichen besonderen Erfahrungen im Umgang mit Kindern vorwiegend Kinderrheumatologen oder Kinderorthopäden überlassen werden. Eine Dosierungsempfehlung bei Kindern mit juveniler idiopathischer Arthritis von Breit et al. ist in nachfolgendem Schema zusammengefasst.

▶ Dosierungsschemata

Dosierungsempfehlungen für Triamcinolonhexacetonid (THC) im Bezug auf Gelenkgröße bei Kindern (n=194) mit juveniler chronischer Arthritis (nach Breit et al., 23c)	
Kniegelenk	10-40 mg
Hüft- und Schultergelenk	10-20 mg
Ellenbogen- und Sprunggelenke	5-20 mg
Handgelenk	5-10 mg
Interkarpal-, Intertarsalgelenke	2-5 mg
Finger-, Zehengelenke	1-5 mg

Bis zu 1.439 intraartikuläre Injektionen wurden von Breit et al. bei 194 Kindern verabreicht. An Nebenwirkungen traten bei 15 Injektionen subkutane Lipoatrophien auf, in einem Fall eine Osteonekrose der Femurepiphyse, in 3 Fällen peri-/intraartikuläre Kalzifikationen.

Neidel (126a) empfiehlt in seiner Arbeit in Abhängigkeit vom Körpergewicht (kgKG) des Kindes und Gelenkgröße folgende Dosierungen (in mg THC) und weist auf den günstigsten Injektionsort beim Kind hin (☞ Tab. 2.10).

Bei schlechtem Ansprechen auf die intraartikuläre Therapie wird eine ein- bis maximal zweimalige Wiederholung der intraartikulären Therapie mit THC frühestens im Spritzabstand von 4 Wochen nach der vorhergehenden empfohlen.

■ **Diabetes mellitus**

☞ oben.

■ **Einnahme von Antikoagulantien**

☞ oben. Allgemein ist auch bei wirksamer Antikoagulation ein niedriges Risiko für das Auftreten von Blutungskomplikationen anzunehmen. Dieses gilt besonders für die Einnahme von Cumarinabkömmlingen. Dabei wurden Patienten, die einen INR-Wert unter 1,45 (entspricht über ca. 45 % Quick-Wert) hatten, als relativ ungefährdet angesehen (87,161). Bisher gibt es keine größeren Studien bei Patienten, die unter Heparintherapie standen.

2.1. Glukokortikoide

Gelenk	20 kgKG	40 kgKG	Punktionsort
Schultergelenk	20	40	Ventral
Ellenbogengelenk	15	30	Lateral, streck- bis beugeseitig
Handgelenk	15	30	Dorsal (evtl. Aufteilung der Gesamtdosis auf radiokarpales und radioulnares Gelenk)
Fingergelenke	0,5-1	1-2	Anterolateral
Hüftgelenk	20	40	Anterolateral
Kniegelenk	20	40	Suprapatellarlateral
Oberes Sprunggelenk	15	30	Ventral
Unteres Sprunggelenk	15	30	evtl. Aufteilung der Gesamtdosis auf einzelne Gelenkteile, z.B. subtalares Gelenk(=Talonavikulargelenk)
Großzehengrundgelenk	3	6	Dorsomedial
Andere Zehengelenke	0,5	1	Dorsomedial

Tab. 2.10: Dosisempfehlungen (in mg) für Triamcinolonhexacetonid (THC) in Bezug auf das Körpergewicht bei Kindern mit juveniler chronischer Arthritis. Die 40 kgKG-Dosierung gilt auch für schwerere Kinder (modifiziert nach 126a).

2.1.11. Periartikuläre Kortikoidtherapie (Infiltrationstherapie)

Die Infiltrationstherapie mit Glukokortikoiden ist bei entzündlichen oder auch nichtentzündlichen (degenerativen) Grundkrankheiten einzusetzen. Die Infiltrationstherapie wird auch als periartikuläre und gelegentlich als perifokale Therapie bezeichnet, wobei als perifokale Behandlung mit Kortikoiden im engeren Sinn der Einsatz bei der intradermalen Therapie in der Dermatologie (z.B. intraläsionale Injektion von Kortikoiden in Hauteffloreszenzen) in Fachkreisen verstanden wird. Folgende periartikuläre bzw. gelenknahe (= extraartikuläre) Strukturen werden dabei mit den oben genannten Kortikoiden behandelt:

- Schleimbeutel (Bursen)
- Sehnenscheiden (sogenannte Teno- oder Tendovaginitis bzw. -synovitis)
- Sehnenansatzbereiche (sog. Insertionstendinopathien bzw. Enthesiopathien) und auch gelenknahe Zystenbildungen (sog. Baker-Zysten) sowie der epidurale Bereich

Die einzelnen Indikationen und Injektionstechniken sind in Abb. 2.17 schematisch dargestellt und in Kap. 5. beschrieben. In Tab. 2.3 sind die üblichen Dosierungen der einzelnen Kortikoidpräparate zusammengefasst.

> Bei der Infiltrationstherapie sind die allgemeinen Regeln der Asepsis wie bei der intraartikulären Therapie weitgehend zu befolgen. Auch die allgemeinen Injektionsregeln (☞ Tab. 1.17) sollten eingehalten werden. Diese Behandlung ist jedoch nicht mit einer Neuraltherapie zu vergleichen, d.h. Voraussetzung für die Kortikoidbehandlung ist das Vorliegen von periartikulär entzündeten Geweben; damit ist auch ein Therapieerfolg weitgehend gesichert.

Zur Bestimmung des genauen Punktions- bzw. Injektionsortes kann man mit dem sog. Denserstab (☞ Abb. 5.17h) den empfindlichsten Schmerzpunkt festlegen und evtl. vorher markieren.

Vor Durchführung einer Kortikoidinstillation führen viele Therapeuten einen "Versuch" mit vorhergehenden Lokalanästhetika am Punktionsort durch. Kommt es zu einer Besserung der Beschwerden, z.B. am Sehnenansatz, über nur kurze Zeit (ca. 1 bis max. 3 Stunden), wird dann nachträglich ein Kortikoid injiziert, da dadurch eine Wirkung erwartet werden kann.

Zur Vorbereitung der Infiltrationstherapie werden die gleichen bildgebenden Verfahren, insbesondere die Arthrosonographie, empfohlen.

■ **Kombinationspräparate**

Ein Kombinationspräparat, bestehend aus Glukokortikoid und Lokalanästhetikum, z.B. als spritzfertige Suspensionsmischung (☞ Kap. 2.1.4.), wird

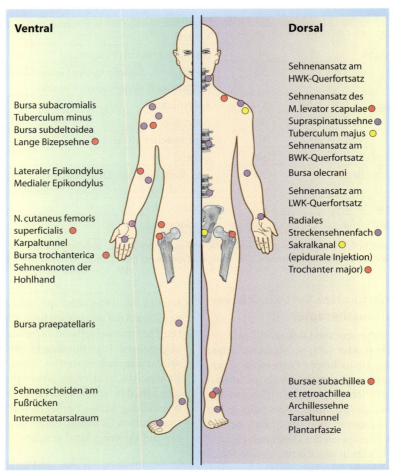

Abb. 2.17: Infiltrationstherapie mit Glukokortikoiden in der Rheumatologie - Übersicht der verschiedenen Injektionsorte bei entsprechender Indikation (modif. nach: Hatz HJ: Rheumatologie to go. Wissenschaftliche Verlags Gesellschaft 2007: S. 167).

von vielen Therapeuten mit gutem Erfolg eingesetzt. Hier ist der Vorteil einer fast schmerzlosen Injektion bei dieser Methode zu nennen. Unbedingt ist jedoch auf eine exakte Injektionstechnik bei der Infiltration hinzuweisen. Im Gegensatz zur intraartikulären Behandlung ist eine Aspiration von Erguss meistens (außer bei der Therapie von Bursitiden oder Baker-Zysten) nicht möglich. Somit ist die Lokalisation nur durch genaue Kenntnisse der topographischen Anatomie gesichert. Versehentliche Injektionen in subkutane oder dermale Gewebe oder wiederholt in eine Muskelregion sind auf Grund der oben beschriebenen lokalen Nebenwirkungen gleichermaßen wie bei der intraartikulären Therapie unbedingt zu vermeiden!

■ **Spritzintervalle**

Die Spritzintervalle sind bei der Infiltrationstherapie nicht in gleichem Maße zu empfehlen wie bei der intraartikulären Behandlung. Erstens zeigt sich nach einer Infiltrationsbehandlung häufig eine schlagartige und manchmal über Monate anhaltende Besserung. Grund hierfür sind meistens die Auslöser, z.B. Fehlbelastungen (z.B. Golferellenbogen, Tennisellenbogen), die dann nach entsprechender Aufklärung des Patienten mit der Empfehlung zusätzlicher prophylaktischer Maßnahmen (z.B. Verbesserung der Schlagtechnik im Sport, Verwendung eines Stützbandes am Epicondylus) vermieden werden können. Zweitens wird bei einer wiederholten Injektion fast niemals exakt

2.1. Glukokortikoide

in die gleiche Stelle injiziert, wie z.B. in das Gelenk bei der intraartikulären Punktion. Somit können die Spritzintervalle auf 2 bis 3 Wochen verkürzt werden, da sich das Pharmakon meistens lokal verteilt und die Konzentration im Gewebe damit nicht in dem Maße lokal erhöht ist wie in einem Gelenk. Es sollten jedoch zur Vermeidung lokaler Nebenwirkungen nicht mehr als 2 bis 3 Injektionen an der gleichen Stelle durchgeführt werden. Bei Injektionen in Höhlen mit synovialer Auskleidung wie Bursen, Baker-Zysten oder Sehnenscheidenfächer gelten die gleichen Spritzabstände wie bei der intraartikulären Therapie (maximal 3 Injektionen im Jahr in einem Abstand von mindestens 4 bis 6 Wochen). Kommt es trotz Einhalten dieser Empfehlungen zu keiner anhaltenden Besserung der lokalen Symptomatik, sollten keine weiteren Injektionen mehr erfolgen. Statt dessen sind andere Therapiemaßnahmen (z.B. physikalische Anwendungen, evtl. Operationen oder Stoßwellentherapie, ☞ Kap. 2.13.) in Erwägung zu ziehen.

Das Eintreten der Wirkung des injizierten Kortikoids ist meistens nach 12 bis 24 Stunden zu erwarten. Darüber sollte der Patient ebenfalls informiert werden, d.h. ein sofortiger Wirkungseintritt ist nicht zu erwarten, außer wenn Lokalanästhetika beigemischt worden sind. Auch die Wirkung dieser Lokalanästhetika ist nach 2 bis 3 Stunden weitgehend verschwunden, so dass sogar eine Verschlechterung (durch das vorübergehende Punktionsödem am Injektionsort) nach anfänglicher Besserung vorherzusagen ist. Um einer Enttäuschung beim Patienten vorzubeugen, muss er darüber aufgeklärt werden.

Genaue Studien über das Auftreten von lokalen oder systemischen Nebenwirkungen wie bei der intraartikulären Therapie gibt es im Rahmen der Infiltrationstherapie wenige. Das Auftreten von flüchtigen unerwünschten systemischen Nebenwirkungen wie Flush und Benommenheit bzw. "brennendes Gefühl" im Kopfbereich scheinen in ähnlichem Maß wie bei der intraartikulären Therapie aufzutreten, wenn nicht - auf Grund der im Vergleich vermehrten systemischen Resorption - sogar häufiger.

Wichtigste spezielle unerwünschte Wirkungen bei der Infiltrationstherapie

■ Sehnenverletzungen

Eine wesentliche lokale Komplikation ist die Sehnendegeneration mit nachfolgender Sehnenruptur. Diese ist fast ausschließlich durch falsche Injektionstechnik (die Injektion soll im Bereich der Sehne, nicht in die Sehne erfolgen!) oder durch den Einsatz zu hoher Dosierungen (zu geringe Spritzintervalle) bedingt (153a). In letzterem Fall scheint die wiederholte lokale Resorption der überhöhten Kortikoiddosierungen zur Sehnendegeneration und nach minimalem Trauma zur nachfolgenden Sehnenruptur zu führen. Dabei sind besonders die Achillessehnenruptur (☞ Abb. 2.18 und 2.19) als häufigste Komplikation dieser Art zu benennen.

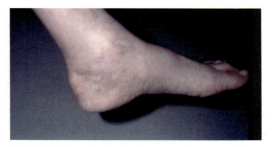

Abb. 2.18: Lokale Kortikoidnebenwirkung: Achillessehnenruptur (korrespondierende Arthrosonographie ☞ Abb. 2.19).

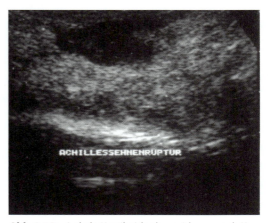

Abb. 2.19: Lokale Kortikoidnebenwirkung nach Kortikoidinjektion in Achillessehne: Sehnenruptur im Arthrosonogramm.

■ Infektionsrisiko

Obwohl das Infektionsrisiko bei der Infiltrationsbehandlung geringer ist als bei der intraartikulären Therapie, gelten die gleichen Vorschriften wie lokale Asepsis und postpunktionelle Verhaltensregeln zur Vermeidung einer Infektion (☞ Kap. 1.). Da Schleimbeutel und auch Baker-Zysten häufig eine Verbindung zum Gelenk haben, sind hierbei sämtliche Vorschriften wie bei der intraartikulären Therapie dringend einzuhalten.

Absolute und relative Kontraindikationen für die lokale Infiltrationstherapie sind in den Tabellen 1.9 und 1.10 zusammengefasst.

2.2. Synoviorthese

Die Synoviorthese beinhaltet die intraartikuläre Injektion von chemischen Substanzen (Natriummorrhuat-Benzylalkohol-Mischung, Osmiumsäure) oder von Radionukliden bei chronischer Synovitis mit dem Ziel der medikamentös induzierten Zerstörung der entzündeten Synovialis.

> Bei Verwendung von Chemikalien spricht man von chemischer Synoviorthese, bei einer Verwendung von Radionukliden von der Radiosynoviorthese (abgekürzt RSO).

Die injizierten Substanzen führen dabei zu einer Gewebsnekrose der entzündlich veränderten Synovia (= Gelenkinnenhaut) innerhalb der ersten Tage nach Injektion. Die darunter- und danebenliegende Knorpelschicht soll möglichst nicht angegriffen werden. Nach Absterben der entzündeten Zellschichten der synovialen Membran werden diese innerhalb eines Zeitraums von 3 bis 6 Wochen abgebaut. Danach - innerhalb von 2 bis 3 Monaten - bildet sich eine neue synoviale Membran, die wieder zur Erhaltung der Gelenkfunktion beisteuern soll. Elektronenoptische Untersuchungen haben gezeigt, dass diese neue Membran zum Teil aus Fibrosierungen besteht, jedoch durchaus einen Aufbau wie bei der physiologischen Synovialmembran aufweist.

Auf Grund der lokalen zellschädigenden Wirkungen der verwendeten chemischen und radioaktiven Substanzen muss unbedingt eine exakte intraartikuläre Punktion beim Einsatz erfolgen. Dabei sind die entsprechenden Regeln (☞ Kap. 1.) dringend zu befolgen. Die chemische und radioaktive Synoviorthese bleibt nur dem erfahrenen Gelenktherapeuten vorbehalten. Besonders die Radiosynoviorthese ist auf Grund des Einsatzes von strahlenden Substanzen nur unter Einhaltung besonderer Strahlenschutzvorkehrungen möglich. Dabei wird die letztere Methode vorwiegend in spezial eingerichteten Kliniken und nuklearmedizinischen Praxen durchgeführt (☞ unten).

Da die RSO eine besondere Form der intraartikulären Therapie darstellt, sollten die Richtlinien der Deutschen Gesellschaft für Rheumatologie (DGRh) und der Deutschen Gesellschaft für Orthopädische Chirurgie zur Durchführung der intraartikulären Therapie - wie sie in Kap. 1. genau beschrieben sind - berücksichtigt werden. Außerdem sind die technische Durchführung und die empfohlenen Vor- und Nachuntersuchungen zur Radiosynoviorthese bereits in den Leitlinien der Deutschen Gesellschaft für Nuklearmedizin festgehalten (47a) und ebenfalls von der Europäischen Gesellschaft für Nuklearmedizin beschrieben (nachzulesen unter: www.eanm.org) (146a).

2.2.1. Radiosynoviorthese

■ Definition

Nach Delbarre und Mitarbeitern (1968): "Wiederherstellung (Orthese) der Synovialis mit Radionukliden" (39).

■ Geschichte

Die Radiosynoviorthese wurde 1952 zum ersten Mal in Wien unter Verwendung von radioaktivem Gold von Fellinger und Schmidt eingeführt, 1963 wurde durch Ansell und Bywaters in England ^{90}Yttrium erstmals eingesetzt. Seit über 30 Jahren (besonders durch Delbarre 1968) wird ^{90}Yttrium in der Therapie des Kniegelenks eingesetzt (1968 von Delbarre in Paris zum ersten Mal als Radiosynoviorthese bezeichnet).

2.2.1.1. Verwendete Radionuklide

Verwendet werden kolloidale Injektionslösungen (= chemische Verbindung von Isotopen und Vehikeln bzw. Partikeln).

Voraussetzungen

Folgende Voraussetzungen sind für eine wirksame Therapie entscheidend:

2.2. Synoviorthese

■ Ideales Radiopharmakon

Eine adäquate Strahlendosis zwischen 5000-1000 rad (50 bis 100 Gray) in der entzündeten Synovialis wird angestrebt.

■ Ideales Isotop

Ein möglichst reiner Beta-Strahler (wegen Eindringtiefe und Strahlenschutz), der eine Strahlenenergie aufweist, die groß genug ist, in die entzündete Synovialis zu penetrieren und sie zu zerstören, aber nicht so hoch, dass der angrenzende Gelenkknorpel oder das Hautgewebe darüber verletzt wird.

■ Ideales Vehikel

Geeignete Partikelgröße zwischen 2-5 μm, damit sie durch synoviale Fresszellen phagozytiert werden und im Gewebe liegen bleiben (geringer lymphogener Abtransport), biologisch abbaubar, geringe systemische Wirkung und schnelle systemische Metabolisierung bzw. Exkretion.

Wirkmechanismus

Durch die Betastrahlung wird eine (geschätzte!) Dosis von 70-100 Gray (7000 bis 10.000 rad, ☞ Tab. 2.13) durch die Synovialis absorbiert. Die Synovialzellen werden verstrahlt, nekrotisch und damit die entzündliche Proliferation gestoppt. Die Synovialzotten und Gefäße werden fibrosiert und sklerosiert, damit kommt es zu vermindertem Filtrationsvermögen und Rückgang der Gelenkergussbildung. Eine geringe diffuse Knorpelschädigung ist dabei nachweisbar (12).

Derzeit eingesetzte Radionuklide

In der heutigen Therapie werden international vorzugsweise drei Radionuklide eingesetzt, die die Voraussetzungen wie oben angegeben, erfüllen:

- ^{90}Yttrium
- ^{186}Rhenium
- ^{169}Erbium

Die physikalischen und chemischen Eigenschaften dieser Substanzen sind in Tab. 2.11 zusammengefasst.

Früher wurden radioaktives Gold (^{198}Au, ein gamma-Strahler) sowie die Nuklide ^{165}Dysprosium, ^{166}Holmium und ^{153}Samarium eingesetzt. Diese wurden jedoch wegen der schlechten Wirksamkeit verlassen (46).

2.2.1.2. Klinische Erfahrungswerte

■ Klinische Indikationen

Die Indikationsstellung für den Einsatz der einzelnen Radionuklide wird nach der Größe des Gelenkes und der Grundkrankheit bestimmt (52).

	^{90}Yttrium	^{186}Rhenium	^{169}Erbium
Halbwertszeit	2,7 Tage	3,7 Tage	9,5 Tage
Strahlungsart	Beta	Beta und Gamma	Beta
Chemische Verbindung (Vehikel)	Citrat, Silikat	Sulfat	Citrat
Maximale Beta-Energie (mEV)	2,24	0,98	0,34
Gewebsreichweite (mm)			
maximal	11	3,7	1,0
minimal	3,6	1,2	0,3

Tab. 2.11: Physikalische und chemische Eigenschaften der eingesetzten Radionuklide (69,118,119).

Radiosynoviorthese - Klinische Indikationen

- Mono- bzw. Oligoarthritiden
  - Monarthritiden unklarer Ätiologie
  - Rezidivierende "Reizergüsse", z.B. posttraumatisch, nach arthroskopischer "Gelenktoilette"[1]
  - Besonders bei rheumatoider Arthritis (Stadium I bis II, RF-negativ), Psoriasisarthropathie, peripherer Gelenkbeteiligung bei seronegativen Spondarthropathien (Morbus Reiter, sog. Morbus Bechterew)
  - Bei sehr alten bzw. inoperablen Patienten
- Aktivierte Arthrosen
  - Allgemein: mit Ergussbildung und ohne wesentliche Fehlstellung
  - Am Kniegelenk (Gonarthrosen):
    - Kapseldicken unter 3,6 mm
    - Auch bei kleinen Baker-Zysten bzw. fehlendem Ventileffekt
  - Bei Z.n. Arthroskopie
  - Bei Z.n. Knie-TEP
- Villonoduläre Synovialitis[2]
- Hämarthros bei Hämophilie
- Dialysearthropathie?
- Arthropathie bei Amyloidose?

Tab. 2.12: Radiosynoviorthese: Klinische Indikationen bei verschiedenen entzündlichen Gelenkmanifestationen einzelner Erkrankungen.
[1] 2-3 Monate nach chirurgischer Synovektomie
[2] M. d. W. bei diffuser Synovialitis, sonst chirurgisch
? = nicht gesicherte Indikation, evtl. bei Therapieresistenz nach anderen Therapiemöglichkeiten (z.B. intraartikuläre Kortikoidbehandlung).

Die wichtigsten Krankheitsindikationen sind die in Tab. 2.12 aufgelisteten Gelenkmanifestationen.

2.2.1.3. Vorgehen bei der Injektion

Die selektive Bestrahlung der entzündeten Synovialis wird durch die Phagozytose der Radionuklidpartikel (die injizierte Radionuklidlösung enthält Trägerpartikel in Form von Talkumteilchen, die durch die Synovialzellen phagozytiert und inkorporiert werden) gewährleistet. Durch die Bestrahlung der entzündeten Synovialmembran erfolgt die Zellnekrose und Fibrosierung.

Die verwendeten Nuklide ^{90}Yttrium, ^{186}Rhenium und ^{169}Erbium sind vorwiegend Betastrahler, die auf Grund ihrer unterschiedlichen Energie verschiedene Eindringtiefen in die entzündete synoviale Membran gewährleisten (☞ Tab. 2.11). Dabei hat Yttrium die stärkste Eindringtiefe, gefolgt von Rhenium und Erbium. Somit wird ihr Einsatz jeweils in große (^{90}Yttrium), mittelgroße (^{186}Rhenium) und kleine Gelenke (^{169}Erbium) erklärt (☞ Tab. 2.13).

Die exakte Patientenaufklärung vor der RSO (mindestens 24 Stunden vor dem Eingriff!) ist selbstverständlich Voraussetzung (☞ Abb. 1.22 und 1.23).

Bei der Durchführung der RSO sind neben den allgemeinen Regeln bei der Injektionstherapie folgende Maßnahmen zu beachten (Injektionsreihenfolge ☞ RSO Schritte 1 bis 15 in Abb. 2.21 bis 2.35):

- Peinlich genaue Asepsis
- Exakte intraartikuläre Injektionslage
- Wenn ein Erguss als Nachweis der intraartikulären Lage nicht punktiert werden kann, muss diese mittels Durchleuchtung und gegebenenfalls durch Kontrastmitteldarstellung des Gelenks (Arthrographie) dokumentiert werden. Letzteres ist meistens bei Schulter-, Ellenbogen-, Hüft- und Sprunggelenken erforderlich (☞ Abb. 2.20)

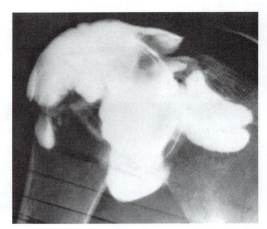

Abb. 2.20: Schulterarthrographie vor RSO oft notwendig, um Rotatorenmanschettenruptur auszuschließen (hier: oben pathologische Verbindung von Gelenk zur Bursa subacromialis, unten rechts zur Bursa coracobrachialis bei Ruptur.

- Eine periartikuläre Injektion von Radionukliden führt zu Gewebsnekrosen und muss unbedingt verhindert werden. Bei unsicherer intraartikulärer Lage ist deshalb die RSO verboten!

2.2. Synoviorthese

Große Gelenke (^{90}Yttrium)		Mittlere Gelenke (^{186}Rhenium)		Kleine Gelenke (^{169}Erbium)	
Gelenk	Dosierungen	Gelenk	Dosierungen	Gelenk	Dosierungen
Knie	üblicherweise 185 MBq; bei Synovialisdicke über 3,4 mm evtl. 220 MBq	Schultergelenk	74	MCP	22
		Ellenbogengelenk	55,5-74	Daumensattel	30
		Proximales Handgelenk	55,5-74	PIP	18,5
		Hüftgelenk	140-185	DIP	15
		Oberes Sprunggelenk	74	Talocalcaneonavicvulargelenk	37
		Unteres Sprunggelenk	37	Tarsometatarsale	22
				MTP	
				MTP1	30
				andere MTP	22

Tab. 2.13: Radiosynoviorthese: Einsatz nach Gelenkgröße und empfohlene Dosierungen (mittlere Dosierungen gemessen in Mbq. Becquerel: Kurzzeichen Bq = SI-Einheit der *Aktivität* einer radioaktiven Substanz; (1 Bq = 1 Zerfall pro Sekunde). Damit ist nichts über die biologische Aktivität einer Substanz gesagt. Curie (Ci) ist die alte Einheit und nicht mehr zugelassen (modifiziert nach 69 und 107).
Gray: Kurzzeichen Gy = seit 1975 gültige SI-Einheit der *Energiedosis* (Joule/kg) einer radioaktiven Substanz, (1 Gy = 100 rd). Sie ersetzt die alte Einheit rad (radiation absorbed dose, früher rad, heute rd), diese ist seit 1985 in der BRD nicht mehr zugelassen. Die effektive Dosis (Gy) im Gelenk hängt vom Isotop und der injizierten Menge (MBq) sowie von individuellen (Patienten-) Größen ab.
MTP = Metacarpophalangealgelenk, PIP = proximales Interphalangealgelenk, DIP = distales Interphalangealgelenk, MTP = Metatarsophalangealgelenk = Zehengrundgelenk.

- Keine Injektion bei Rotatorenmanschettenrupturen (z.B. im Schultergelenk: hier ist die Gefahr einer periartikulären Injektion durch Verbindungen zum benachbarten Weichteilgewebe sehr groß)

- Rückfluss des radioaktiven Materials durch den Stichkanal unbedingt verhindern durch Nachspritzen von Glukokortikoiden und anschließend von 0,9 %iger NaCl

- Nachspritzen von Glukokortikoiden direkt nach Instillation des Radionuklids. Durch diese Maßnahme wird das Auftreten einer reaktiven Strahlensynovitis verhindert. Injiziert werden die üblich empfohlenen Kortikoiddosierungen je nach Gelenkgröße (☞ Tab. 2.3)

- Spezielle Strahlenschutzvorkehrungen wie Einmalkittel, Tragen von 2 Paar Handschuhen, Einmalschuhe, spezielle Abwurfbehältnisse

- Übliche Strahlenmessungen (Überwachung von Personal mittels Dosimetrie, der Umgebung mittels Zählgeräten (☞ Abb. 2.33), bei Kontamination von Personen Wasch- und Duscheinrichtungen

- Ausreichende Ruhigstellung des Gelenkes/Bettruhe

- Entsorgung radioaktiv kontaminierter Wundverschlüsse oder Binden mittels Abklingbehälter

■ Radiosynoviorthese-Schritte

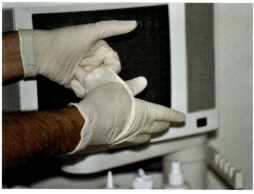

Abb. 2.21: RSO-1: Zwei Handschuhe wegen Strahlenhygiene anziehen: innere Handschuhe unsteril, äußere steril (☞ Abb. 2.32).

2. Intraartikuläre und periartikuläre Therapie

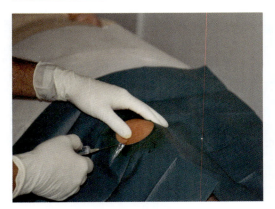

Abb. 2.22: RSO-2: Lokalanästhesie am Knie (retropatellar lateral).

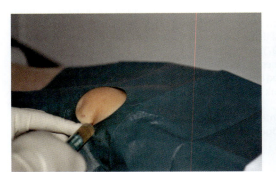

Abb. 2.23: RSO-3: Punktion des Kniegelenks.

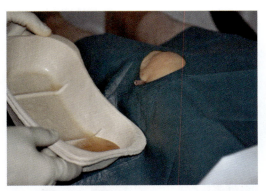

Abb. 2.24: RSO-4: Ablassen von Erguss zur Druckerniedrigung im Gelenk.

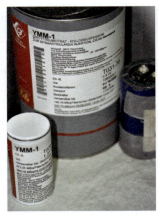

Abb. 2.25: RSO-5: ^{90}Yttrium-Transportbehältnisse (Firma CISBIO International).

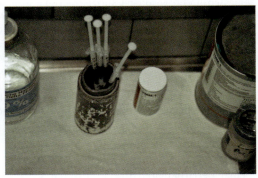

Abb. 2.26: RSO-6: Aufgezogene ^{90}Yttrium-Spritzen im "Heißlabor".

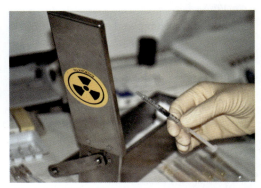

Abb. 2.27: RSO-7: ^{90}Yttrium-Spritze und Transportbehälter.

2.2. Synoviorthese

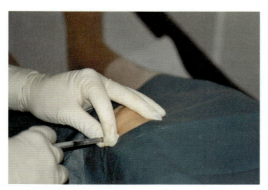

Abb. 2.28: RSO-8: Injektion von ^{90}Yttrium in das Kniegelenk mittels Insulinspritze und Kanüle Größe 18.

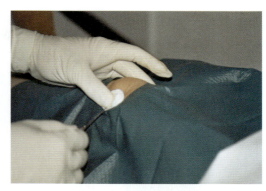

Abb. 2.31: RSO-11: Festes Abdrücken des Punktionsortes.

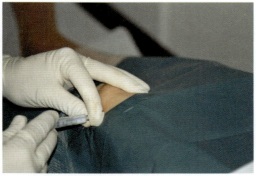

Abb. 2.29: RSO-9: Kortikoidinstillation nach ^{90}Yttrium zur Verhinderung einer Strahlensynovitis.

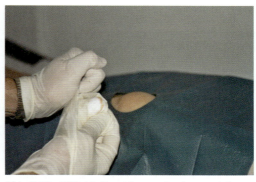

Abb. 2.32: RSO-12: Beseitigung des kontaminierten Tupfers (in äußeren Handschuh einstülpen).

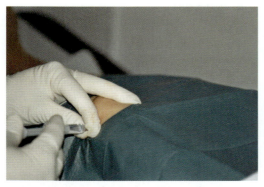

Abb. 2.30: RSO-10: Durchspülen des Injektionskanals mit 0,9 % NaCl, um Rückfluss von ^{90}Yttrium im Stichkanal zu vermeiden.

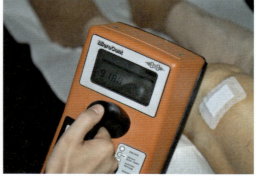

Abb. 2.33: RSO-13: Strahlenmessung nach ^{90}Yttrium-Instillation. Auf Punktionsort steriles Pflaster, danach wird Knie mit Wickel verbunden.

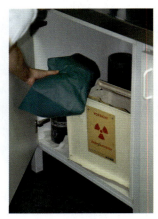

Abb. 2.34: RSO-14: Wegwerfen kontaminierten Materials (Abdecktücher) in Abklingeimer.

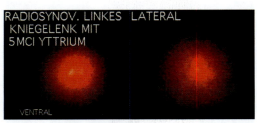

Abb. 2.35: RSO-15: Gelenkszintigraphie. Aufnahme nach ^{90}Yttrium-Instillation; links: seitliche Aufnahme, rechts: Aufnahme von vorne (Untersuchung ist jedoch nicht immer unbedingt erforderlich!).

Zur Gewährleistung einer ausreichenden Wirksamkeit sollte das Gelenk je nach Art des verwendeten Radionuklids nach der Injektion ruhiggestellt bzw. eine Bettruhe eingehalten werden (☞ auch Kap. 2.1.7.). Somit wird verhindert, dass es zu einem schnellen Abtransport des verwendeten Radionuklids kommt, was zum Teil über die Gefäße in der synovialen Membran und der Lymphbahnen (in den Lymphknotenstationen können dann erhöhte Strahlendosen gemessen werden) geschieht. Umstritten ist, ob man den Patienten besser eine Bettruhe oder nur eine Gelenkruhigstellung (z.B. mittels einer entsprechenden Schienung) verordnen soll. Auf jeden Fall sollte das Gelenk möglichst wenig bewegt werden, bei ^{90}Yttrium-Instillation mindestens 72 Stunden (ca. 3 Tage) und bei ^{186}Rhenium bis zu 4 Tage. Bei der ^{169}Erbium-Injektion (vorwiegend kleine Gelenke) kann mittels einer entsprechenden Schiene (z.B. volare Handschiene bei Fingerbehandlung) eine Ruhigstellung ermöglicht werden. Bei der am häufigsten eingesetzten RSO mit ^{90}Yttrium am Kniegelenk oder bei der Hüftgelenkstherapie ist die Bettruhe am sinnvollsten. Hierbei sollte bei Risikopatienten (venöse Varikosis, Fettleibigkeit, anamnestisch thrombotische Komplikationen) unbedingt eine entsprechende Thromboseprophylaxe erfolgen. Dabei werden Heparinpräparate in üblicher Dosierung (z.B. 0,5 ml Monoembolex®, 0,2 ml Clexane® oder 0,3 ml Fraxiparin®) subkutan verabreicht.

2.2.1.4. Therapeutische Wirksamkeit

Die Ergebnisse der RSO sind bei der rheumatoiden Arthritis verglichen mit anderen entzündlichen Gelenkbeteiligungen am besten. Insbesondere die Symptome Schmerzen, Ergussbildung und Beweglichkeit bessern sich im ersten Jahr nach RSO, dabei vor allem am Kniegelenk (80d,100,143,152). Die bisher veröffentlichten Arbeiten zur RSO sind zum Teil schwer miteinander vergleichbar und entsprechen meistens dem Evidenz-Level III (= Vergleichsstudie, bzw. Fall-Kontroll-Studie). Es liegen nur wenige Placebo-kontrollierte Studien vor. Folgende Erfahrungen aus der Literatur sprechen für die gute Wirksamkeit im ersten Jahr:

- 40-80 % Besserungen im Verlauf von 3 bis 4 Monaten mit Rückgang von Schmerzen, Überwärmung und Schwellung einschließlich Gelenkerguss (Hagena, 1982): ^{90}Yttrium am Kniegelenk bei cP (65,80f)
- 66 % Besserung nach 6 Monaten, 58 % nach 1 Jahr, 54 % nach 2 Jahren (Rampon, 1976): 466 verschiedene Gelenke (65)
- Bestes Ergebnis bei der rheumatoiden Arthritis im Frühstadium, ähnlich der chirurgischen Frühsynovektomie (Müller, W., 1974): ^{90}Yttrium am Knie bei cP (123)
- Bis 85 % Besserungen (Mödder, 1995) (119)
- Im Einzelfall bis zu 14 Jahren anhaltende Besserungen, Versagerquote unter 10-30 %" (Heidenreich, Hatz, 1985) (69)
- Bei Progression der cP bleibt häufig das frühzeitig gespritzte Gelenk davon ausgespart!

Im Langzeitverlauf finden sich ebenfalls bei der rheumatoiden Arthritis die besten Ergebnisse (56, 69,80f,118,119,152). Zusammengefasst zeigen sich dabei folgende Langzeiterfolge:

2.2. Synoviorthese

■ Kriterium Gelenkgröße

Am besten

- Sprunggelenk (96 %), gefolgt vom
- Kniegelenk (73 %)

dann

- Schulter- (54 %)
- Ellenbogen- und
- Handgelenke (50 %)

gefolgt von

- Fingergelenken (MCP 44 %, PIP mit 39 %) und
- Hüftgelenk (40 %)

(Rampon, 1976: Beobachtungszeit 2 Jahre, 466 Gelenkbehandlungen).

■ Kriterium objektiv vs. subjektiv

- Objektive Bewertung: 58 % Besserung (Score)
- Subjektive Bewertung: 40 % (Patient)

(Müller-Brand, 1990: Mittlere Beobachtungszeit 7,6 Jahre, 938 Gelenkbehandlungen)

Ähnliche Ergebnisse sind bei Wiederholung der RSO zu erwarten. Allgemein wird eine Wiederholung 6 Monate nach der ersten Synoviorthese empfohlen, wenn weiterhin ein Erguss oder eine deutliche Synovitis (z.B. Hypertrophie der synovialen Membran) besteht. Vorraussetzung zur Durchführung ist auf jeden Fall eine Besserung nach der ersten Injektion, sonst sollten immer freie Gelenkkörper oder Gelenkinstabilitäten ausgeschlossen werden (evtl. NMR, Arthroskopie vor einer Wiederholung der Synoviorthese).

Als wichtige Indikation hat sich auf Grund der guten Ergebnisse bei der rheumatoiden Arthritis die Behandlung bei Patienten mit dieser Krankheit, die auf Dauer nicht durch eine intraartikuläre Kortikoidtherapie gebessert werden bzw. nur vorübergehend ein Entzündungsrückgang (gemessen an Schmerzintensität, Ergussbildung und Beweglichkeit) erreicht wurde, gezeigt. Da bei diesen Patienten die allgemeinen Regeln zur Durchführung der i.a. Gabe von Kortikoiden, d.h. maximal alle 4 Wochen und bis zu 3 mal im Jahr gelten, führt man nach Ausreizung einer vorangegangenen Kortikoidbehandlung eine Radiosynoviorthese am entzündeten Gelenk durch.

■ Postoperativer Einsatz

Eine weitere wichtige Indikation ist die Durchführung einer RSO 6 Wochen nach einer vorangegangenen Arthroskopie, wenn diese den makroskopischen und histologischen Befund einer unspezifischen Synovitis gezeigt hatte und eine wesentliche Knorpel- bzw. z.B. Meniskusdegeneration (am Kniegelenk) als Ursache ausgeschlossen oder behandelt wurde. Besonders diese Patienten profitieren von der positiven antientzündlichen Wirkung einer Langzeitbehandlung im Gelenk.

Auch nach vorangegangenem operativen Gelenkersatz (z.B. Knie-TEP) wird die RSO bei postoperativer Ergussbildung empfohlen. Dabei wird eine geringere ^{90}Yttrium-Dosis (z.B. 110 Mbq, 3 mCi) bei der ersten Injektion und bei Wiederholung nach 3 Monaten eine höhere (bis zu 185 Mbq, 5 mCi) empfohlen (120).

Häufig wird die Frage gestellt, ob nicht generell bei einer exsudativen Gonarthritis eine Operation der RSO vorzuziehen ist. Diese Frage ist besonders im Frühverlauf einer rheumatoiden Arthritis notwen-

Vorteil RSO	Nachteil RSO
• Kleiner Eingriff	• Strahlenexposition
• Keine Rehabilitation erforderlich	• Nicht bei freien Gelenkkörpern oder aseptischen Knochennekrosen
• Auch bei inoperablen Patienten möglich	• Nicht bei Nervenkompressionssyndromen (z.B. Carpaltunnelsyndrom)
• Behandlung mehrerer Gelenke gleichzeitig oder in kürzeren Intervallen möglich	• Keine Anwendung bei Tenosynovitiden
• Kurzer Krankenhausaufenthalt bzw. kurze Immobilisation	• Schlechtes Ergebnis bzw. ineffektiv und unnötig bei ausgeprägter Gelenkzerstörung, Ankylosierung, Gelenkinstabilität: - fortgeschrittene Arthrosen - Steinbrocker III bei rheumatoider Arthritis • (Schmerzindikation?)

Tab. 2.14: Radiosynoviorthese (RSO): Vorteile/Nachteile vs. operative Versorgung der exsudativen Synovitis bei rheumatoider Arthritis (29,120,162,173).

dig. Dabei lassen sich Vorteile und Nachteile in Bezug auf Synviorthese versus operative Versorgung aufstellen (☞ Tab. 2.14).

Baker-Zyste

Bei der Behandlung von Baker-Zysten müssen besondere Richtlinien beachtet werden. Die Baker-Zysten sind meistens am Kniegelenk zu finden und galten früher beim Nachweis in der Sonographie oder Arthrographie als Kontraindikation zur Durchführung einer RSO wegen der Gefahr einer Ruptur oder eines sogenannten Ventilmechanismus (☞ Abb. 2.36).

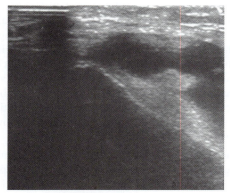

Abb. 2.36: Arthrosonographie. Große Baker-Zyste unterhalb der Kniekehle.

Im letzten Fall kam es zu einer vermehrten Verteilung des injizierten ^{90}Yttrium in die Baker-Zyste und durch Trauma oder erhöhten Innendruck zu einem nachfolgenden Platzen der Zyste. Damit ergoss sich das radioaktive Material in das umgebende Weichteilgewebe und führte zu Gewebsnekrosen (☞ Abb. 2.37).

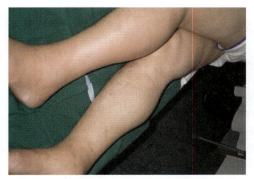

Abb. 2.37: Baker-Zysten-Ruptur. Gefürchtete Komplikation einer RSO (schmerzhafte Schwellung am linken Unterschenkel).

Der Ventilmechanismus führte auch zu einer vermehrten Verteilung in die Zyste und somit zur geringeren Wirkung der RSO. Heute wird von den meisten Therapeuten folgendes Vorgehen beim Vorliegen einer Baker-Zyste (besonders am Kniegelenk) empfohlen:

■ Ausschluss eines Ventilmechanismus

Unter Arthrosonographie (sog. dynamische Untersuchung) stellt man fest, ob ein Ventilmechanismus, d.h. eine Verbindung zwischen Zyste und Kniegelenk, vorliegt und inwiefern sich Erguss in die Zyste mittels "Pumpen" des Kniegelenks (sog. Ventileffekt) verteilt. Ist die Baker-Zyste nicht komprimierbar und besteht kein Verbindungsgang zum Gelenk, dann kann die RSO am Kniegelenk ohne Probleme durchgeführt werden (Injektionstechnik ☞ Kap. 5.14).

■ Ventileffekt

Bei Ventileffekt sollte eine große Baker-Zyste 1 bis 2 Wochen vor der RSO am Kniegelenk abpunktiert, ein Kortikoid installiert und ausreichend komprimiert werden.

■ Durchführung der RSO

Bei Baker-Zysten empfiehlt sich folgende Durchführung: möglichst viel Erguss aus dem Gelenk abpunktieren, bei sehr hohem intraartikulären Druck gegebenenfalls RSO vorerst abbrechen und in diesem Fall vorerst lediglich intraartikuläre Kortikoidbehandlung durchführen.

Häufig verschwinden nach RSO im Kniegelenk verbundene Baker-Zysten. Mödder et al. konnten bei Behandlung von 150 Gonarthritiden mit begleitenden Baker-Zysten in 87 Fällen nach der ersten und in 54 Fällen nach der zweiten ^{90}Yttriumgabe feststellen, dass diese verschwanden (118,119, 120). Diese Ergebnisse bestätigen das obengenannte Vorgehen bei Baker-Zysten, da auch trotz vorangegangener operativer Maßnahmen häufig die Gefahr von Rezidiven besteht. Es werden bei der RSO sicherlich auch viele kleinere (und oft auch größere) Baker-Zysten übersehen, und es treten keine Nebenwirkungen auf. Wenn natürlich große Baker-Zysten vorliegen (z.B. bis in das distale Drittel des Unterschenkels reichend) sollte eine Operation vorgezogen werden.

Das therapeutische Ergebnis der RSO hängt von mehreren Einflussgrößen ab, die in Tab. 2.15 zusammengefasst sind.

Einflussgrößen	Erläuterung
Physikochemische Eigenschaften (Radiopharmakon)	• Partikelgröße (10-1000 nm) • Stabilität (pH-Abhängigkeit, adjuvante Medikation)
Injektionstechnik	• Verteilung • Applikationsort (Gelenkspalt, Pannus) • Kolloidmenge (hohe spezifische Aktivität, Phagozytoseleistung des Endothels)

Gelenkzustand (Pathologie)	• Entzündungsgrad, Ausmaß fibrinöser Beläge
	• Synovialisdicke
	• Freie oder gekammerte Gelenkbinnenräume
	• Ausmaß der Gelenkdestruktion
	• Evtl. Abschätzung der "Behandlungsprognose"
	  - mittels klinischem Befund → Ausmaß der Instabilität oder Fehlstellung
	  - mittels Röntgen → Ausmaß der Fehlstellung, Destruktion
	  - mittels Sono → evtl. höhere Dosis bei Synovialishypertrophie, Ausschluss gekammerter Ergüsse und großer Baker-Zysten
	  - und Szintigraphie → kräftige synovialitistypische Mehranreicherung in der Frühphase beim Zweiphasenszintigramm
	• Kortikoide scheinbar besser als ^{169}Erbium bei RA (nach Schalm, Hatz, Köhler [69])
	• Aktivierte Fingerpolyarthrose: 65 % Besserungen (nach Mödder [120])

Zusätzliche (postpunktionelle) Maßnahmen	• Aktive oder passive Bewegung des Gelenkes post injectionem • Dauer der Immobilisation • Kombinationsbehandlungen: Antiphlogistika/Glukokortikoide?
Vorausgegangene Behandlungen	• Synovektomie • Arthroskopie • Medikamentöse Therapien

Tab. 2.15: RSO: Mögliche Einflussgrößen auf das therapeutische Ergebnis.

2.2.1.5. Nebenwirkungen

Neben dem allgemeinen Punktionsrisiko und dem im Rahmen einer therapeutischen Punktion erhöhten Infektionsrisiko (☞ Kap. 1.3.) sind besondere Nebenwirkungen durch die Anwendung von strahlenden Isotopen bei der RSO zu nennen (27). Man unterteilt diese in mögliche Nebenwirkungen, die im Rahmen der Behandlung auftreten können (☞ Tab. 2.16), und fragliche Nebenwirkungen (☞ Tab. 2.17), die unter den Gesichtspunkt des Strahlenschutzes fallen (20).

Zur Vermeidung einer allgemeinen Strahlenreaktion, die sehr selten ist, und vor allem auch zur Vermeidung einer zu heftigen Strahlensynovitis und zur Sicherung der Therapiewirkung (☞ oben) wird eine entsprechende Gelenkruhigstellung bzw. Bettruhe empfohlen. Bei den einzelnen Radionukliden hängen die Nebenwirkungen auch von der entsprechenden Halbwertszeit der Substanz ab (☞ Tab. 2.11) ab. Bei der Erbiumtherapie der kleinen Gelenke wird eine Schienenversorgung im Bereich der Fingergelenke und evtl. im Bereich der Zehengelenke empfohlen, da sie hier am praktischsten ist.

Früher wurde bei jüngeren Patienten unter 40 Jahren (das heißt, im gebärfähigen bzw. reproduktionsfähigen Alter) fast ausschließlich die chemische Synoviorthese eingesetzt. Erst nachdem gesichert war, dass die Keimdrüsenbelastung nicht er-

Art (Häufigkeit)	Risikoverminderung
Allgemeine Strahlenreaktion (1-2 %): Fieber, Kopfschmerz, Abgeschlagenheit, Übelkeit, Brechreiz, Juckreiz	• 2-3 tägige Ruhigstellung bei ^{90}Yttrium • 3-4 tägige Ruhigstellung bei ^{186}Rhenium • 9-10 tägige Ruhigstellung bei ^{169}Erbium
Strahlensynovitis (bis zu 3 Wochen nach RSO möglich)	• Passager erwünscht, begrenzbar durch intraartikuläre Injektion von kristallinen Kortikoidsuspensionen (Dosierung ☞ Tab. 2.3) • Nach 2 bis 3 Wochen "Verschlechterung" möglich (Patienten aufklären!), dann Nachpunktion mit Kortikoidinstillation erforderlich.
Gewebsnekrosen ("Strahlennekrose" an Haut-, Fettgewebe)	• Wahl des geeigneten Radionuklids (☞ Tab. 2.12 und 2.13) • Strenge intraartikuläre Injektion • "Nachspülen" des Stichkanals durch nachfolgende Kortikoid- und danach 0,9 %ige NaCl-Instillation • Falls Nekrosen doch auftreten: chirurgische Entfernung je nach Ausmaß und Lokalisation

Tab. 2.16: Radiosynoviorthese: Mögliche Nebenwirkungen (linke Spalte), die nach Injektion auftreten können, und Maßnahmen zur Risikominderung.

Art	Risikoeinschätzung/evtl. Risikoverminderung
Genschädigung (Gonadenbelastung)	Maximal mögliche Keimzellbelastung (185-222 MBq ^{90}Yttrium am Knie nach Wagener et al.): 6 mGy (-600 mrd) in der Lymphbahn ca. 5 cm von den Gonaden entfernt (164). Entspricht einer konventionalen Röntgenaufnahme des Lumbosakralgelenkes bzw. weniger als einer Nieren- oder Cardangiographie.
Malignominduktion	In der Literatur keine erhöhte Tumorinzidenz beschrieben.
Entwicklung sekundärer Arthrosen	Möglich, aber nicht zu unterscheiden von den Folgen der zugrundeliegenden Gelenkentzündung, am besten durch Auswahl geeigneter Nuklide (kolloide Lösungen, korrekte Dosis nach Einflussgrößen, ☞ Tab. 2.15) und durch Nachspritzen von Kortikoiden (Verwendung von mikrokristallinen Suspensionen!) zu vermeiden.

Tab. 2.17: Radiosynoviorthese: Fragliche Nebenwirkungen (linke Spalte), die auf Grund der Strahlenexposition diskutiert werden, und deren Einschätzung, sowie Maßnahmen zur Risikominderung.

höht ist und sich die Verträglichkeit auch bei jungen Patienten und Kindern als gut erwiesen hatte, wurde die RSO zunehmend auch bei jüngeren Patienten eingesetzt. Die RSO verdrängte somit die chemische Synoviorthese, insbesondere die früher vorwiegend in der BRD durchgeführte Therapie mit Varicocid® (103).

2.2.1.6. Kontraindikationen

Es wird zwischen absoluten und relativen Kontraindikationen unterschieden (☞ Tab. 2.18 und 2.19). Als relative Kontraindikationen sind die gleichen wie bei der generellen Gelenkpunktion, insbesondere bei der therapeutischen Punktion, zu berücksichtigen (☞ Tab. 1.9 und 1.10).

2.2. Synoviorthese

Radiosynoviorthese - Absolute Kontraindikationen
• Baker-Zyste mit sogenanntem Ventileffekt
• Sehr große Baker-Zysten
• Massive knöcherne Ankylose des Gelenks
• Rotatorenmanschettenruptur (z.B. im Schulterbereich)
• Massive Gelenkfehlstellungen
• Erhebliche Bandinstabilitäten
• Tenosynovitiden
• Nervenkompressionssymptome (z.B. Karpaltunnelsyndrom)
• Schwangerschaft

Tab. 2.18: Radiosynoviorthese: Absolute Kontraindikationen.

Radiosynoviorthese - Relative Kontraindikationen
• Vor Ausschöpfung oder Abwägung anderer Therapiealternativen (z.B. operative, krankengymnastisch-physikalische Therapie)
• Am Kniegelenk (Gonarthrosen): - Kapseldicken über 3,6 mm
• Baker-Zysten von mittlerer Größe
• Rheumatoide Arthritis Steinbroker-Stadium III bis IV
• Mäßiggradige Fehlstellungen
• Mäßiggradige Bandinstabilitäten

Tab. 2.19: Radiosynoviorthese: Relative Kontraindikationen.

Bei den relativen Kontraindikationen gelten ebenfalls die in Tab. 1.9 beschriebenen und die in Tab. 2.19 aufgeführten, speziell auf Grund der pathologisch-anatomischen Verhältnisse festgelegten Befunde. Zum Ausschluss solcher Veränderungen ist vor der RSO unbedingt eine Arthrosonographie erforderlich, gegebenenfalls weitere bildgebende Maßnahmen wie Arthrographie (bei Verdacht auf Rotatorenmanschettenruptur) oder NMR. Bei den speziellen relativen Kontraindikationen im Rahmen der RSO sind die Fälle zu nennen, in denen nach pathologisch-anatomischen Gesichtspunkten der Erfolg der RSO auf Grund der bisherigen Erfahrung in Frage zu stellen ist. In diesen Fällen sind andere therapeutische Maßnahmen wie z.B. operative oder länger dauernde krankengymnastische Maßnahmen einzusetzen (57).

2.2.1.7. Ambulant oder stationär?

In letzter Zeit wird die RSO vorwiegend ambulant in nuklearmedizinischen Praxen durchgeführt (120). Zur Durchführung berechtigt sind Ärzte, die nach der Strahlenschutzverordnung von 2001 (nach sog. EURATOM-Richtlinien) eine Umgangsgenehmigung (vorwiegend Nuklearmediziner) besitzen (138b). Hiernach kann die Gelenkpunktion durch den erfahrenen Arzt (Rheumatologe oder Orthopäde) durchgeführt werden, die Herstellung, Überwachung, eigentliche Applikation und nachfolgende Entsorgung des verwendeten Radionuklids durch den entsprechend ermächtigten Facharzt für Nuklearmedizin. Letzterer muss auch die Indikation mittels geeigneter Voruntersuchungen (Röntgen, NMR, Arthrosonographie, evtl. Szintigraphie) überprüfen. Auch eine Nachuntersuchung zur Überprüfung des Therapieerfolges (z.B. Szintigraphie mit Nachweis des Verteilungsverhaltens im Gelenk, ☞ Abb. 2.35) wird empfohlen. Als praktisches Vorgehen empfiehlt sich eine enge Kooperation mit lückenloser Dokumentation (s.o.) zwischen den verschiedenen Spezialisten. Früher war die stationäre Behandlung vorwiegend deshalb indiziert, da wegen der Strahlenschutzverordnung eine Isolierung des Patienten (kein Besuch von Kindern oder Schwangeren, Entsorgung kontaminierter Bandagen und Kompressen) vorgeschrieben war. Seit 1993 ist dies nicht mehr notwendig. Der wesentliche Punkt, der für eine stationäre Überwachung noch genannt wird, ist eine ausreichende Ruhigstellung des Patienten z.B. mittels Bettruhe oder Schienung (148). Hierdurch ist auch die Thrombosegefahr erhöht und bei gefährdeten Patienten (Thrombose-Anamnese, Venenleiden) eine Thromboseprophylaxe durchzuführen (niedermolekulares Heparin s.c., Dosis nach Risikoprofil und Körpergewicht, z.B. Fragmin P®, Monoembolex®, Fraxiparin®). Folgende Pro-/Kontra-Punkte ergeben sich für eine Überwachung des Patienten:

■ Vorteile stationär

- Bei besonderen "Risikopatienten":
  - Alte, immobile Patienten (Schmerzindikation)
  - Bei erhöhtem Thromboserisiko (Heparin s.c. hochdosiert nach PTT-Wert erforderlich)
  - Unzuverlässige Patienten
  - Patienten mit jungen Kindern daheim (Gefahr der sekundären Röntgenbestrahlung)
  - Behandlung mehrerer Gelenke
  - Große Baker-Zysten
  - Schwierige Gelenke, schwerer Zugang (Hüftgelenk, Schultergelenk; wenn vorher Arthrographie erforderlich)
- Nach TEP
- Überwachung der Ruhigstellung, Hilfestellung durch Stationspersonal
- Frühzeitige Erkennung einer systemischen Strahlenreaktion, lokalen Strahlensynovitis, Gewebsnekrose (in diesem Fall nur frühzeitige chirurgische Entfernung sinnvoll, um weitere Schäden zu verhindern) und bakteriellen Sekundärinfektion
- Radioaktive Kontamination zu vermeiden
- Entsorgung der strahlenden Verbände

■ Nachteile stationär

- Laut Strahlenschutzverordnung ist eine Isolierung der Patienten nicht erforderlich: "Neufassung der Richtlinie Strahlenschutz in der Medizin" vom 01.06.1993: Bei exakter intraartikulärer Behandlung mit Betastrahlern ist eine Verschleppung radioaktiver Stoffe und eine Überschreitung der Dosis von 1,5 Millisievert im Kalenderjahr in einem Meter Abstand nicht möglich.
- Ambulant ist kostengünstiger

2.2.2. Chemische Synoviorthese

Bei der chemischen Synoviorthese werden chemische Substanzen intraartikulär injiziert, um die oben beschriebene Erneuerung der synovialen Membran und damit den Rückgang der entzündlichen Synovitis mit exsudativer Proliferation und Ergussbildung im Gelenk zu erreichen.

Folgende Substanzen wurden bereits bei dieser Therapie in der Vergangenheit eingesetzt:

- Cyclophosphamid
- Methotrexat
- Thiothepa
- Podophyllin
- Stickstofflost
- Natriummorrhuat
- Osmiumsäure

Bis auf die letzten zwei Substanzen - Natriummorrhuat (früherer Präparatename Varicocid®) und Osmiumsäure werden die anderen Präparate nicht mehr eingesetzt, da sie in ihrer Eigenschaft als zytostatische oder alkylierende Substanzen (insbesondere Cyclophosphamid) neben einer fibrosierenden Nekrose im Bereich der synovialen Membran auch zu einer Zerstörung von Chondrozyten und anschließend sogar zur kompletten Knorpeldestruktion führten.

2.2.2.1. Natriummorrhuat (Varicocid®)

Anfang 1970 zum ersten Mal von Niculescu et al. (67) eingesetzt und in den 80er Jahren in vielen Rheumazentren durchgeführt, war die chemische Synoviorthese (abgekürzt CS) mit Varicocid®, ehemals als Varizenverödungsmittel zugelassen, zum Teil sehr erfolgreich. Pharmakologisch handelt es sich beim Inhaltsstoff Natriummorrhuat um Natriumsalze der Fettsäuren des Kabeljau-Leber-Öls. In manchen Zentren wurde diese Methode bis zu 1000 mal jährlich durchgeführt. Behandelt wurden dabei fast alle bei Arthritiden befallenen Gelenke, wobei die Dosierung von der Größe des Gelenkes abhängt. Auch 4 bis 6 Wochen nach arthroskopischer und offener Synovektomie, z.B. des Kniegelenkes, wird die CS eingesetzt. Das Mittel stellt ein Natriumsalzgemisch von aus Lebertran gewonnen Fettsäuren dar und führt nach der intraartikulären Installation zu einer oberflächlichen Gewebsnekrose, die sich wenige Millimeter tief ausbildet. Sekundär kann es zu einer starken entzündlichen Reaktion der behandelten Synovialmembran kommen. Wegen dieser zum Teil sehr schmerzhaften Reaktion wurde regelmäßig ein Lokalanästhetikum zusätzlich injiziert.

■ Durchführung

Die Injektion ist nach den üblichen Regeln der therapeutischen Gelenkpunktion (☞ Kap. 1.2.) durchzuführen. Folgende Besonderheiten sind bei der Injektionstechnik zu berücksichtigen:

- Beimischung eines Lokalanästhetikums mit langer Halbwertszeit (z.B. 0,5 % Carbostesin®) im Verhältnis 1:1 wegen Injektionsschmerzen
- Dosierung nach Gelenkgröße; verwendet wird 5 %iges Varicocid® intraartikulär
  - Kniegelenk: 6 ml
  - Schulter-, Ellenbogen-, Hüft-, Sprunggelenk: 2 ml
  - Fingergelenke: 0,3-0,5 ml
  - Bei Kindern: geringere Mengen
- Nach 5 Stunden Auftreten einer reaktiven Ergussbildung möglich
- Nach 6 bis 12 Stunden post injectionem: Entlastungspunktion evtl. erforderlich
- Bei starker Ergussbildung: i.a. Kortikoidgabe (Dosierung: ☞ Tab. 2.2)
- Sofort nach Injektion 24 Stunden dauernde Kryotherapie (z.B. Eispackungen)
- Evtl. nichtsteroidale Antirheumatika bei starken lokalen Beschwerden
- Ab 5. Tag Injektionsreaktion der CS abgeschlossen
- Therapeutische Wirkung nach 3-4 Wochen erkennbar

Wegen der meist starken postpunktionellen Beschwerden wird von einigen Autoren (67) intraartikuläres Morphin empfohlen. Ernsthafte Komplikationen sind selten (unter 0,01 %), Dosis ☞ unten.

■ Wirksamkeit

Nach 1 bis 3maliger Behandlung waren bei 70-80 % der Patienten deutliche Besserungen der exsudativen Synovitis mit Wirkdauern zwischen 6 bis 9 Monaten zu beobachten, doch längere Beobachtungszeiten wurden nicht überprüft. Belegt ist die Abhängigkeit der Effizienz der CS von der Vorschädigung des behandelten Gelenkes und vom Ausmaß der Synovialmembran-Proliferation. Varicocid® ist seit Mitte der 90iger Jahre nicht mehr im pharmazeutischen Vertrieb und als Arzneimittel auch nicht mehr in der BRD zugelassen. Über internationale Apotheken kann die Substanz noch beschafft werden und wird von einigen Kollegen in der BRD noch - mit entsprechender ausreichender Aufklärung des Patienten - eingesetzt. Sie wird derzeit als Scleromate®, Pallisades Pharmaceuticals, aus Tenafly, NJ, USA, und als Morrhuate Sodium 5 %, American Regent Pharmaceuticals, aus Shirley, NY, USA, über internationale Apotheken importiert.

■ Kontraindikation

Risiken und Nebenwirkungen sind selten. Neben einem Reizzustand für 1-2 Tage im Gelenk können manchmal Fieber, Schüttelfrost und passagere Leberenzymanstiege auftreten. Rupturierungen von Polplitealzysten, Hautnekrosen und Gefäßverschlüsse (durch falsche Injektionstechnik) sind selten. Infektionen treten in unter 1:10.000 Injektion auf.

Kontraindikationen für die chemische Synoviorthese sind bekannte Allergien auf Natriummorrhuat, eine nicht intakte Gelenkkapsel und die Wirkungslosigkeit früherer chemischer Synoviorthesen. Relative Kontraindikationen sind eine fortgeschrittene Gelenkdestruktion und -deformierung des zu behandelnden Gelenkes. Polplitealzysten (Bakerzysten) sowie massive Synovialisproliferationen wegen der fehlenden ausreichenden Wirksamkeit stellen ebenfalls keine Therapieindikation dar.

2.2.2.2. Osmiumsäure

1 %ige Osmiumtetraoxidlösung wird vorwiegend in Frankreich und in skandinavischen Ländern zur Durchführung der chemischen Synoviorthese verwendet. Zum ersten Mal wurde Osmiumsäure von Reis und Swensson eingesetzt (129). Diese Substanz ist als zugelassenes Pharmakon im deutschen Sprachraum nicht erhältlich und muss in der Apotheke auf spezielles Rezept hergestellt und entsprechend sterilisiert werden.

Ähnlich wie Varicocid® führt die Substanz zu einer ausgeprägten Koagulationsnekrose der synovialen Membran. Dadurch kann nach Injektion wie bei Varicocid® eine sehr starke Lokalreaktion im Gelenk auftreten. Auch systemische Allgemeinsymptome wie Fieber und Anstieg der neutrophilen Leukozyten können beobachtet werden.

■ Durchführung

Die Osmiuminjektion ist nach den üblichen Regeln der therapeutischen Gelenkpunktion (☞ Kap. 1.2.) durchzuführen.

Folgende Besonderheiten sind dabei zu beachten:

- Verwendung ausschließlich sterilisierter Lösungen (da in Apotheken zusammengemischt!)

- Exakte intraartikuläre Injektion (haut- und schleimhauttoxisch!)
- Vorab großzügige Lokalanästhesie (z.B. 5 ml 1 %iges Lidocain)
- Dosis: 10 ml 1 %iges Osmiumtetraoxid
- Sofortiges (!) Nachspritzen einer mikrokristallinen Kortikoidsuspension i.a. (Dosierung ☞ Tab. 2.2)
- Durch liegende Kanüle nachspritzen von 1 bis 2 ml 0,9 % NaCl, um Rückfluss im Stichkanal zu vermeiden

■ Wirksamkeit

Die Wirksamkeit einer einmaligen Injektion wird mit Besserungen von 50 bis 100 % innerhalb von 6 Monaten und bei bis zu 60 % der behandelten Patienten bis 2 Jahren angegeben. Insbesondere die rheumatoide Arthritis mit exsudativer Gonarthritis spricht bei über 50 % sehr gut an. Die besten Ergebnisse zeigten sich dabei nach Behandlung von Knie-, Ellenbogen- und Sprunggelenk; am schlechtesten waren die Ergebnisse am Hüftgelenk.

2.3. "Chondroprotektiva"

2.3.1. Definition

Sog. "Chondroprotektiva" (angloamerikanisch chondro-protective agents), auch "Antiarthrotika" genannt, führten bezüglich ihres Einsatzes in der intraartikulären Therapie während der letzten Jahre zu großen Auseinandersetzungen unter den verschiedenen Fachgruppen und Spezialisten. Diese Substanzen werden besonders von Orthopäden in deutschsprachigen europäischen Ländern entweder intramuskulär oder intraartikulär verabreicht (58). Es wird behauptet, dass die regelmäßige Langzeitanwendung dieser injizierbaren Pharmaka die Progression der Arthrose im Frühstadium verhindern kann. Dieser Behauptung steht die Feststellung der Arbeitsgruppe der Internationalen Liga gegen den Rheumatismus von 1993 gegenüber, dass es bis heute kein Medikament gibt, welches als chondroprotektiv bezeichnet werden kann, das heißt die Knorpelschäden einer menschlichen Arthrose verhindern könnte (6).

■ Präparate

Eine chondroprotektive Wirkung wurde bisher nur für gewisse nichtsteroidale Antirheumatika postuliert, jedoch nur auf Grund von Ergebnissen nach Prüfung im Tiermodell. Dabei wurden die Substanzen Tribenosid und Natrium-Pentosanpolysulfat am häufigsten untersucht und empfohlen. Daneben wurden drei verschiedene Substanzen, allesamt Derivate von Glukosaminoglykan, für die intraartikuläre Therapie entwickelt. Zusätzlich wurden auch Glukosaminoglykan-Polysulfat (Arteparon®, ☞ unten) und ein Peptidkomplex zur i.a.-Therapie entwickelt. Eine weitere dieser Glukosaminoverbindungen, die jedoch nur oral appliziert wird, stellt

- früher Dona-200-S®, jetzt Dona-250-S®

dar. Die oral eingesetzten Chondroprotektiva wie Glucosamin und Chondroitin sind in ihrer Wirkung umstritten. Studien zeigen zum Teil widersprüchliche Ergebnisse. Glucosaminsulfat ist das Schwefelsäuresalz des Aminozuckers D-Glucosamin und findet sich in den Glykosaminoglykanen des Knorpels. Die meisten Studien in Bezug auf Glucosamin wurden mit dem obengenannten Glucosaminsulfat durchgeführt. Diese Substanz ist in Europa als Arzneimittel zugelassen. Das American College of Rheumatology (ACR) hält die Einstufung als disease modifying drug auf Grund bisheriger Veröffentlichungen weiterhin als nicht gerechtfertigt. Es gibt allenfalls Hinweise darauf, dass nur die radiologische Progression verlangsamt werden könnte. Hier sind weitere Studien dringend notwendig (29,80g,81a).

2.3.2. Nebenwirkungen

Nebenwirkungen der intraartikulär injizierbaren Substanzen, die vorwiegend aus Krustentieren oder Rindern gewonnen wurden, sind verschiedener Art. Dazu zählen insbesondere auch Allergiereaktionen und eine heparinähnliche Wirkung, welche zu Blutungen führt. Die verschiedenen klinischen Studien zu diesen Substanzen zeigten keine ausreichende Validität. Wegen des Risikoprofils und der fehlenden sicheren Wirksamkeit auf die menschliche Arthrose wurde 1988 vom Deutschen Bundesgesundheitsamt empfohlen, diese Substanzen vom Markt zu nehmen. Mittlerweile wurde jedoch Glukosaminoglykan-Polysulfat nach Vorliegen weiterer klinischer Untersuchungsergebnisse in einigen europäischen Ländern zugelassen, so dass die Kontroverse anhält (6).

Weitere Substanzen, die derzeit in Deutschland nicht erhältlich sind, wurden bereits viele Jahre als sog. Antiarthrotika in der i.a.-Therapie angewandt, z.B.

- Arumalon® (ein Knorpel-Knochenmark-Extrakt) und
- Arteparon® (ein Mukopolysaccharid-Schwefelsäureester-Gemisch)

Arteparon® wurde im Bereich großer Gelenke - insbesondere des Kniegelenks - sowie bei Knorpelschäden verschiedenster Ursache wie Chondromalacia patellae beziehungsweise nach Sportschäden eingesetzt. Als Dosierung wurden zweimal wöchentlich je 50 mg, maximal zehn Injektionen pro Behandlungsversuch empfohlen. Dabei zeigte sich kein sicherer Unterschied im Therapieeffekt zwischen der intramuskulären und der intraartikulären Gabe. Arteparon ® ist bei jeglicher Art von vermehrter Blutungsneigung kontraindiziert. Als Nebenwirkungen traten neben den oben beschriebenen anaphylaktoiden Reaktionen auch ein reversibler Haarausfall (wie bei allen Heparinoiden) und gelegentlich lokale Reizzustände sowie selten Gelenkeinblutungen auf.

Das Glukosaminoglykan-Polysulfat Arteparon® wurde auch zur Spülung des Kniegelenks empfohlen. Dabei wurde nach Punktion des Kniegelenks jeweils von medial und lateral über die liegenden Kanülen zuerst mit 500 ml physiologischer Kochsalzlösung und anschließend mit einer Mischung aus 500 ml physiologischer Kochsalzlösung und 100 mg Arteparon® gespült. Die Methode wurde besonders bei Frühstadien von Arthrosen angewandt, bevor es zu einer beginnenden oder fortgeschrittenen Kontraktur gekommen war, da eine Spülung sonst aus anatomischen Gründen (Behinderung durch Osteophyten und zunehmender Ankylosierung des Gelenks) meist nicht möglich war.

2.4. Hyaluronsäurederivate (Viskosupplementation)

2.4.1. Definition

1934 isolierten Meyer und Palmer ein Polysaccharid aus dem Glaskörper von Rindern, das sie als Hyaluronsäure bezeichneten. Der Name ist von dem griechischen "hyalos" (= glasähnlich) abgeleitet. 1986 wurde der Name *Hyaluronan* von Balazs und Mitarbeitern empfohlen, in der Literatur werden die Namen *Hyaluronic acid, Sodiumhyaluronate* und die Abkürzung *HA* synonym verwendet.

> Unter Viskosupplementation versteht man die intraartikuläre Injektion von Hyaluronanlösungen oder Derivaten.

2.4.2. Gelenkviskosität

2.4.2.1. Physiologie

Hyaluronan (Natriumsalz der Hyaluronsäure) ist ein Polysaccharid, das zur Gruppe der Glukosaminoglykane gehört. Dieses setzt sich aus einer sich wiederholenden Sequenz von Disaccharideinheiten (N-Acetyl-Glukosamin und Natriumglucuronat) zusammen. Hyaluronan hat ein hohes Wasserbindungsvermögen: 1 g Hyaluronan bindet zirka 3 l Wasser. Es wird von den Synovialzellen (sog. Typ-B-Zellen der Synovialmembran) im Gelenk gebildet und in den Gelenkspalt abgegeben. Nach Penetration in den Knorpel und den Oberflächenbereich von intraartikulären Ligamenten und Synovialgewebe wird eine Art Schutzschicht gegen mechanische Traumen und chemische Irritationen gebildet. Dieses sog. Hyaluronannetzwerk soll durch die erhöhte Elastoviskosität im Gelenk eine Hemmung der Makrophagen- und Granulozytenmigration bewirken sowie die Phagozytosefunktion dieser Zellen negativ beeinflussen und somit antientzündlich wirken. Durch die Elastoviskosität soll auch bei langsamen Bewegungen im Gelenk ein reibungsfreies Gleiten der Gelenkoberflächen ermöglicht werden. Die Hyaluronsäure macht zirka 0,15 bis 0,48 % der gesamten Synovialmenge aus (8,9,10).

Hyaluronan (Natriumsalz der Hyaluronsäure) ist ein Polysaccharid, das zur Gruppe der Glukosaminoglykane gehört. Dieses setzt sich aus einer sich wiederholenden Sequenz von Disaccharideinheiten (N-Acetyl-Glukosamin und Natriumglucuronat) zusammen. Neben Hyaluronan (HA) gehören auch Chondroitin-Sulfat und Keratin-Sulfat zur Klasse der Glykosaminglykane, welche ubiquitär als wichtiger Bestandteil im Bindegewebe vertreten sind. In den gesunden diarthrodialen Gelenken findet man HA in hohen Konzentrationen von 2,5-4 mg/ml. Es besitzt ein Molekulargewicht zwischen 2×10^6 bis 1×10^7 Da. Die Substanzklasse wurde erstmals 1934 vom Kerpener Chemiker Professor K. Meyer beschrieben (163a). Die makromolekulare Kette besteht aus zahlreichen Disacchariden, welche Glukuronsäure und n-Acetylglukosamine binden und damit ein extensives makromolekulares Netzwerk bilden können. Hyaluronan hat ein hohes Wasserbindungsvermögen: 1 g Hyaluronan bindet zirka 3 l Wasser. Diese ausgeprägte Wasserbindungskapazität ist verantwortlich für die Elastizität (Stoßabsorption) der Gelenkflüssigkeit. HA ist der Hauptbestandteil der Synovialflüssigkeit und wirkt im Gelenk wie ein Schmiermittel (=Viskosupplementierung), verhält sich - je nach Belastungsanforderungen und Scherkräften im Gelenk - unterschiedlich viskös. Es wird von den Synovialzellen (sog. Typ-B-Zellen der Synovialmembran) und von den Chondrozyten des Knorpels im Gelenk gebildet und in den von der semipermeablen Synovia umgebene Gelenkraum bzw. Gelenkspalt abgegeben. Nach Penetration in den Knorpel und den Oberflächenbereich von intraartikulären Ligamenten und Synovialgewebe legt sich eine Art Schutzschicht über die Knorpeloberfläche(sog. "coating-effect") und wirkt somit gegen mechanische Traumen und chemische Irritationen. Zusätzlich wirken Proteoglykan 4 (PRG4) und oberflächenaktive Phospholipide (surface-active phospholipids/SAPL) in Kombination mit HA und individuell konzentrationsabhängig positiv auf die Grenzschmierung (142a). Dieses sog. Hyaluronannetzwerk soll durch die erhöhte Elastoviskosität im Gelenk eine Hemmung der Makrophagen- und Granulozytenmigration bewirken sowie die Phagozytosefunktion dieser Zellen negativ beeinflussen und somit antientzündlich wirken. Durch die Elastoviskosität soll auch bei langsamen Bewegungen im Gelenk ein reibungsfreies Gleiten der Gelenkoberflächen ermöglicht werden. Die Hyaluronsäure macht zirka 0,15 bis 0,48 % der gesamten Synovialmenge aus (8,9,10).

2.4.2.2. Pathophysiologie

Bei der Arthrose verändern sich Elastizität und Viskosität in der synovialen Flüssigkeit. Im Vergleich zum normalen Gelenk vermutet man als Ursache eine Verringerung des Molekulargewichts des Hyaluronans, einen Rückgang der Konzentration von Hyaluronan im Gelenk und eine verminderte Interaktion der Hyaluronanmoleküle. Bei den arthrotisch veränderten Gelenken findet man eine Synthesereduktion und Aufspaltung der HA durch Zytokin (Interleukin-1, TNF-alpha)-vermittelte Synthetasen und dadurch bedingt eine Degradation des Molekulargewichts der HA unter $0,5 \times 10^6$. Damit kommt es zu einer Abnahme der HA-Konzentration mit Reduktion der Elastizität und Viskosität der Synovialflüssigkeit. Damit wird der protektive Effekt des normalen Hyaluronans herabgesetzt, dadurch bedingt werden bei normalen Bewegungen die Knorpeloberfläche und das synoviale Gewebe aufgefasert und das Kollagennetzwerk zerstört. Obwohl noch nicht feststeht, inwieweit diese Umstände zur Entstehung der Arthrose beitragen, wurden zahlreiche hyaluronsäurehaltige Pharmaka entwickelt (27b).

Die oben beschriebenen Eigenschaften der HA sind bisher nur in tierexperimentellen Studien nachgewiesen, valide klinische Daten fehlen bis heute weitgehend (s.u.).

2.4.3. Präparate

Hyaluronsäurezubereitungen werden in Deutschland sowohl als Arzneimittel (z.B. Hyalart®) als auch als sog. Medizinprodukt (Synvisc®) angeboten. Hyalart® gibt es seit 1993. Hyaject® ist seit 1998 im Handel; das Produkt ist frei von Hühnereiweiß. In der BRD sind weitere Hyaluronsäurepräparate als Hy-GAG® und Orthovisc® im Handel erhältlich. Als Medizinprodukt (in der Roten Liste 2001 z.T. als Varia gelistet) werden Stoffe anerkannt, die einen physiologischen Vorgang ersetzen, dessen Hauptwirkung weder durch pharmakologische oder immunologisch wirkende Mittel noch durch Metabolismus erreicht werden kann (§ 3, Absatz 1, Medizinproduktegesetz) (6).

Das Hyaluronsäurepräparat Hyalart® wird aus dem in Hahnenkämmen vorkommenden Hyaluronan hergestellt. Es steht als Spritzampulle zur Verfügung und enthält 20 mg Natriumsalz der Hyaluronsäure in 2 ml Lösung. Das Präparat selbst hat ein Molekulargewicht von 500.000 bis zu 730.000 Dalton (91,157).

Die Substanzen in Hyaject® und Synvisc® stellen Hyalane dar, sog. Biopolymere, die aus der Ausgangssubstanz Hyaluronan hergestellt werden. Durch Quervernetzung des Hyaluronans werden größere Moleküle mit höherem Molekulargewicht hergestellt. Laut Hersteller sollen dadurch die rheologischen Eigenschaften wie Viskosität, Elastizität, Löslichkeit und Pseudoplastizität im Ver-

2.4. Hyaluronsäurederivate (Viskosupplementation)

gleich zum natürlichen Hyaluronmolekül vergrößert werden. Synvisc® enthält ein Gemisch aus Hylan-A und Hylan-B, die sich in der Wasserlöslichkeit durch Quervernetzung unterscheiden. Das lösliche Hylan-A und das unlösliche Gel Hylan-B werden im Handel als Hylan-Gel-Fluid (Hyalangel-F20) vertrieben. Auf Grund dieser Zusammensetzung wird eine längere intraartikuläre Verweildauer angenommen.

Ein weiteres international erhältliches Präparat ist Healon® (Molekulargewicht zirka 2 x 106 Dalton), das erste zugelassene Hyaluronsäurepräparat überhaupt. Weiter ist das Hyalgan® im Handel. Diese Substanzen werden außer in der Arthrosetherapie auch in der Augentherapie (sog. Viskochirurgie) und in der Veterinärmedizin eingesetzt (Präparateliste ☞ Tab. 2.20).

2.4.4. Wirkungsprinzip

Bei der intraartikulären Injektion mit Hyaluronsäurederivaten spricht man neben der Viskosupplementation auch von einer Substitionstherapie. Manche Autoren sprechen sogar von einer "Flüssigkeitsprothese". Therapieziele sind die Wiederherstellung der Homöostase des arthrotischen Gelenks sowie Verbesserungen der elastischen und viskosen Eigenschaften im Gelenk mittels einer vom Körper selbst produzierten Flüssigkeit. Hyaluronsäure wird schon seit vielen Jahren in der Veterinärmedizin zur Behandlung verschiedener Gelenkerkrankungen beim Pferd eingesetzt.

Die Wirkung der HA-Applikation wurde von Frizziero (61a) in einer randomisierten, nicht verblindeten, offenen klinischen Studie an arthroskopisch gewonnenen Synovialbiopsien beim Menschen untersucht. Hierbei wurden vor und sechs Monate nach fünf HA-Injektionen (Injektion von 500.000 bis 730.000 MW einmal wöchentlich) mit drei einmal wöchentlich durchgeführten intraartikulären Injektionen mit jeweils 40 mg Methylprednisolon bei Patienten mit Gonarthrose verglichen. Die Arbeitsgruppe fand in beiden Gruppen eine signifikante Reduktion der Makrophagen, Lymphozyten und Mastzellen und eine Reduktion des sog. Synovitis-Scores mit besserem Outcome in dem HA-behandelten Kollektiv. Nach Injektion von HA in das erkrankte Gelenk findet man eine relativ kurze Verweilzeit, d.h. bereits nach 2 Stunden verlässt diese die Synovialmembran. Eine mittlere Halbwertszeit von maximal 8,8 Tagen wurde nachgewiesen, nach sechs Stunden wurden Anteile von HA in den Knorpelschichten nachgewiesen. In Bezug auf Langzeitwirkungen einer HA-Therapie wurden von Bagga et al. (6b) Synovialflüssigkeiten nach drei (in 32 Fälle) bis sechs Monaten (in 19 Fällen) von Patienten mit milder bis moderater Gonarthrose untersucht. Dabei wurde dreimal wöchentlich die intraartikuläre Gabe von HA (Präparat: Hylan GF-2) untersucht. Die Arbeitsgruppe fand initial eine 13 %-ige Erhöhung der HA-Konzentration bzw. eine 16 %ige Verbesserung der rheologischen Eigenschaften und nach 6 Monaten immer noch einen 10 %igen Anstieg der HA-Konzentration in der Synovialflüssigkeit (s. auch Lit. 159b).

2.4.5. Therapiedurchführung

Die Hyaluronsäurederivate sind nur für die intraartikuläre Anwendung zugelassen. Sie dürfen nur in den Gelenkspalt injiziert und müssen nach den üblichen Kriterien aseptisch verabreicht werden (☞ Kap. 1.2.). Als Kanülengrößen werden die Größen 18 bis 22 (☞ Tab. 1.15) empfohlen. Die gesamte Ergussmenge in einem entzündeten Kniegelenk (sog. aktivierte Gonarthrose) muss vor i.a.-Gabe abpunktiert werden. Eine im Handel befindliche spritzfertige Lösung ist steril verpackt. Die Dosisangaben und Intervalle sind genau einzuhalten (☞ Tab. 2.20), z.B.:

- Der Hersteller von Hyalart® empfiehlt fünf intraartikuläre Injektionen (je eine Ampulle in einwöchigen Abständen). Das Präparat ist nur zur Therapie der Arthrose am Kniegelenk (Gonarthrose) zugelassen.

- Der Hersteller von Synvisc® empfiehlt eine dreimalige Verabreichung jeweils einer Injektion in das betroffene Kniegelenk in wöchentlichem Abstand. Um eine maximale Wirkung zu erzielen, müssen alle drei Injektionen vorgenommen werden.
Die intraartikuläre Hyaluronsäuretherapie kann bei Bedarf wiederholt werden, die Zeit zwischen den Behandlungszyklen sollte mindestens vier Wochen betragen. Maximal sollten beim Einsatz von Synvisc® sechs Injektionen (zwei Behandlungszyklen) innerhalb von sechs Monaten durchgeführt werden

Mittlerweile ist eine hochdosierte Präparation (Synvisc one™) erhältlich, welches einmal in das

Kniegelenk verabreicht wird (☞ Tab. 2.20). Eine Wiederholung, d.h. eine zweite Injektion ist nach 6 Monaten möglich. Weiterhin wird Synvisc one™ bei Arthrosen der Hüft-, Sprung- und Schultergelenke eingesetzt. Eine zweite Injektion kann nach 1 bis 3 Monaten wiederholt werden.

Die einmalige Injektion von 2 ml ist für die Behandlung der Arthrose von Schulter-, Hüft- und Sprunggelenk zugelassen.

Manche Therapeuten (64) empfehlen die zusätzliche Injektion von Glukokortikoiden bei der Therapie, um den Erfolg zu steigern und Nebenwirkungen zu verhindern (☞ unten; s. auch Lit. 159b).

Inhaltsstoff	Präparatename	Inhalt[1] (mg/ml)	Dosierempfehlung (i.a.-Gabe)[2]
Hyaluronsäure:			
als Natriumsalz	Arthrease™	10mg/1ml	• 3 mal 2 ml • jeweils in wöchentlichen Abständen
als Natriumsalz	ARTROject®	50mg/10ml	• 1 Mal Lösung nach Beendigung der Arthroskopie oder Gelenklavage durch liegendes Portal in das Gelenk instillieren[3]
als Natriumsalz	Fermathron®	20mg/2ml Fertigspritze	• 5 mal • jeweils in wöchentlichen Abständen
als Natriumsalz	GO-ON®mini GO-ON®	10mg/1ml 25mg/2,5ml Fertigspritze	• Kinder: 3 mal 10 mg (1 ml) • Erwachsene: 5 mal 25 mg (2,5 ml) • jeweils in wöchentlichen Abständen
als Natriumsalz	Hyalart®, Hyalart D®	20mg/2ml Fertigspritze	• 5 mal • jeweils in wöchentlichen Abständen
als Natriumsalz	Hyalubrix®	30mg/2ml	• 3 mal • jeweils in wöchentlichen Abständen
als Natriumsalz	Hyaluron® HEXAL	20mg/2ml Fertigspritze	• 3-5 mal • jeweils in wöchentlichen Abständen
als Natriumsalz	Hya-ject®mini Hya-ject®	10mg/1ml 20mg/2ml Fertigspritze	• Kinder: 1-3 mal 10 mg (1 ml) • Erwachsene: 3-5 mal 20 mg (2 ml) • jeweils in wöchentlichen Abständen
als Natriumsalz	Hy-GAG®	20mg/2ml Fertigspritze	• 3-5 mal • jeweils in wöchentlichen Abständen
als Natriumsalz	MONOVISC™ 4ml	60-100mg/4ml	• 1 mal als Einzelinjektion
als Natriumsalz	Orthovisc® 2ml Orthovisc® mini 1ml	30mg/2ml Fertigspritze[4]	• 3 mal • Dosis: Knie: 2 ml; kleine Gelenke: 1 ml • jeweils in wöchentlichen Abständen • während eines Zeitraumes von 6 Monaten
als Natriumsalz	Ostenil® Ostenil®	10mg/1ml 20mg/2ml Fertigspritze	• Kinder: 1-3 mal 10 mg (1 ml) • Erwachsene: 3-5 mal 20 mg (2 ml) • jeweils in wöchentlichen Abständen
als Natriumsalz	Suplasyn®7mg Suplasyn®	7mg/0,7ml 20mg/2ml Fertigspritze	• 3-6 mal • jeweils in wöchentlichen Abständen
als Natriumsalz	Viscoseal®	50mg/10ml	• eine Ampulle nach Arthroskopie oder Gelenklavage[3]

Inhaltsstoff	Präparatename	Inhalt[1] (mg/ml)	Dosierempfehlung (i.a.-Gabe)[2]
Hylan:			
quervernetzte Hyaluronsäure (Hylan)	Synvisc®	16mg/2ml Fertigspritze	• 3 mal • jeweils in wöchentlichen Abständen • max. 6 Inj./6 Monaten mit Minimum von 4 Wochen zwischen einer Serie
	Synvisc one™	48mg/6ml Fertigspritze	• 1 mal/6 Monate bei Kniearthrose • 1 mal, danach evtl. 2. Injektion bei Arthrose der Hüft-, Sprung- und Schultergelenke

Tab. 2.20: Viskosupplementation. Hyaluronsäurederivate für die intraartikuläre Therapie: Präparateliste und übliche Dosisempfehlungen der Herstellerfirmen. Vor i.a.-Gabe möglichst ganzen Erguss entfernen, und das Gelenk darf nicht mit dem Medikament zu prall gefüllt werden (Medikamentenliste ohne Anspruch auf Vollständigkeit aller in der BRD erhältlichen injizierbaren Substanzen). [1] Empfohlene Dosierung einer Injektion. [2] Angabe als Injektionsserie. [3] Zur Substitution nach Arthroskopie oder Gelenklavage perioperativ. [4] Lagerungshinweis! Kühlkette!

2.4.6. Pharmakokinetik

Die intraartikuläre Halbwertszeit von Synvisc® wurde bei Kaninchen untersucht. Dabei zeigte sich, dass innerhalb von 24 Stunden die größte Menge der Synovialflüssigkeit in das Synovialgewebe und auf die Knorpeloberfläche diffundiert war. Nach sieben Tagen war nur noch eine geringe Menge und nach einem Monat weniger als 1 % des säureaktiven Pharmakons im Gelenk nachzuweisen. Nach intraartikulärer Injektion diffundieren die Hyaluronsäurepräparate langsam durch das Gelenkgewebe und sammeln sich in den Lymphgefäßen. Teilweise werden die Substanzen in den Lymphknoten abgebaut und nach Erreichen der Blutbahn schnell von der Leber verstoffwechselt. Synvisc® wird enzymatisch zu Wasser und Kohlendioxid abgebaut. Eine sehr geringe Menge wird auch in der Niere verstoffwechselt und mit dem Urin ausgeschieden. Hylan-A wird ähnlich schnell wie das natürlich vorkommende Hyaluronan eliminiert, das Hylan-B-Gel wird auf Grund der höheren Quervernetzung langsam ausgeschieden (10,170).

2.4.7. Indikation

Als wichtigste zugelassene und am meisten durchgeführte Indikation der Viskosupplementation gilt bisher die Gonarthrose (34,89, 164). Die Behandlung anderer Gelenke wurde zunehmend durchgeführt und wird auch für kleine Gelenke praktiziert. Hier sind geringere Dosierungen empfohlen bzw. im Handel (mit dem Prädikat mini, z.B. GO-ON®mini). Diese werden zur Behandlung auch bei Kindern und bei Arthrosen im Hüft-, Sprung- und Schultergelenk angewandt. Die Viskosupplementation wird als Alternative zur systemischen medikamentösen Therapie mit nichtsteroidalen Antirheumatika und der intraartikulären Therapie mit Glukokortikoiden (bei der aktivierten Gonarthrose) vorgeschlagen.

Eigene sehr gute Erfahrungen konnte der Autor selbst in der Behandlung des arthrotisch veränderten oberen Sprunggelenkes und bei Sekundärarthrosen im Rahmen von Hämochromatosen sammeln.

2.4.8. Nebenwirkungen

Die meisten Nebenwirkungen der Therapie mit Hyaluronsäure sind als gering und nur vorübergehend einzuschätzen. Als lokale Nebenwirkungen treten vor allem Schmerzen oder vorübergehende Gelenkschwellungen auf, die mit Rötungen und Hitzegefühl verbunden sind (137). Deshalb empfehlen die meisten Hersteller, möglichst viel Erguss aus dem Gelenk zu entfernen und das Gelenk mit dem jeweiligen Präparat bei der Injektion nicht zu prall zu füllen. Nach Anwendung einer medialen Injektionstechnik in das leicht gebeugte Knie (☞ Kap. 5.13.1.) traten diese lokalen Nebenwirkungen am häufigsten auf (5,2 % pro Injektion). Schmerzhafte Reaktionen post injectionem treten bei 1 bis 2 % der Patienten auf und verschwinden meist spontan nach ein bis drei Tagen (137,170).

Als Ursache wird eine falsche Injektionstechnik (nicht streng intraartikulär) angenommen.

Natives Hyaluron zeigte im Tierexperiment (Kaninchen und Meerschweinchen) bisher keine antigenetische Potenz. HA-Produkte mit künstlich erhöhten Vernetzungsgrade(Aldehyd cross-linking) zeigen evtl. eine erhöhte allergische Potenz. Im Tierexperiment fand man entsprechende spezifisch gegen HA gerichtete HA-IgG-Antikörper im Rahmen von PCR-Untersuchungen (5a). Eventuelle lokal-allergische Phänomene werden ebenfalls beschrieben. Diese treten nach der zweiten Injektion am häufigsten auf. Dabei kommt es zu einer massiven, häufig sehr schmerzhaften Ergussbildung im behandelten Gelenk (1,15a,45a,114b). Diese tritt innerhalb nur einiger Stunden auf. In einem solchen Fall sollte der Erguss abpunktiert und evtl. ein i.a.-Kortikoid zur Entzündungshemmung injiziert werden (Dosierung ☞ Tab. 2.3). Um diese Nebenwirkung zu verhindern, empfehlen manche erfahrene Therapeuten immer die zusätzliche Kortikoidinjektion bei der Hyaluronsäuregabe in das Gelenk. Dieses Vorgehen ist jedoch bisher nicht in klinischen Studien untersucht (142). Bei Patienten, die eine Unverträglichkeit von Hühnereiweiß haben, sind Präparate, die aus Hahnenkämmen hergestellt werden, kontraindiziert. Das Auftreten von akuten aseptischen Arthritiden (sog. "rapid onset" Arthritis) sind sehr selten. Hierbei kommt es scheinbar zu akuten Kalzium-Ausfällungen im Gelenk nach der Injektion (129a).

Schwere systemische Nebenwirkungen sowie Laborveränderungen wurden bisher nicht beobachtet (bisherige Studiendauer bis zu einem Jahr). Einzelne Fälle von Hyperviskositätssyndromen (= meistens passagere Parästhesien, Kopfschmerzen, Schwindel, Sehstörungen, Ohrgeräusche, Taubheit, Synkopen, Angina pectoris u.a.) bedingt durch eine plötzliche Erhöhung der Viskosität des Blutes (evtl. durch versehentliche parenterale Applikation) wurden in der Literatur beschrieben. Dabei wurden bisher nur einzelne Fälle einer septischen Arthritis veröffentlicht (157).

2.4.9. Wirksamkeit

Bis heute fehlt der sichere Wirkungsnachweis einer intraartikulären Therapie mit Hyaluronsäure in der Arthrosetherapie im Sinne einer Knorpelregeneration beim Menschen (5c,14a,14b,2a,164c). Bisherige Studien zeigten auch eine Schmerzreduktion bei zirka 50 % der Patienten, wonach der Verbrauch an nichtsteroidalen Antirheumatika, Analgetika, Kortikoiden und anderen Begleittherapien reduziert werden konnte (106a,117a). Diese lokale Behandlungsmöglichkeit könnte deshalb eine therapeutische Alternative bei Arthrose-Patienten darstellen, die therapierefraktär auf eine physikalische/krankengymnastische oder analgetische Therapie sind, besonders wenn nichtsteroidale Antirheumatika kontraindiziert sind oder ein chirurgischer Eingriff nicht in Frage kommt (14c).

Die bisher umfassendste Arbeit von Divine und Hewett (43a) hat die fünf größten und meist zitierten Metaanalysen (durchgeführt zwischen den Jahren 2003 bis 2005) untersucht und bewertet. Nach den Ergebnissen seiner Analyse kann folgende Zusammenfassung über die Wirksamkeit bzw. Indikationen für die HA-Therapie abgeleitet werden (ausführlich nachzulesen bei Arnold et al., 2007; 5a):

- Bei der HA-Therapie der Gonarthrose zeigt sich ein "moderater" Effekt in Bezug auf Schmerz und Funktion bei geringem Risikoprofil.
- Bisherige untersuchte Metaanalysen ergeben einen Evidenzgrad mit Level 1 für die HA-Therapie.
- Es scheint ein im Vergleich zur intraartikulären Kortikoidtherapie später (zwei bis fünf Wochen) eintretender, jedoch länger nachweisbarer Effekt (vier bis zwölf Monate) nachweisbar (diese Aussage ist jedoch auf Grund der nur geringen Zahl untersuchter Patienten nicht ausreichend belegt bzw. nicht evidenzbasiert) (5b).
- Die wöchentliche Applikationsfrequenz von insgesamt 3 Injektionen ist einem Therapieregime mit 6 Injektionen nicht unterlegen.
- Eine sichere Evidenz in Bezug auf die Überlegenheit von hochmolekularen HA-Präparaten im Vergleich zu niedrigmolekularen HA-Substanzen ist nicht nachgewiesen, auch wenn die Schmerzreduktion tendenziell etwas höher ist.
- Frauen sowie Patienten mit einem Alter über 65 Jahren und Patienten mit radiologisch fortgeschrittener Gonarthrose zeigen eher eine geringere Besserung als andere Patienten nach HA-Therapie.

Auf Grund dieser Ergebnisse ist die HA-Therapie nach den ACR-Leitlinien als secondline-Therapie einzuordnen, da eine krankheitsmodifizierende (bei firstline-Therapeutika gefordert) oder auch die radiologische Progression verlangsamende Wirkung bisher nicht bewiesen ist (9,128b).

2.5. Zytostatika

Wie im kap. 2.2.2. "Chemische Synoviorthese" erwähnt, wurden Zytostatika früher intraartikulär injiziert. Diese Therapiemöglichkeit wurde auf Grund fehlender überzeugender Langzeitwirkungen weitgehend verlassen.

2.5.1. Methotrexat

Von den Zytostatika wird lediglich das sonst in der Rheumatologie sehr häufig systemisch eingesetzte, immunsuppressiv wirkende Basistherapeutikum Methotrexat seit vielen Jahren als intraartikuläres Therapeutikum, vorwiegend in Großbritannien, eingesetzt(66).

2.5.1.1. Indikation/Dosierung

Die intraartikuläre Anwendung wird bei therapierefraktären Monarthritiden, insbesondere im Rahmen einer Psoriasisarthropathie, empfohlen. Als Dosierung werden 5 bis 10 mg Methotrexat, in wöchentlichen Abständen, verwendet. Die Spritze wird üblicherweise zwei bis maximal dreimal verabreicht.

2.5.1.2. Wirksamkeit

Unter dieser Behandlung kommt es zu einer kurzfristigen Besserung der entzündlichen Aktivität im Gelenk. Eine anhaltende Entzündungshemmung wurde bisher jedoch nicht nachgewiesen. Wesentliche lokale Nebenwirkungen treten nicht auf. Der Einsatz hat sich bei der rheumatoiden Arthritis nicht bewährt. Insgesamt ist die Wirksamkeit der intraartikulären Methotrexatapplikation im Vergleich zur Injektion von mikrokristallinem Glukokortikoid deutlich unterlegen. Die kurze Wirksamkeit von intraartikulär verabreichtem Methotrexat im Vergleich zu den mikrokristallinen Glukokortikoiden scheint durch die deutlich geringere Molekülgröße, die höhere Löslichkeit und die schnellere systemische Resorption durch das synoviale Gewebe begründet zu sein. Nach Injektion in das Kniegelenk wurde die Substanz innerhalb von 10 bis 15 Minuten im anderen Kniegelenk festgestellt (66).

2.6. Antibiotika

Die Durchführung einer intraartikulären Antibiotikainstillation, z.B. bei Gelenkinfektionen nach intraartikulären Injektionen und Punktionen, ist sehr umstritten (☞ Kap. 4.1.4.). Diese Therapiemöglichkeit wird häufig empfohlen und auch durchgeführt. Kritiker warnen vor lokalen Schäden am Gelenkknorpel. Bisher existiert keine Untersuchung, die beweist, dass der Einsatz eines lokal wirksamen Antibiotikums, z.B. des häufiger empfohlenen Gentamicins im Rahmen einer Saugspüldrainage, mit dem Nachteil einer eventuellen chemischen Knorpelschädigung belastet ist. Auch die zusätzliche intraartikuläre Injektion von Methotrexat nach einer Kortikoidinjektion in das Gelenk zeigte keine unterschiedliche Wirksamkeit als ohne (s. Hasso et al., Lit. 68b).

2.7. Morphium

Zur Schmerzreduktion nach arthroskopischen Eingriffen am Kniegelenk und zum Teil an anderen Gelenken hat sich der intraartikuläre Einsatz von Morphium bewährt (115,150b).

2.7.1. Wirkungsmechanismus

Vermutlich besetzt Morphium intraartikuläre Endorphinrezeptoren, ein Effekt, der durch den Morphiumantagonisten Naloxon aufgehoben wird und zu einer länger anhaltenden Schmerzreduktion führt. Auch ein antientzündlicher Effekt ähnlich einer Kortikoidinstillation mit Dexamethason wird vermutet.

2.7.2. Dosierung

Morphium wurde, in einer Dosierung von 0,5 bis 6 mg in 10 bis 40 ml 0,9 %iger Kochsalzlösung gelöst intraartikulär verabreicht, bei Z.n. Arthroskopie eingesetzt (151). Eine starke Schmerzlinderung ist drei bis maximal sechs Stunden nach einer arthroskopischen Operation zu erwarten. Diese Methode wurde auch als präoperative Behandlungsmöglichkeit, z.B. vor einer geplanten Arthrodese und bei der chemischen Synoviorthese (☞ oben), mit Erfolg angewandt. In einer Studie von Stein et al. wurden 3 mg Morphin-HCl bei 44 Patienten mit chronischer Arthritis oder aktivierter Arthrose am Kniegelenk eingesetzt (150b). Wesentliche Nebenwirkungen treten bei dieser Dosierung nicht auf. Auch bei stark schmerzhaften sekundärarthrotisch veränderten Gelenken (z.B. postentzündlich im Rahmen einer rheumatoiden Arthritis am Sprunggelenk) konnte eine deutliche Schmerzreduktion durch intraartikuläre Morphiumgabe erzielt werden. Eine Wiederholung im Abstand von zwei bis drei Tagen kann zur ausreichenden Schmerzlinderung führen (eigene Erfahrungen des Autors).

2.8. Superoxiddismutase

Superoxiddismutase (Orgotein beziehungsweise früherer Handelsname Peroxinorm®) wurde Ende der 70er und Anfang der 80er Jahre besonders häufig in der Therapie der aktivierten Arthrose angewandt und sogar als Alternative zur intraartikulären Kortikoidtherapie empfohlen. Als Wirkmechanismus vermutete man, dass dieses Enzym als O_2-Radikalenfänger sog. aerobe Zellen im Gelenk gegen Sauerstoffradikale schützt und somit eine lokale antientzündliche Wirkung gewährleistet.

Das Präparat wurde lokal zur Infiltrationstherapie im Rahmen von Sehnenansatzerkrankungen oder intraartikulär bei entzündlichen Gelenkveränderungen nach Operationen, bei der aktivierten Arthrose oder nach Trauma empfohlen.

Als Dosierung wurden drei bis maximal vier Injektionen in einer Dosierung von jeweils 4 mg in wöchentlichen Abständen empfohlen. Neben lokalen Reizerscheinungen traten gefährliche allergische beziehungsweise anaphylaktoide Nebenwirkungen in bis zu 1 % der Fälle auf. Auf Grund von Todesfällen wurde das Medikament schließlich vom Markt genommen.

2.9. Nichtsteroidale Antirheumatika

Nichtsteroidale Antirheumatika wurden früher intraartikulär eingesetzt, zeigten jedoch keine ausreichende Wirksamkeit. Dies ist darauf zurückzuführen, dass diese Substanzen genauso schnell aus dem Gelenk in den Blutkreislauf absorbiert werden, wie sie nach oraler Gabe durch systemische Zirkulation in das Gelenk hineintransportiert werden. Da bei diesen Substanzen außerdem das Infektionsrisiko nach intraartikulärer Injektion im Vergleich zur therapeutischen Wirkung zu hoch war, kann die Anwendung nicht mehr empfohlen werden.

2.10. Interleukin-1-Rezeptorantagonist

2.10.1. Physiologie

Obwohl die genaue Pathogenese der Knorpelzerstörung bei Arthrose nicht bekannt ist, scheint ein Entzündungsmediator, das Interleukin-1, von entscheidender Bedeutung zu sein. Dieser kann durch einen körpereigenen IL-1-Antagonisten gehemmt werden. An der Oberfläche von Knorpelzellen gibt es drei IL-1-Rezeptoren (IL-RI, IL-RII und STS-2). Beim Menschen wird ein natürlicher IL-1-Antagonist von Monozyten produziert (4a).

2.10.2. Wirkprinzip

Durch einen zuerst in den USA gentechnisch hergestellten IL-1-Antagonisten (sog. IL-1-ra = IL-1 Rezeptorantagonist) konnte der im Gelenk befindliche Rezeptor so verändert werden (über ein kompetitives Gleichgewicht), dass die IL-1 Produktion in humanen Synovialzellen hochsignifikant gehemmt wird.

2.10.3. Präparate

In der BRD wird ein autologer, d.h. humaner IL-1-Rezeptorantagonist (Orthokin®, Firma Arthrex), gewonnen aus dem Serum des Patienten, hergestellt, und zwar nach folgendem Verfahren:

1. Ca. 50 ml Blut werden mittels einer speziellen Spritze entnommen und in Transportboxen bei 37° C in das Herstellerlabor transportiert.

2. Die Entnahmespritze regt die enthaltenen Blutmonozyten durch enthaltene Glaskugeln zur Produktion der ca. 100-fachen normalen Menge an Interleukin-1 (sog. Zytokin-)antagonisten an.

3. Im Herstellerlabor wird nach 24 h-Inkubationszeit Serum in 2 ml-Portionen gewonnen.

4. Ca. 6 bis 8 x 2 ml Injektionsampullen erhält der Arzt zurück.

5. Die Ampullen werden im Gefrierschrank bei -15 bis -20° C gelagert und sind dann sechs Monate so haltbar.

2.10.4. Therapiedurchführung

Die Firma empfiehlt Orthokin® zwei- bis dreimal wöchentlich in das betroffene Gelenk intraartikulär zu injizieren. Injektionsserien von 6 bis 8 Injektionen werden empfohlen, bei beginnendem Erfolg evtl. mehr.

Die Kombination mit anderen intraartikulären Arzneimitteln wird nicht empfohlen, ist aber nicht kontraindiziert. Wehling empfiehlt bei aktivierter Arthrose mit großem Erguss, d.h. deutlicher Synovialitis, evtl. zusätzlich ein mikrokristallines Kortikoid zu instillieren, auch Scandicain wurde zusammen mit dem Präparat verabreicht.

2.10.5. Indikationen

Orthokin® wird zur intraartikulären Behandlung früher oder mittlerer Arthrosestadien im Gelenk empfohlen. Laut Hersteller soll besonders nach arthroskopischen Eingriffen mit Knorpelabrasion die Wirksamkeit gesteigert sein. Mittlerweile wird auch die so genannte periradikuläre Injektion (sog. PRT) bei chronischen Schmerzsyndromen der Wirbelsäule von einzelnen Therapeuten empfohlen. Hierbei wird mittels computertomographischer Steuerung die Injektion durchgeführt.

2.10.6. Nebenwirkungen

Lokale Nebenwirkungen im behandelten Gelenk wie Schmerzen, Hitzegefühl, Rötungen und Schwellung und evtl. Auftreten eines postpunktionellen Reizergusses (klar bis gelblich trübes Aussehen) sind möglich. Diese sind jedoch im Vergleich zu anderen intraartikulären Substanzen sehr selten. Treten diese Beschwerden über längere Zeit auf, wird der Therapieabbruch empfohlen.

Stärkere systemische Nebenwirkungen im Sinne von Überempfindlichkeitsreaktionen wie Hautefloreszenzen, Fieber mit Schüttelfrost, Atemnot, Blutdruckveränderungen und Herzjagen sind bisher nicht beobachtet worden (lt. Wehling, persönliche Mitteilung). Spezifische substanzeigene Nebenwirkungen sind ebenfalls bisher nicht bekannt geworden (165a).

2.10.7. Wirksamkeit

Es gibt nur wenige publizierte Untersuchungen über die klinische Wirksamkeit von IL-1-Rezeptorantagonisten beim Menschen. Gentechnisch hergestelltes rekombiniertes IL-1-ra wurde in verschiedenen Studien bereits systemisch bei rheumatoider Arthritis eingesetzt (23d,30c,92a). Es konnte eine Verbesserung des Schmerzes bei ca. 75 % der behandelten r.A.-Patienten nach Infusionstherapie festggestellt werden. Bei der intraartikulären Behandlung von Gonarthrosen konnten Schmerzbesserungen signifikant in über 70 % erreicht werden (Wehling et al., 165a). Inwiefern anhaltende Besserung erreicht und in welchem Ausmaß die Arthroseprogredienz bei der lokalen Therapie gebremst werden können, muss durch weitere kontrollierte Studien mit größeren Patientenkollektiven erprobt werden, bevor diese Injektionstherapie ausreichend beurteilt werden kann.

2.11. Biologicals -TNF-alpha-Blocker

Sogenannte Biologicals, z.B. der TNF-alpha-Blocker Infliximab (Remicade®), werden in der systemischen Therapie bei der therapieresistenten aktiven rheumatoiden Arthritis, der ausgedehnten Psoriasis vulgaris und Psoriasisarthropathie und bei therapieresistenter Spondylitis ankylosans (Morbus Bechterew) als Infusionsbehandlung erfolgreich eingesetzt.

Diese Substanz wurde auch lokal in entzündete Gelenke bei der rheumatoiden Arthritis, bei der Chondrokalzinose und in das Iliosakralgelenk bei Spondylitis ankylosans eingespritzt (Ahern et al., 1a; Nikas et al., 128a). Neben einer guten lokalen Wirkung mit Rückgang der Synovitis zeigten Synoviaanalysen der behandelten Gelenke auch eine prompte Reduktion der erhöhten Zellzahlen. Auch wenn die antientzündlichen Wirkungen zu einer deutlichen lokalen Besserung geführt hatten, zeigten die Patienten zum Teil systemische Wirkungen mit Rückgang von Entzündungen in anderen betroffenen Gelenken. Damit ist ein eindeutiger Vorteil dieser Therapie für eine ausschließliche Lokalbehandlung im Gelenk noch nicht gesichert. Die bisherigen Erfahrungen sind jedoch auch zu gering, bzw. die Dosisfindung noch nicht abgeschlossen, um diese Behandlung allgemein zu empfehlen, bzw. besonders die hohen Kosten der Substanzen lassen einen routinemäßigen Einsatz vorerst nicht zu.

2.12. Prolo-Therapie

"Prolo-Therapie" leitet sich vom Begriff Proliferation ab. Das Wort "Prolotherapie" wurde 1956 von Dr. George Ackett geprägt, vom lateinischen Wortstamm für Nachkommenschaft "proli" wie in "Proliferat", was bedeutet, neue Zellen in schneller

Nachfolge zu produzieren. Auf der Homepage von Lori Gross (http://www.muscle-fitness-de.com/330.html) kann man nachlesen, dass die Prolotherapie eine Injektionstechnik ist, die erfolgreich genutzt werden kann, um die Bindegewebe des Körpers auf natürliche Weise zu stimulieren, Kollagen zu produzieren und sich selbst zu heilen, nachfolgend Schmerz zu reduzieren und in einigen Fällen zu beseitigen.

Im Rahmen einer randomisierten prospektiv doppelblind placebokontrollierten Studie wurden 9 ml 10 %ige Dextroselösung bei Gonarthrose (N=38 Patienten) intraartikulär injiziert. Dabei zeigte sich im Vergleich zur Placebogruppe (0,9 % NaCl) eine signifikante klinische Besserung. Wenn auch diese Methode als weitgehend ungewöhnlich bzw. fast als Außenseitermethode gelten könnte, sind die Studienergebnisse nicht von der Hand zu weisen (139). Post injectionem wurde Lidocain zur Schmerzkontrolle in beiden Gruppen verabreicht. Inwiefern diese intraartikuläre Therapie sich überhaupt etablieren kann, müssen natürlich weitere fundierte Studien zeigen.

2.13. Needling/Barbotage

"Needling" ist die Punktion von periartikulären Kalkherden, z.B. im Bereich der Schulterregion bei Periarthropathia humeroscapularis bzw. sogenannter Tendinitis calcarea. Am häufigsten wird diese Methode im Bereich der Musculus supraspinatus-Sehne sowie am Ansatz des Tuberculum majus durchgeführt. Damit versucht man eine mechanische Desintegration des Kalkdepots zu erreichen.

Spült man nach der Punktion des Kalkherdes noch mit physiologischer Kochsalzlösung (sog. Barbotage), entleert sich eine cremeartige Masse durch Verdünnung der Kalkdepots.

Kritisch muss hierzu festgestellt werden, dass in 9 bis 25 % der Fälle eine spontane Resorption dieser periartikulären Kalkdepots auftreten kann (nach M. Mayer, in 135). Erfahrene Therapeuten versuchen auf jeden Fall vor diesem Therapieversuch das komplette Spektrum der physikalischen Therapie (Kryotherapie, Krankengymnastik, evtl. temporäre Immobilisation der Gelenkregion) sowie die lokale Infiltrationsbehandlung mit Kortikoiden oder Lokalanästhetika auszuschöpfen.

2.14. Extrakorporale Stoßwellentherapie

Als zusätzliche lokale Maßnahme kann bei der schmerzhaften Schultersteife bzw. bei der verkalkenden Periarthropathie (☞ oben) bei Versagen vorangegangener konservativer Maßnahmen, insbesondere der Infiltrationstherapie, die extrakorporale Stoßwellenlithotripsie versucht werden. Dabei wird mittels eines speziellen Lithotripters von außen versucht, mit Ultraschallwellen periartikuläre Kalkstrukturen zu zertrümmern. Das Stoßwellengerät erzeugt eine elektromagnetische Schallwelle (Impulszahl 1000-1500-3000; Impulsfrequenz 1 bis 4 Hz), die durch eine akustische Linse fokussiert und durch ein Wasserkissen am Therapiekopf (Koppelbalg) und das Koppelmedium (Gel auf Patientenhaut) den zu behandelnden Punkt erreicht. Nach dieser Zertrümmerung (sog. Kalkdesintegration) folgt eine Resorption der Kalkmassen über die lokale Zirkulation. Diese Methode ist zum Teil sehr schmerzhaft und muss manchmal mehrfach wiederholt werden. Kalkdepots im Ellenbogenbereich oder in anderen Weichteilbereichen können gelenknah ebenfalls behandelt werden. Bei bis zu 10 bis 15 % aller Patienten mit symptomatischer Tendinitis calcarea ist eine operative Entfernung von Kalkherden nicht zu vermeiden (Maier, 135).

Die Behandlung wird z.T. auch bei Pseudarthrosen, Tennis- oder Golferellenbogen, Fersensporn und Achillodynie empfohlen. Mehrere Sitzungen von ca. 15 Minuten Behandlungsdauer sind erforderlich.

2.15. Röntgenreizbestrahlung

Die lokale Röntgenreizbestrahlung, die früher häufig bei schmerzhaften Schultersteifen eingesetzt wurde, ist weitgehend verlassen worden. Zum Teil werden noch sog. Röntgentiefentherapien wegen schmerzhafter Gonarthrose durchgeführt. Als "analgetische Dosis" werden am Kniegelenk von vorne, innen und außen je 2 Gy/o verabreicht. Dabei werden Einzeldosen von 1 Gy/o wöchentlich 2 mal appliziert. Ein voller analgetischer Effekt wird erst 4-6 Wochen nach der Therapie erwartet.

2.16. Radiumchlorid (^{224}Ra)

2.16.1. Definition

Seit ca. 40 Jahren wird Radiumchlorid (^{224}Ra, früher auch als Thorium-X mit höherer Dosierung als das unten beschriebene Präparat in Gebrauch) bei Spondylitis ankylosans (Morbus Bechterew) eingesetzt. ^{224}Ra ist ein Alpha-Strahler mit sehr geringer Eindringtiefe in das Gewebe und kurzer Halbwertszeit. Es ist seit Oktober 2000 unter dem Namen ^{224}SpondylAT® wieder eingeführt worden und in der Bundesrepublik Deutschland zugelassen (105a). Die Substanz lagert sich in Skelettabschnitten mit gesteigerter Knochenbildung an, z.B. in Entzündungsgebieten der Spondylitis ankylosans.

2.16.2. Indikation

Die Substanz wird zur Schmerztherapie bei Patienten mit gesicherter Spondylitis ankylosans (Morbus Bechterew) und nachgewiesener Zunahme der Ossifikationsprozesse am Achsenskelett (adi 2 und 3 nach der klinisch-röntgenologischen Klassifizierung), bei denen sich eine antiphlogistische Therapie als erfolglos erwiesen hat und aufgrund schwerwiegender Nebenwirkungen nicht durchgeführt werden kann, seitens der betreibenden Firma Altmann empfohlen.

2.16.3. Bisherige Ergebnisse

Dabei zeigten sich in 6 früheren Studien mit Vergleichsgruppen Beschwerdebesserungen zwischen 65 und 90 %. Eine weitere Beobachtung über 1 Jahr zeigte eine unterschiedliche stabile Ansprechrate von 25 %iger bis 60 %iger Besserung, jedoch in einer Gruppe (Koch et al., 104b) eine Verschlechterungstendenz um bis zu 60 %. In einzelnen Untersuchungsgruppen war auch der Medikamentenverbrauch, insbesondere von nicht steroidalen Antirheumatika, niedriger nach Behandlung. Neuere Untersuchungen (z.B. Seyfarth, 146b) zeigen eine bis zu 80 %ige Besserung bei dieser Therapie. Trotz dieser Ergebnisse wird die Therapie mit Radiumchlorid in Deutschland kaum weiter durchgeführt oder von Experten empfohlen, da die Behandlung der seronegativen Spondylarthropathie, insbesondere der Spondylitis ankylosans, mittlerweile durch den Einsatz von Biologicals in Form von TNF-alpha-Blocker deutliche Erfolge in der Reduktion von Entzündungsschüben und Schmerzen erheblich verbessert hat. Dadurch können längere schmerzfreie Remissionen ohne Strahlenbelastung erzielt werden.

2.16.4. Dosierung

Es erfolgt in wöchentlichen Abständen jeweils eine intravenöse Injektion mit 1 MBq Radiumchlorid (^{224}Ra). Eine kumulative Gesamtaktivität von 10 MBq (^{224}Ra), entsprechend 10 Injektionen, darf nicht überschritten werden. Hierbei wird eine Gesamtstrahlendosis von 10 MBq ^{224}Ra verabreicht. Eine Therapiewiederholung darf nicht durchgeführt werden, da das Nutzen-/Risikoprofil bei einer wiederholten Therapie bisher nicht belegt ist. Eine Schmerzreduktion wird in der Regel zwischen den Injektionen 5-10 erwartet.

2.16.5. Kontraindikationen/Kontrollen

Schwangerschaft und Lactation, Kinder und Jugendliche (nicht abgeschlossenes Knochenwachstum), Erkrankungen des hämatopoetischen Systems, frische Frakturen (Einschränkung der Kallusbildung). Zu den relativen Kontraindikationen sind schwere Leberschäden und Therapie bei Frauen im gebärfähigen Alter bzw. unter 40 Jahren zu erwähnen. Vor und während der Therapie sind Blutbildkontrollen erforderlich. Bei einem Abfall der Thrombozyten oder neutrophilen Granulozyten um mehr als 30 % muss die Therapie abgebrochen werden. Bei Frauen ist nicht sicher ausgeschlossen, dass ein erhöhtes Risiko für die Entstehung eines Mammacarcinoms durch die Therapie bedingt wird.

2.16.6. Nebenwirkungen

Am 1. Tag nach Injektion kommt es häufig zu einer Schmerzverstärkung. Gelegentlich kann eine Iridozyklitis auftreten, und Veränderungen des Blutbildes wie oben beschrieben sind bekannt.

2.16.7. Strahlenexposition

Die Gesamtstrahlenexposition des Skeletts eines Erwachsenen mit Körpergewicht von 70 kg wird mit 0,054 Gy/MBq (^{224}Ra), also mit etwa 0,6 Gy bei einer 10-wöchigen Therapie angegeben.

Besondere Vorschriften des Strahlenschutzes sind bei Lagerung und Entsorgung zu beachten, so dass derzeit vorwiegend diese Substanz in nuklearmedizinischen Praxen injiziert werden muss, je nach

Indikation durch Überweisung vom betreuenden Rheumatologen oder Orthopäden. Aufgrund der besonderen Handhabung (frühestens 3 Std. vor und spätestens 3 Std. nach dem sog. Kalibrierungspunkt) muss die Substanz verabreicht werden.

Zur sicheren Beurteilung der Wirksamkeit dieser speziellen intravenösen Therapie, also quasi eine Radiosynoviorthese über die Blutbahn, d.h. das Radionuklid wird intravenös verabreicht und erreicht über das Blut dann lokal die schmerzhaften bzw. entzündeten Gelenke, müssen natürlich weitere Studien durchgeführt werden. Derzeit läuft deshalb eine größere Anzahl von Anwendungsbeobachtungen im deutschen Sprachraum.

Synovia-Analyse

3. Synovia-Analyse

Die Untersuchung der gewonnenen Flüssigkeit aus einem Gelenk (= *Synovia*) oder einer Bursa ist besonders wichtig bei gut behandelbaren Gelenkerkrankungen wie der akuten septischen Arthritis und den kristallinduzierten Erkrankungen. Aufwendigere Untersuchungen können bei einzelnen seltenen Erkrankungen wie Amyloidose oder Gelenktumoren Bedeutung haben, die meisten Befunde der Synovia-Analyse sind jedoch unspezifisch (90,132,134a). Folgende Bestimmungen werden dabei durchgeführt:

- makroskopisches Aussehen:
  - Farbe
  - Klarheit der Lösung (= Turbidität)
  - Viskosität
- Lichtmikroskopie:
- Zellzahl
- Kristallbestimmung
- Polarisationsmikroskopie zur Kristallbestimmung
- Mikrobiologie:
  - Gram-Färbung zum schnellen Erregernachweis
  - Kultur
- serologische, eventuell immunologische Untersuchungen

3.1. Voraussetzungen

Obwohl einige Untersuchungen durch das Volumen eines gewonnenen Punktates limitiert sein können (z.B. geringe zum mikrobiologischen Erregernachweis verschickte Mengen können beim Transport eintrocknen und unbrauchbar werden), sind meistens nur *kleine Ergussmengen* zur weiteren Untersuchung (☞ Tab. 3.1, Abb. 3.1 und 3.2) notwendig. Diese wird - je nach gewünschter Untersuchung - nativ und als heparinisiertes Material weiter verarbeitet.

- Auch sehr geringe Mengen Erguss genügen bei entsprechender Zubereitung zur Diagnosestellung. Selbst wenige Tropfen eines Ergusses sollten auf einen Objektträger aufgebracht und auf Kristalle hin untersucht werden

  - Bei Verdacht auf eine septische Arthritis sollte beim Erhalt einer nur geringen Punktatmenge diese als Grampräparat (ein Tropfen genügt!) auf Objektträger angelegt und der Rest mit steriler physiologischer Kochsalzlösung aufgelöst und entsprechend im sterilen Versandröhrchen verschickt werden

- Größere Ergussmengen sollten möglichst vollständig nach den in Tab. 3.1 empfohlenen Richtlinien weiterverarbeitet und untersucht werden:

- *3 bis 4 ml des Ergusses* in einem EDTA-haltigen Röhrchen sind erforderlich zur ausreichenden Bestimmung von Zellzahl und Leukozytendifferenzierung mittels manueller Zählung in der Neubauer-Zählkammer oder mittels moderner Zellzählgeräte (z.B. Coulter counter, ☞ unten). Ein in EDTA gelöster Erguss kann auch zur Bestimmung des Komplements oder anderer serologischer beziehungsweise immunologischer Parameter verwendet werden

- *Ergussmengen von 3 bis 5 ml* können auch direkt in Blutkulturflaschen zur weiteren mikrobiellen Untersuchung auf aerobe und anaerobe Keime verwendet werden

  - Wichtig ist eine möglichst schnelle weitere Punktatanalyse, da es sonst zu Veränderungen kommen kann. Besonders die Zellzahl verändert sich im Laufe der Zeit. (Die Zahl der Leukozyten verringert sich bereits innerhalb von zwei Stunden deutlich, und die Leukozyten sind nach fünf bis sechs Stunden auf Grund von Degeneration nicht mehr nachzuweisen.) Harnsäurekristalle und vor allem Kalziumpyrophosphatkristalle lassen sich mit zunehmender Zeitdauer (bereits nach 24 Stunden) bis zur Untersuchung ebenfalls nicht mehr nachweisen. Durch längeres Stehen können sich auch artifizielle Kristalle entwickeln, die zu Fehldiagnosen führen können

  - Ist eine sofortige Untersuchung nicht möglich, wird allgemein die Lagerung im Kühlschrank bei 4 °C empfohlen. Durch diese Maßnahme können die oben genannten Veränderungen zwar verlangsamt, aber nicht verhindert werden. Die besten Resultate sind zu erwarten, wenn der Erguss innerhalb von vier Stunden nach Entnahme untersucht wird

3.1. Voraussetzungen

		Nichtheparinisierte Synovia
A	Viskositäts-beurteilung	• Sofort (nativ) oder vom heparinisierten Präparat später, am besten zwischen Fingern die Fadenlänge überprüfen: - < 1 cm: niedrige - zwischen 1-3 cm: hohe (= physiologische) - > 3 cm: sehr hohe Viskosität.
B	Gesamtleu-kozytenzahl	**Leukozytenpipette** • bis 0,5 mit Synovia füllen • mit Methylenblau-Gebrauchslösung bis 1,1 auffüllen • ca. 10 Minuten auf Schüttellager einwirken lassen **Nach 10 Minuten in Neubauer-Zählkammer füllen** • bei 40x10 (Mikroskopvergrößerung) blaugefärbte Leukozyten auszählen • bei 10x10 nur auszählen, wenn keine Erythrozyten vorhanden • 4 Eckfelder zu je 16 Quadrate (= 64 Quadrate) auszählen • Leukozyten pro Mikroliter angeben (50 x (900-x))
C	Zelldifferen-zierung	• Synovia zentrifugieren (1200-1400 Umdrehungen/10 Minuten) • Überstand verwerfen bis auf 0,5 ml, diese schütteln und dicken Ausstrich anfertigen • Synovialausstrich wie Blutausstrich anfertigen • Leukozyten differenzieren mit Zählmaschine
D	Bakterien-nachweis	• Gramfärbung[1] • Kultur anlegen für mikrobiologische Untersuchung (Erregerbestimmung, Antibiogramm)
		Heparinisierte Synovia[2]
E		**Kristalldifferenzierung im Polarisationsmikroskop**
	Aufsuchen der Kristalle	• Dunkelfeld/Vergrößerung 10 x 10 und 40 x 10, Mikroskopeinstellung 0°/0° • Hellfeld: Mikroskopeinstellung 0°/90°

	Differenzie-rung der Kristalle	• Im Dunkelfeld bei Ortung eines Kristalls Filter einschieben (lila Hintergrund)
		• Objektträgertisch drehen, bis Nadel nach 13:30 oder 10:30 Uhr zeigt, da nur dann charakteristische Farben: Je nach Projektionsrichtung der Kristalle differenzieren:
		- Urat: negativ doppelbrechend:
		  - nach links oben: blau
		  - nach rechts oben: gelb
		- Pyrophosphat: positiv doppelbrechend:
		  - nach rechts oben: blau
		  - nach links oben: gelb

Tab. 3.1: Synovia-Analyse: Untersuchungsgang.
[1] Procedere der Gramfärbung: ① Tropfen Synovia auf Objektträger, ② lufttrocknen lassen, ③ Fixieren (3x durch Flamme ziehen), ④ Färben: 2 min Karbolgentianaviolett-Lsg., abgießen; 2 min Lugolsche Lsg., abgießen, ⑤ mit 96% Alkohol Farbe auswaschen, dann mit Wasser abspülen, ⑥ 30-60 s verdünnte Karbofuchsin-Lsg., dann mit Wasser abspülen und trocknen. Grampositive Erreger wie Staphylo- oder Streptokokken (z.B. Enterokokken) sind dunkelblau, gramnegative Erreger wie E. coli sind rot gefärbt (☞ Abb. 4.2. bis 4.5).
[2] Natriumheparin, kein Lithiumheparin verwenden.

3.2. Makroskopisches Aussehen der Gelenkflüssigkeit

3.2.1. "Normale" Synovia

Im Normalfall ist die Gelenkflüssigkeit farblos oder leicht gelblich. Man findet im Lichtmikroskop nur wenige Zellen (< 40/µl), davon sind vorübergehend mononukleäre Zellen nachzuweisen. Die Flüssigkeit ist weitgehend durchsichtig. Auf Grund der Konzentration der Hyaluronsäure bei physiologischer Polymerisation zeigt die normale Gelenkflüssigkeit eine hohe Viskosität. Eine grobe Viskositätsprüfung ist folgendermaßen möglich:

Man läßt eine kleine Menge der entnommenen Flüssigkeit durch die Aspirationskanüle auf eine Unterlage tropfen. Eine physiologische, "normale" Gelenkflüssigkeit stellt sich in Form eines "Fadens" von 2 bis 3 bis maximal 5 cm Länge dar, bevor er abreißt (☞ Abb. 3.2).

Weiterhin kann man einen Tropfen Erguss zwischen gespreiztem Daumen und Zeigefinger "ziehen". Dabei zeigt sich bei niedriger Viskosität ein Faden von weniger als 1 cm, bei normal bis hoher Viskosität einer von 1 bis 3 cm und bei sehr hoher Viskosität einer von mehr als 3 cm Länge (☞ Abb. 3.3 bis 3.5).

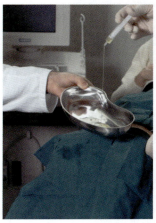

Abb. 3.3: Synovia-Analyse. Hochvisköse Synovia = langer Faden.

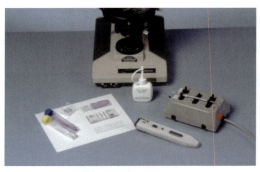

Abb. 3.1: Synovia-Analyse. Notwendiges Zubehör von links nach rechts: Mittel zur Färbung, Ausstriche, Zählkammer, Polarisationsmikroskop, Öl, Pipette auf Schüttellager (aus 69).

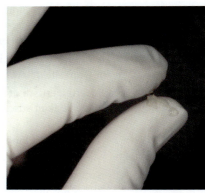

Abb. 3.4: Synovia-Analyse. Abreißtest vor Fingerspreizung.

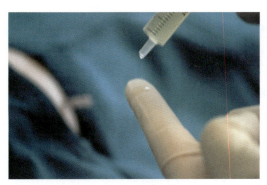

Abb. 3.2: Synovia-Analyse. Fibrinfaden-Test mit einer Länge von über 1 cm = normale Viskosität.

3.2. Makroskopisches Aussehen der Gelenkflüssigkeit

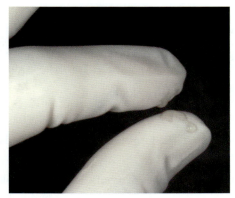

Abb. 3.5: Synovia-Analyse. Abreißtest nach Fingerspreizung: Fadenlänge < 1 cm = niedrige Viskosität.

Da die "normale", d.h. gesunde Gelenkflüssigkeit weder Fibrinogen noch Gerinnungsfaktoren (insbesondere Prothrombin oder die Faktoren V oder VII) enthält, kann diese nicht gerinnen.

3.2.2. Entzündliche Synovia

Eine entzündliche Gelenkflüssigkeit zeigt dagegen folgende Eigenschaften:

- Abnahme der Viskosität (früh abgebrochener Faden; Tropfenverhalten ähnlich wie Wasser, ☞ Abb. 3.3 bis 3.5)
- Abnahme der Transparenz beziehungsweise zunehmende Turbidität (☞ Abb. 3.6). Dies wird insbesondere durch Zunahme von Zellzahl, Fibrinfäden und entzündlichem Detritus verursacht
- Zunahme der Farbintensität von gelb über orange bis grün, fast bräunlich bei Zunahme der Entzündungsaktivität (☞ Abb. 3.7)
- Spontane Gerinnung des Ergusses
- Sonstige Verfärbungen, z.B. Hämarthros (rot), Lipide (gelb, weiß), Eiter (rahmig gelb oder grünlich-bräunlich)

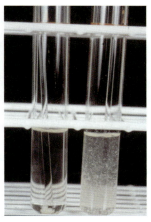

Abb. 3.6: Synovia-Analyse. links nichtentzündlicher Erguß mit Mucingerinnsel (am Röhrchenboden); rechts trüber entzündlicher Erguss. Aus: Bach, C.L.F., Schilling: Kennbilder der wichtigsten rheumatischen Erkrankungen für die Diagnostik in der Praxis (EULAR Verlag, Basel 1977).

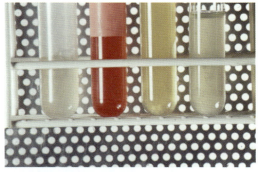

Abb. 3.7: Synovia-Analyse. Farbe und Trübung von links nach rechts: nichtentzündlicher Erguss, hämorrhagischer Erguss, trüber Erguss bei chronischer Polyarthritis, heller Erguss bei aktivierter Arthrose.

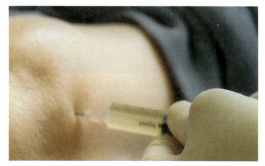

Abb. 3.8a: Heller Erguss bei aktivierter Gonarthrose (aus Hatz HJ: Rheumatologie to go. Wissenschaftlicher Verlagsgesellschaft, 2007: Bildtafel 1).

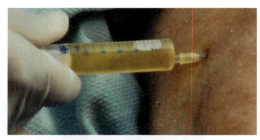

Abb. 3.8b: Bernsteinfarbener Erguss: hochentzündlicher Erguss bei rheumatoider Arthritis aus rechtem Schultergelenk (aus Hatz HJ: Rheumatologie to go. Wissenschaftlicher Verlagsgesellschaft, 2007: Bildtafel 1).

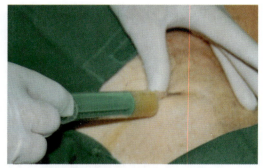

Abb. 3.8c: Trüber, eitriger Erguss bei infizierter Knie-Totalendoprothese (aus Hatz HJ: Rheumatologie to go. Wissenschaftlicher Verlagsgesellschaft, 2007: Bildtafel 1).

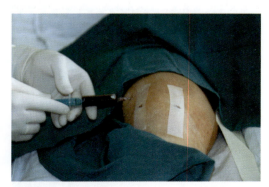

Abb. 3.8d: Hämarthros. Blutiger Erguss bei Nachblutung postoperativ nach Arthroskopie (aus Hatz HJ: Rheumatologie to go. Wissenschaftlicher Verlagsgesellschaft, 2007: Bildtafel 1).

■ **Hämarthros - verschiedene Ursachen** (☞ Abb. 3.8)

- posttraumatisch bei Blutergelenken im Rahmen einer Hämophilie A oder B
- bestehende Antikoagulanzientherapie (Quickwert unter 40 bis 50 %)
- pigmentierte hypertrophe villonoduläre Synovitis (ein gutartiger synovialer Tumor)
- bei sonstigen Gelenktumoren
- gelegentlich bei der Pseudogicht (☞ unten)
- abnorme Gefäßformationen (z.B. intraartikuläre Hämangiome)
- im Rahmen eines Skorbuts bei Mangelernährung

Auch im Rahmen einer sehr hoch entzündlichen destruierenden Arthropathie, die selten bei der Pseudogicht, jedoch häufiger bei der rheumatoiden Arthritis und Sepsis vorkommen kann, findet man gelegentlich einen Hämarthros.

Diese Veränderungen sind eher selten verglichen mit artifiziellen Blutbeimengungen, die durch die Punktion bedingt sind. Gerade diese sog. *hämorrhagischen Ergussbildungen* werden sehr häufig verwechselt (☞ Abb. 2.11). Diese kann man jedoch leicht unterscheiden:

- Bei der Punktion gewinnt man zunächst eine klare Ergussflüssigkeit, zu der sich anschließend Blut beimengt
- Wenn man einen Tropfen auf einen Tupfer oder ein Löschpapier fallen lässt, bildet sich um das bluthaltige Zentrum herum ein heller ergusshaltiger Rand

Eine weißliche, homogene, fast milchige Konsistenz der Ergussbildung kann durch ein erhöhte Cholesterin- oder Uratkristalle bei der Gicht bedingt sein (☞ unten). Ein entsprechender milchiger oder fetthaltiger Überstand (Lipidauflagerungen) nach längerem Stehen deutet auf eine intraartikuläre Fraktur hin.

3.2.3. Rhagozyten

Bei entzündlichen rheumatischen Erkrankungen, insbesondere bei der rheumatoiden Arthritis und selten auch beim systemischen Lupus erythematodes, findet man häufig sog. Rhagozyten (☞ Abb. 3.9).

3.3. Zellzahl und Zellart (Differentialausstrich)

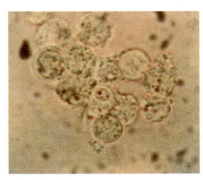

Abb. 3.9: Rhagozyten.

Diese stellen polymorphkernige Leukozyten dar mit einem maximalen Durchmesser von 0,5 bis 3 μm. Sie zeigen eine fast kreisrunde Struktur und an der Peripherie liegende lichtbrechende Granula, in welchen man zum Teil Immunkomplexe findet. Darin findet man mit dem entsprechenden laborchemischen Test im Erguss auch öfters den bei den oben genannten Erkrankungen auftretenden, im Serum nachweisbaren Rheumafaktor (☞ Kap. 3.8.). Der Name Rhagozyten ist aus dem Griechischen abgeleitet (rhagos = Traubenkern), da ihre Struktur einer fast durchsichtigen Traube gleicht.

Rhagozyten haben keine wesentliche differentialdiagnostische Bedeutung; sie sind nicht krankheitsspezifisch und kommen auch bei anderen Erkrankungen mit entzündlichem Erguss vor.

3.2.4. Reiter-Zellen

Ein unspezifischer Befund beim akuten postinfektiösen Reiter-Syndrom sind Makrophagen, die mittels Phagozytose polymorphkernige Leukozyten in ihrem Zytoplasma inkorporiert haben (☞ Abb. 3.10).

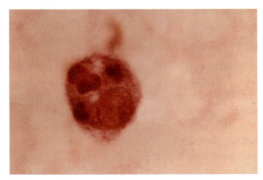

Abb. 3.10: Reiter-Zellen.

3.2.5. Detritus

Im sog. Zelldetritus findet man abgestorbene Zellbestandteile oder postentzündliche Abbauprodukte (zum Teil zu sehen am linken oberen Bildrand in Abb. 3.29).

■ **Rice bodies**

Rice bodies (Reiskörner) sind kleine, glänzende, weiße Objekte, die im wesentlichen aus Fibrin- und Kollagenstrukturen bestehen. Ursprünglich stammen diese Abfallprodukte von mikroinfarzierten Synovialzotten. Sie sind ebenfalls unspezifisch und werden vermehrt bei sehr hochentzündlichen Synovitiden gefunden, z.B. bei rheumatoider oder tuberkulöser Arthritis.

■ **"ground-pepper-sign"**

Das sog. "ground-pepper-sign" (gemahlener Pfeffer) beschreibt deutliche, kleinere Körperchen, die bei der sehr seltenen Ochronose in der Synovialflüssigkeit gefunden werden. Bei dieser Krankheit kommt es durch pathologische Pigmentablagerungen (Störungen im Homogentisinsäure-Stoffwechsel) zur Schwarzfärbung der Knorpelgrundsubstanz von Ohrknorpel, Hornhautrand, Augenlidern und Nasenflügel und zu röntgenologischen Veränderungen im Bereich der betroffenen Gelenke und von gelenknahen Strukturen (z.B. Bandscheiben). Neben den beschriebenen Körperchen und Zellen findet man bei dieser Krankheit häufig Knorpelfragmente mit blutvermengten Fibrinausfällungen und anderem nicht identifizierbaren Inhalt.

■ **Lipidtröpfchen**

Lipidtröpfchen, die sich mittels spezieller Fettfärbemittel rot anfärben lassen, findet man gelegentlich bei einer hochentzündlichen Synovitis, z.B. bei der rheumatoiden Arthritis. Diese können vor allem in Flüssigkeiten aus Gelenk oder Bursa bei Patienten mit entzündlichen Pannusveränderungen nachgewiesen werden.

3.3. Zellzahl und Zellart (Differentialausstrich)

3.3.1. Untersuchungsmethodik

Die im Erguss lichtmikroskopisch nachgewiesenen Zellen können mit Hilfe automatischer Zählgeräte oder in der Neubauer-Zählkammer ausgezählt werden (☞ Tab. 3.1, Abb. 3.1 und 3.11). Bei der Auszählung in der Neubauer-Zählkammer werden mittels Leukozytenpipette bis zu 0,5 ml Erguss aufgezogen und mit Methylenblaulösung bis 1,1 gefärbt. Nach zehnminütiger Behandlung am Schüttellager kann in der Zählkammer ausgezählt und die Leukozytenzahl/µl angegeben werden (☞ Abb. 3.11).

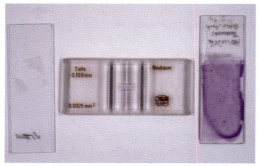

Abb. 3.11: Synovia-Analyse. Präparate von links nach rechts: Nativausstrich zur Kristallbestimmung, Zellzählung in Neubauer-Zählkammer, Zellausstrich (HE-Färbung).

Bis zur Zellzählung müssen die Leukozyten in einem Röhrchen mit EDTA-Lösung aufgelöst und transportiert werden. Die EDTA-haltigen Ergussröhrchen werden 10 Minuten bei 1.200 bis 1.400 Umdrehungen zentrifugiert. Der Überstand wird bis auf 0,5 ml verworfen; der Rest wird aufgeschüttelt und ein Ausstrich angefertigt. Dieser sog. Synovialausstrich wird wie ein Blutausstrich mittels sog. Wright stain oder mittels HE-Färbung (das heißt mit Hämatoxylin und Eosin in entsprechender Reihenfolge) angefärbt. Die Leukozyten werden anschließend entsprechend einem Blutausstrich mittels Zählmaschine im Labor differenziert (☞ Abb. 3.12).

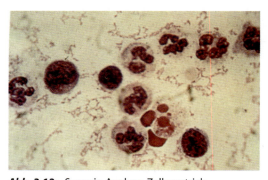

Abb. 3.12: Synovia-Analyse. Zellausstrich.

3.3.2. Auswertung

Allgemein weisen eine hohe Zellzahl und eine Zunahme der polymorphkernigen Leukozyten beziehungsweise neutrophilen Granulozyten auf eine zunehmende entzündliche Aktivität im Gelenk hin. Dabei kann jedoch nur zwischen einem "nichtentzündlichen" (im Normalfall zwischen 200 bis 2.000 Zellen/mm^3) oder einem "entzündlichen" Erguss (über 2.000 Zellen/mm^3) unterschieden werden. Eine Leukozytenzahl von weniger als 100 mm^3 beziehungsweise weniger als 10 % neutrophilen Leukozyten im Erguss sind ebenfalls als "nichtentzündlich" zu deuten.

Obwohl Zellart und Zellzahl nicht spezifisch zu werten sind, werden sie zusammen mit anderen Merkmalen von einigen Autoren zur groben Unterscheidung von verschiedenen entzündlich-rheumatischen Erkrankungen herangezogen (☞ Tab. 3.2).

Im allgemeinen gibt es folgende vereinfachte Unterscheidungskriterien:

- **■ Nichtinfektiöse Ergussbildungen (z.B. Arthrose oder mechanische Irritation nach falschem Ergussversand oder falscher Aufbereitung)**

2.000 bis 50.000 Zellen/mm^3 Leukozyten, im Differentialausstrich weniger als 50 % polymorphkernige beziehungsweise neutrophile Granulozyten. Eine vermehrte Neutrophilenzahl bis zu 90 % findet man gelegentlich bei kristallinduzierten Arthritiden (Gicht und Pseudogicht).

- **■ Hochentzündliche Ergussbildung (akute septische Arthritis oder hochentzündlicher Schub einer rheumatoiden Arthritis)**

Zellzahlen von über 50.000 Zellen/mm^3 Leukozyten, im Differentialausstrich mehr als 90 % polymorphkernige beziehungsweise neutrophile Granulozyten.

- **■ Parainfektiöse Gelenkergüsse**

Eine deutliche Monozytose im Zellausstrich eines Gelenkergusses findet man bei parainfektiösen Arthritiden, das heißt im Rahmen einer Gelenkentzündung bei bestehender akuter Infektion, besonders bei Viruserkrankungen wie Hepatitis B und Röteln. Bei diesen Krankheiten ist ein Erregernachweis im Gelenk negativ. Der Erguss ist nur passager und führt nicht zur Gelenkzerstörung wie bei einer septischen Arthritis.

Diagnose	Physiologisch (normal)	Aktivierte Arthrose	Morbus Bechterew	Traumatische Arthritis	Chondrokalzinose (Pseudogicht)	Gicht	Chronische Polyarthritis	Tb-Arthritis	Septische Arthritis
Farbe	strohgelb	bernstein-gelb	gelb	strohgelb (blutig)	gelb bis milchig	milchig	gelb bis grünlich	gelb, grau-gelb	grüngelb, gräu-lich (blutig)
Trübung	klar	klar	klar	klar bis trüb	klar bis trüb	trüb	trüb	trüb	deutlich trüb
Durchsichtig (☞ Abb. 3.6 und 3.7)	ja	ja	ja	unter-schiedlich	unter-schiedlich	nein	unter-schiedlich	nein	nein
Viskosität	normal	normal	milchig	normal	milchig	niedrig	niedrig bis sehr niedrig	niedrig	niedrig
Muzinaus-fällung	normal	normal	schwach	normal	schwach	schwach	schwach	schwach	sehr schwach
Zellen pro mm³	ca. 100	bis ca. 1000	bis ca. 1000	bis ca. 2000	bis ca. 1000	ca. 10000	6000-22000	über 10000	bis über 200000
Anteil von Granulozyten	gering (25 %)	gering	ca. 50 %	gering	über 50 %	hoch	hoch (über 75 %)	ca. 50 %	sehr hoch (über 75-90 %)
Besonderes						phagozytier-te Kristalle	hoher An-teil Rhago-zyten		
Glucose[1]	normal	normal	normal bis niedrig	normal	niedrig	niedrig	niedrig		sehr niedrig
Kristalle	keine	keine	keine	keine	Kalziumpyro-phosphatkristalle	Urate	eventuell Cholesterin	keine	keine
Bakterien	keine	keine	keine	keine	keine	keine	keine	Ziehl-Neel-son-Fär-bung, spez. Kulturen, evtl. PCR	nachweisbar

Tab. 3.2: Synovia-Analyse: Differentialdiagnostische Wertung verschiedener Befunde aus dem Punktat bei den wichtigsten rheumatischen Erkrankungen.
[1] normal = Glucosewert im Erguß gleich dem Blutzuckerwert, niedrig = unter 50 % des gleichzeitig gemessenen Blutzuckers, sehr niedrig = 25 % des Blutzuckerwertes (modifiziert nach Cohen u. Mitarbeiter [30b]). PCR = Polymerase-Kettenreaktion (☞ Kap. 3.7.)

Davon zu unterscheiden ist ein Gelenkerguss im Rahmen einer postinfektiösen Arthritis (☞ Kap. 3.7).

Seltener findet man erhöhte Monozyten im Gelenkerguss bei der allergischen Reaktion Typ 3 (sog. serum sickness nach Coombs und Gell), z.B. nach einem Biss von giftigen Schlangen, Spinnen oder Echsen bzw. nach einem giftigen Stich (z.B. Steinfisch).

3.4. Polarisationsmikroskopie

Mit Hilfe eines Polarisationsmikroskops (☞ Abb. 3.1) kann der Nachweis von Kristallen im gewonnenen Erguss durchgeführt werden. Dies ist insbesondere zur sicheren Diagnosestellung einer Gicht beziehungsweise Pseudogicht möglich (42,134, 171,174b).

3.4.1. Vorbereitung/Transport des Ergusses

Zur Untersuchung sollte möglichst frischer Erguss gewonnen werden. Ein längerer Transport mit Veränderungen des pH-Wertes oder der Temperatur kann zur Auflösung der Kristalle führen (☞ oben), dagegen sind intrazellulär gelegene, phagozytierte Kristalle (durch Makrophagen im Erguss) noch nachzuweisen. Durch zusätzliches Zentrifugieren und Untersuchen des Sediments kann die Empfindlichkeit der Untersuchung gesteigert werden.

Falls die Untersuchung des Nativpräparates nicht sofort erfolgen kann, sollte der auf das Objektiv aufgetragene Erguss mit einem Deckplättchen abgedeckt und die Ränder versiegelt werden (z.B. mit klarem Nagellack oder einem entsprechenden im Labor üblichen Abdichtungsmaterial), um Austrocknung und artifizielle Veränderungen zu vermeiden. Es ist sehr wichtig, möglichst staubfrei zu arbeiten beziehungsweise die Glasoberflächen zuvor mittels Alkohol oder Azeton ausreichend zu säubern.

3.4.2. Kristallbestimmung

Bei der Untersuchung im Mikroskop werden zuerst die Kristalle mit einer geringen Vergrößerung (10x10 und 40x10) im Dunkelfeld aufgesucht. Sobald eine doppelbrechende Substanz gefunden wird, wird der Kompensator eingestellt und eine stärkere Vergrößerung (bis 400) gewählt (☞ Tab. 3.1).

Zur Differenzierung der Kristalle wird im Dunkelfeld ein Filter eingeschoben (damit entsteht ein lila Hintergrund im Objektfeld). Danach wird der Objektträgertisch gedreht, bis die Nadel nach 10 oder 14 Uhr zeigt und die typischen Farbveränderungen (hellgelb beziehungsweise leuchtend blau) gegen den lila Hintergrund sichtbar werden. Die nachfolgend beschriebenen Kristalle verbinden sich häufig mit Fibrinfäden oder sonstigem zellulären Detritus (☞ oben), weshalb entsprechende Bereiche im Untersuchungsfeld genauestens daraufhin untersucht werden sollten. Auf Einschlüsse mit eckigen Rändern ist zu achten. Extrazelluläre Kristalle sind einfacher als intrazelluläre (durch Makrophagen aufgefressene) zu finden.

Die genaue Identifikation des Kristalls erfolgt anhand folgender Eigenschaften :

- Größe
- Morphologie
- Art der Doppelbrechung (angloamerikanisch: "birefringence"): negativ oder positiv doppelbrechend
- Auslöschwinkel (angloamerikanisch: extinction angle): Winkel, in dem der Objekttisch gedreht werden muss, damit ein Kristall von maximaler bis zu fehlender Doppelbrechung im Feld verschwindet

Folgende Kristallformationen können unterschieden werden:

■ **Harnsäurekristalle**

Harnsäurekristalle (Natriummonouratkristalle, angloamerikanisch: MSUM = monosodium urate monohydrate crystals) sind bei positivem Nachweis die wichtigsten Kristalle zur Diagnosestellung einer Gichtarthropathie (☞ Abb. 3.13 bis 3.15) und zeigen folgende Charakteristika:

- *Länge*: 2 bis 30 µm
- *Morphologie*: lang, nadelförmig (sog. aciculare Form)
- *Doppelbrechung*: starke, negative Doppelbrechung mit einem Auslöschwinkel von 45 Grad

3.4. Polarisationsmikroskopie

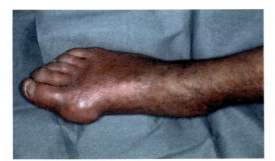

Abb. 3.13: Gichtanfall Großzehengrundgelenk = Podagra.

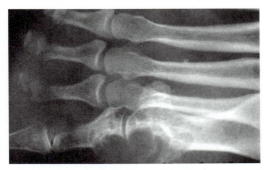

Abb. 3.14: Röntgenologische Veränderungen bei Gicht (Patient aus Abb. 3.13).

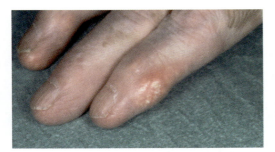

Abb. 3.15: Gichttophus am Zeigefinger.

Harnsäurekristalle sind auf Grund ihrer typischen Form und Doppelbrechung relativ einfach zu identifizieren (☞ Abb. 3.16).

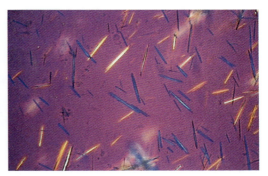

Abb. 3.16: Synovia-Analyse. Gichtkristalle im Polarisationsmikroskop. Typisch: starke, negative Doppelbrechung und großer Auslöschwinkel (45 Grad).

Zur 100 %igen Sicherheit kann eine sog. Urikaseprobe durchgeführt werden. Bei Zugabe des Enzyms lösen sich die Kristalle auf. Harnsäurekristalle können im Gelenkerguss oder aus Bursen von Patienten mit Gicht nachgewiesen werden; sie zeigen eine intra- oder extrazelluläre Lage (in Abb. 3.17 und 3.18 pathognomonische Lage intrazellulär in einem Phagozyten). Am häufigsten sind die Kristalle jedoch verklumpt und zeigen typische Formationen. Auch nach Eintrocknen des Präparats (z.B. als Ausstrich) können diese Veränderungen noch längere Zeit (sogar bis zu Monaten) nachgewiesen werden. Hierzu empfiehlt sich ein Ölimmersionsvorsatz am Mikroskop.

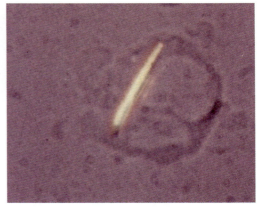

Abb. 3.17: Synovia-Analyse. Phagozytierter Gichtkristall (Bildmitte) im Polarisationsmikroskop.

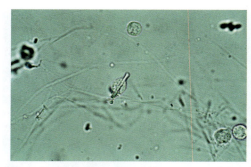

Abb. 3.18: Synovia-Analyse. Phagozytierter Gichtkristall (Bildmitte) im Phasenkontrastmikroskop (40-fach).

■ Kalziumpyrophosphat-Dihydratkristalle

(angloamerikanisch: CPPD = calcium pyrophosphate dihydrate crystals): Diese Kristallformation ist für die Diagnosestellung bei der akuten Pseudogicht (früher "Kalkgicht") typisch (☞ Abb. 3.19). Man findet sie im Rahmen einer Chondrokalzinose, die ein typisches röntgenologisches Bild aufweist (☞ Abb. 3.20).

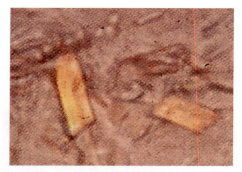

Abb. 3.19: Synovia-Analyse. CPPD-Kristalle bei sog. Pseudogicht. Typisch: schwache, positive Doppelbrechung und kleiner Auslöschwinkel (ca. 15 Grad).

Es zeigen sich folgende Charakteristika:
- *Länge*: 2 bis 10 bis maximal 20 µm
- *Morphologie*: rhomboide bis kubische Form
- *Doppelbrechung*: schwache, positive Doppelbrechung mit kleinem Auslöschwinkel (ca. 15 Grad)

Im Vergleich zu den Harnsäurekristallen ist der Nachweis von Kalziumpyrophosphat-Dihydratkristallen meist schwieriger, da diese kleiner sind und dadurch die Bestimmung der längsten Achse und der charakteristischen Doppelbrechung erschwert oder unmöglich wird. Im Gegensatz zu Harnsäurekristallen findet man meist nur einzelne CPPD-Kristalle, vorwiegend extrazellulär und kaum intrazellulär. Manchmal treten sie als Paare auf, die unterschiedliche Kristallformationen ergeben. Ein aus zwei Kristallen zusammengesetzter Kristall erscheint dem Betrachter als "eingekerbte" größere Kristallformation. Sehr häufig findet man diese Kristalle zusammen mit Fibrinfäden oder Zelldetritus.

■ Cholesterinkristalle

Diese unspezifischen Kristalle findet man gehäuft bei Patienten mit Hyperlipoproteinämie (☞ Abb. 3.21). Folgende Charakteristika sind zu nennen:

- *Durchmesser*: 5 bis 50 µm.
- *Morphologie*: große, flache, rhomboide Platten beziehungsweise Parallelogramme. Sie zeigen eine häufige "Zellteilung" beziehungsweise "abgebrochene" Ecken, können in mehreren Schichten aufeinander projiziert sein und kommen fast immer extrazellulär vor.
- *Doppelbrechung*: gemischte positive und negative Doppelbrechung

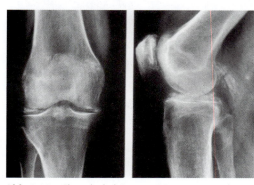

Abb. 3.20: Chondrokalzinose. Röntgenveränderungen: verkalkte Menisci.

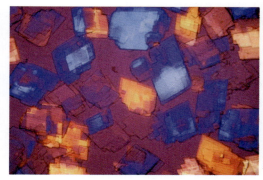

Abb. 3.21: Synovia-Analyse. Cholesterinkristalle.

■ Lipidkristalle

Der Nachweis von Lipidkristallen hat keinen diagnostischen Wert. Sie zeigen jedoch folgende charakteristische Eigenschaften im Polarisationsmikroskop (☞ Abb. 3.22).

- *Durchmesser*: zirka 2 bis 4 µm
- *Morphologie*: charakteristische, hell leuchtende Malteserkreuze
- *Doppelbrechung*: gemischte, positive und negative Doppelbrechung

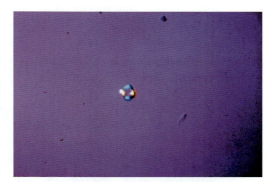

Abb. 3.22: Synovia-Analyse. Lipidkristalle: "Malteserkreuz" im Polarisationsmikroskop.

Diese äußerst auffälligen Kristalle können sehr unterschiedliche Ursachen haben, z.B. Gelenklipide, Kalziumoxalat, Talkumpuder von verwendeten Gummihandschuhen, Lithiumheparin durch Beimengung zum Erguss oder Staubpartikel. Aus diesem Grund und um Verwechslungen mit anderen Kristallen zu verhindern, wird Lithiumheparin zur Gerinnungshemmung bei der Vorbereitung des Ergusses zur Polarisationsmikroskopie nicht empfohlen.

■ Kalziumoxalatkristalle

Diese seltene Kristallformation weist folgende Charakteristika auf:

- *Durchmesser*: 2 bis 4 µm
- *Morphologie*: typische Briefkuvertform
- *Doppelbrechung*: positive Doppelbrechung

Diese typische Kristallform findet man bei der sehr seltenen Oxalose. Die Kristalle können aber auch im Rahmen einer Hyperoxalämie nachgewiesen werden, die durch eine chronische Hämo- oder Peritonealdialyse verursacht wurde.

■ Artifizielle Formationen

Artifizielle Kristalle können verschiedene Ursachen haben. Lithiumheparin kann neben der oben beschriebenen Malteserkreuzform auch eine stabähnliche Kristallformation mit positiver Doppelbrechung zeigen. *Brushitekristalle* können große, positiv doppelbrechende Kristalle bilden, die eine Sternformation einnehmen können. Meist stellen sie einen durch die Punktion bedingten Artefakt dar. Weitere Formationen ohne typische Kristallformation können inkorporierte Haare, Fibrinfäden oder ähnliches sein.

3.5. Phasenkontrast- und Elektronenmikroskopie

Einige Kristallformationen lassen sich nur sicher mit Hilfe von Phasenkontrast- oder Elektronenmikroskopie unterscheiden. Am spezifischsten ist die Untersuchung im Raster-Elektronenmikroskop. Hiermit können auch andere, ansonsten nicht sichtbare Kristallformationen identifiziert werden.

■ Kortikoidkristalle

Kortikoidkristalle können zwar im Polarisationsmikroskop nachgewiesen werden (☞ Abb. 3.23), die genaue Substanz kann nur durch die Patientenanamnese eruiert werden (welches Präparat wurde intraartikulär injiziert). Der sichere Nachweis aus dem Gelenkerguss ist nur mittels Elektronenmikroskopie möglich. Dabei zeigen sich charakteristische Kristallformationen (☞ Abb. 3.24 bis 3.26). Diese lassen sich je nach Veresterung, Kristallformation und intraartikulärer Verweildauer (Rasterelektronenmikroskopische Darstellung der in Deutschland erhältlichen Kristallsuspensionen nachzuschauen bei Althoff, J und Eisenhart-Rothe, B.v. [1a], ausführlich beschrieben bei Möllmann et al. [121]) viele Wochen lang nachweisen. Bei den gängigen Präparaten sind Größendurchmesser der Kristalle zwischen 1 und 8 µm zu finden (☞ Abb. 3.27). Bei der Polarisationsmikroskopie zeigen diese meist eine schwache (negative oder positive) Doppelbrechung. Man findet die Kortikoidkristalle intra- und extrazellulär.

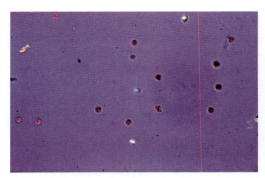

Abb. 3.23: Synovia-Analyse. Hell aufleuchtende stabförmige intra- und extrazelluläre Kortikoidkristalle im Polarisationsmikroskop.

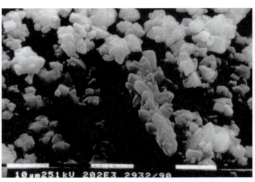

Abb. 3.25: Synovia-Analyse. Triamcinolon-Acetonid-Kristalle (Volon-A KS®). Elektronenoptisches Bild: rhomboide Formen (aus: Althoff, J und Eisenhart-Rothe, B.v. [1a]).

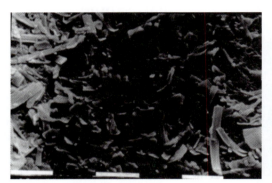

Abb. 3.24: Synovia-Analyse. Betamethason-Kristalle (Celestan Depot KS®). Elektronenoptisches Bild: nadelförmige Kristallformationen (aus: Althoff, J und Eisenhart-Rothe, B.v. [1a]).

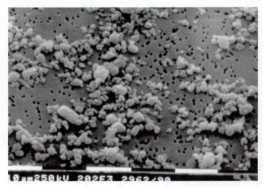

Abb. 3.26: Synovia-Analyse. Dexamethason-21-Acetat (in Supertendin® 5/10). Elektronenoptisches Bild: abgerundete mikrokristalline Formationen (aus: Althoff, J und Eisenhart-Rothe, B.v. [1a]).

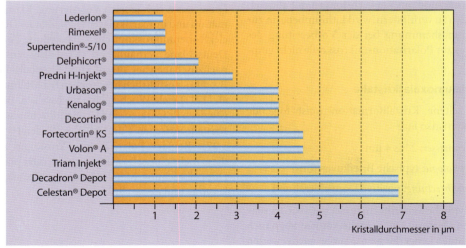

Abb. 3.27: Mittlerer Durchmesser von Kristallen verschiedener handelsüblicher Glucocorticoid-Kristallsuspensionen (in µm). Medikamentenliste ohne Anspruch auf Vollständigkeit aller injizierbaren Kortikoide.

Hydroxyapatitkristalle

Diese sehr kleinen Kristalle mit Durchmessern von weniger als 0,15 µm sind im Polarisationsmikroskop nicht mehr zu unterscheiden. Der Nachweis kann nur mittels Phasenkontrast- oder Elektronenmikroskop erfolgen (☞ Abb. 3.28).

Die Kristalle zeigen eine runde oder polygonale Form mit einer Neigung zur Verklumpung. Diese Haufen lassen sich im Lichtmikroskop mit Alizarinrot anfärben und indirekt nachweisen, um somit die weiteren Untersuchungsmöglichkeiten zu rechtfertigen. Bei einem sauren pH-Wert (4,5) zeigt Alizarin (angloamerikanisch: alizarin red S) eine höhere Spezifität für Apatit als für andere kalziumhaltige Kristalle (☞ Abb. 3.29).

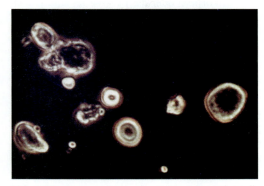

Abb. 3.28: Synovia-Analyse. Hydroxyapatitkristalle im Phasenkontrastmikroskop.

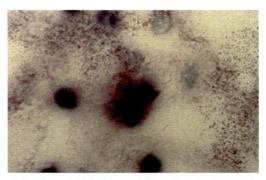

Abb. 3.29: Synovia-Analyse. Hydroxyapatitkristalle nach Alizarinrotfärbung.

Diese nachgewiesenen Aggregate treten zwar häufig unspezifisch auf, sehr große Mengen findet man aber beim sog. *Hydroxyapatit-Rheumatismus mit destruierender Arthropathie* (99).

Amyloidablagerungen

Amyloidablagerungen finden sich bei der *primären und sekundären Amyloidose* häufig in Fibrinklumpen. Das Amyloid kann ebenso wie beim histologischen Nachweis aus anderen Bindegeweben (z.B. bei der üblichen Rektumschleimhautbiopsie) mittels Kongorot nachgewiesen werden. Dabei zeigt sich eine fibrilläre oder amorphe Struktur mit apfelgrüner Doppelbrechung. Die sicherste Diagnosestellung des Amyloids erfolgt jedoch mittels Elektronenmikroskop.

3.6. Gram-Färbung und Bakterienkultur

Ein auf dem Objektträger eingetrockneter Erguss kann sehr gut mittels Gram-Färbung auf Erreger hin untersucht werden (☞ Kap. 4.1.2. und Fußnote 1 in Legende Tab. 3.1)

> Ein negativer Befund schließt eine septische Arthritis aber keinesfalls aus.

Auch eine Untersuchung auf *Mykobakterien* (Tuberkulose) kann mittels *Ziehl-Neelsen-Färbung* durchgeführt werden. Meist reicht diese Methode jedoch nicht aus, und es sollten bei Verdacht auf eine tuberkulöse Arthritis immer eine Kulturuntersuchung, evtl. eine PCR (☞ unten) sowie eine synoviale Biopsie (☞ unten) durchgeführt werden (zum weiteren Vorgehen ☞ Kap. 4.1.2.).

Bei Verdacht auf eine *Gonokokkeninfektion* (z.B. anhand der Anamnese) muss zum sicheren Erregernachweis der frische Erguss (Methylenblaufärbung, ☞ Abb. 4.5) eventuell in einem speziellen Medium transportiert werden (z.B. sofort auf Schokoladenagar oder in einem sog. Thayer-Martin-Medium mit entsprechendem Hinweis für das weiter verarbeitende Labor). Bei Verdacht auf Pilzinfektionen oder sonstige seltene Erreger (z.B. bei Brucellose) sollte hinsichtlich der korrekten Versendung des Probenmaterials mit dem mikrobiologischen Labor vor der Gelenkpunktion Kontakt aufgenommen werden.

3.7. Untersuchung mittels Polymerase-Kettenreaktion (PMR)

Von zunehmender Bedeutung ist der Nachweis von Erreger-DNS im Rahmen verschiedener, vorwiegend postinfektiöser oder parainfektiöser Arthritiden. Diese Untersuchung hat sich bereits routinemäßig behauptet

- bei Verdacht auf eine *Borrelieninfektion* im Rahmen der *Lyme-Arthritis*
- bei Verdacht auf eine *Chlamydieninfektion* im Rahmen einer *chlamydieninduzierten Arthritis*
- bei Verdacht auf eine *tuberkulöse Arthritis*

Künftig wird diese Möglichkeit in der Differentialdiagnostik zum Nachweis der verschiedenen arthritogenen Erreger eine zunehmende Rolle spielen. Auch nach erfolgter Antibiotikatherapie können entsprechende Untersuchungen zur Diagnose führen. Die Versendung des Materials erfolgt in einem möglichst staubfreien, sterilen Röhrchen, um Artefakte zu vermeiden.

Neben der sogenannten PMR-Untersuchungsmethode können weitere *zytologische und histochemische Verfahren* eingesetzt werden, um z.B. Antigenstrukturen von Erregern nachzuweisen. Dies ist z.B. bei der chlamydieninduzierten Arthritis möglich.

3.8. Weitere serologische Untersuchungen

Neben den oben beschriebenen Untersuchungsmöglichkeiten sind weitere laborserologische (biochemische und immunologische) Untersuchungen des Ergusses möglich. Diese sind meist nicht für die tägliche Routine bestimmt und zum Teil nur in Spezialabors durchführbar.

■ Glukosebestimmung

Die Bestimmung des Glukosewertes im Erguss muss stets komplementär zum Blutzuckerwert durchgeführt werden, um eine Aussage zu ermöglichen. Der Patient sollte bei der Gelenkpunktion am besten nüchtern sein. Der Erguss muss in speziellen Untersuchungsröhrchen (z.B. mit fluoridhaltigem Medium) verschickt werden. Obwohl dieser Befund weitgehend unspezifisch ist, findet man erniedrigte Glukosewerte meist bei Gelenkentzündungen, insbesondere bei der rheumatoiden Arthritis. Sehr niedrige Werte (Ergussglukosewert unter 25 % des Blutzuckers) sind verdächtig auf eine septische Arthritis (☞ Kap. 4.1.2.).

Normalerweise entspricht der Glukosewert im Erguss dem des Blutzuckers. Entsprechend findet man gleiche Glukosewerte bei nichtentzündlichen Ergussbildungen (z.B. Arthrosen). Diese einfache Bestimmung kann somit in manchen Fällen zur Differentialdiagnose von chronischen Monarthritiden von Bedeutung sein.

■ Laktatbestimmung

Der Laktatspiegel kann bei bakteriellen Infektionen sowie bei stark entzündlichen Arthritiden stark erhöht sein (größer 5 mmol/l). Lediglich bei der Gonokokkenarthritis ist dieser Wert nahezu normal.

Es gibt zahlreiche weitere Untersuchungen der Gelenkflüssigkeit, die aus dem Bereich der Serumuntersuchungen bekannt sind. Die Bestimmung von Komplementprodukten, Autoantikörpern wie verschiedenen Rheumafaktorklassen, antinukleären Antikörpern oder des pH-Wertes sind jedoch ohne differentialdiagnostische Bedeutung und bisher nur von wissenschaftlichem Interesse.

3.9. Synoviale Biopsie

Bei bestimmten Erkrankungen kann die Durchführung einer synovialen Biopsie im Rahmen einer Gelenkpunktion zur Diagnosestellung führen. Dabei wird mit einer Biopsienadel nach Parker und Pearson im Sinne einer Blindpunktion Material zur weiteren histologischen Untersuchung gewonnen. Durch eine arthrosonographische Voruntersuchung kann eine stark veränderte Synovialzotte als geeignete Biopsiestelle vorbestimmt werden. Dabei können folgende Krankheiten insbesondere beim differentialdiagnostisch schwierigen Symptom einer unklaren Monarthritis durch eine solche Biopsie diagnostiziert werden: Amyloidose, Hämochromatose, intraartikuläre Tumoren, insbesondere die hypertrophe villonoduläre Synovialitis, Sarkoidose und Tuberkulose (☞ oben).

Bei der Diagnosestellung sonstiger Arthritiden hat die synoviale Biopsie enttäuscht. Insbesondere bei der rheumatoiden Arthritis zeigt sich kein charakteristisches histologisches Präparat, welches diagnostisch eindeutig verwertbar wäre.

Auf Grund ihrer Zielsicherheit und guten Verträglichkeit wird heute zumeist die synoviale Biopsie im Rahmen der Arthroskopie durchgeführt.

3.10. Zusammenfassung

Zusammenfassend ist eine Gelenkpunktion bei unklarer Ergussbildung nicht nur als sinnvolle, sondern häufig auch als sichere Methode zur Diagnosestellung besonders bei Frühformen von Gelenkerkrankungen zu empfehlen. Insbesondere bei unklaren Monarthritiden, die oft ein bis zwei Jahre vor endgültiger Diagnosestellung der zugrundeliegenden Krankheit (es gibt mehr als 500 verschiedene rheumatische Entitäten) auftreten, kann eine klare Diagnose aus dem Gelenk viele unnötige Untersuchungen und Therapien erübrigen.

Als Sofortdiagnose bei septischer Arthritis ist die diagnostische Gelenkpunktion durch keine andere Untersuchung zu ersetzen. Bei entsprechender Erfahrung und Durchführung reproduzierbarer Testverfahren (z.B. Gram-Färbung, Kristallnachweis mittels Polarisationsmikroskop, Zellzahl- und Zellartbestimmung, Viskosität) kann schnell die richtige Therapie begonnen werden. In den Händen eines erfahrenen Untersuchers kann sogar anschließend die korrekte symptomlindernde intraartikuläre Therapie erfolgen (☞ Kap. 2.).

Wichtig ist, dass man die Ergebnisse der Gelenkpunktion nicht dem Zufall überlässt. Aus den oben genannten Gründen (fehlende Haltbarkeit, Veränderung des Milieus) sollte die Gelenkflüssigkeit baldmöglichst untersucht werden. Falls dies nicht möglich ist, muss das Material korrekt verschickt oder darf nur kurzfristig gelagert werden. Die meisten Untersuchungen, insbesondere der Kristallnachweis, müssen jedoch unmittelbar erfolgen, um Artefakte oder fehlende Nachweisbarkeit der gesuchten Veränderungen auszuschließen. Die Untersuchung auf Harnsäure (eine serologische Bestimmungsmethode) in der Gelenkflüssigkeit wird sehr häufig aus Unwissenheit durchgeführt, obwohl sie keinerlei diagnostische Schlüsse zulässt. Nur die Untersuchungen auf Harnsäurekristalle im Polarisationsmikroskop sind diagnostisch zu verwerten. Sie können aber von Laborpraxen oder -gemeinschaften, die nicht über ein Polarisationsmikroskop verfügen, auf keinen Fall korrekt durchgeführt werden.

Auch das Verschicken von Ergussmaterial zur Bestimmung von Harnsäurekristallen sowie von Kalziumpyrophosphatkristallen ist völlig sinnlos, wenn dies über den Postweg länger als 24 Stunden dauert. Nach dieser Zeit wird die Diagnosestellung über den Nachweis von Harnsäurekristallen sehr schwierig. Der Nachweis von Kalziumpyrophosphatkristallen wird sogar unmöglich, da sich diese bereits aufgelöst haben

Gelenkinfektionen

4. Gelenkinfektionen

Das Infektionsrisiko nach intraartikulärer Therapie ist in den letzten Jahrzehnten deutlich gesunken. Ende der 50er Jahre nahm man eine Infektionsrate von einer Infektion pro 1.000 Gelenkinjektionen an. Nach Bernau und Mitarbeitern ist dieses Risiko heute auf eine Infektion pro 35.000 Injektionen gesunken (16,17,18) und nach Seror sogar unter 1:60.000 (47). Als wesentliche Ursache ist die Einhaltung der strengen Asepsis bei der diagnostischen Gelenkpunktion und der intraartikulären Injektionstherapie zu nennen. Es muss betont werden, dass das Infektionsrisiko je nach verabreichtem Medikament erhöht sein kann. Dies ist besonders bei der Kortikoidtherapie der Fall (☞ Tab. 1.11). Zusätzlich steigt das Infektionsrisiko mit der Anzahl der durchgeführten Behandlungen am Gelenk (5).

Das allgemeine Infektionsrisiko ist nicht nur durch die systemische Zusatzmedikation (z.B. Kortikoide, Immunsuppressiva) bei Patienten mit entzündlich-rheumatischen Erkrankungen erhöht, sondern vor allem durch die Grundkrankheit selbst. Besonders bei Patienten mit rheumatoider Arthritis und sog. Kollagenosen (z.B. systemischer Lupus erythematodes, Vaskulitiden) ist das Infektionsrisiko größer als bei Gesunden (79,80).

4.1. Septische Arthritis nach i.a.-Therapie

Infolge einer Bakterienbesiedlung des Gelenks im Rahmen einer intraartikulären Therapie kann eine septische Arthritis entstehen. Differentialdiagnostisch müssen andere Ursachen bei vorbehandelten Patienten, besonders wenn diese zusätzlich Immunsuppressiva bekommen, eruiert werden (☞ unten). Besonders vorangegangene Operationen oder Traumata können bei immungeschwächten Personen zur eitrigen Gelenkinfektion führen, so dass neben der Anamnese auch typische laborserologische und insbesondere mikrobiologische Befunde zur Diagnosestellung herangezogen werden müssen (77).

> Jeder Infektverdacht ist als absolute Notfallsituation zu betrachten!

Das große Problem bei Gelenkinfektionen ist nämlich die schnelle Progredienz. Innerhalb von 24 Stunden nach Beginn treten z.T. progrediente Knorpelarrosionen auf, und nach spätestens 5 bis 7 Tagen zerfällt die Knorpelsubstanz. Es bilden sich tiefe Knorpelgeschwüre mit Infektosteolysen.

4.1.1. Erregerhäufigkeit

Anhand von Untersuchungen von Ryan und Mitarbeitern (140) bei über 1.000 Fällen von septischen Arthritiden wurde eine Erregerhäufigkeit erstellt. Die wichtigsten pathogenen Keime, die mit septischer Arthritis assoziiert waren, sind im Erwachsenenalter Staphylokokken und Streptokokken, bei Kindern unter zehn Jahren zeigten sich häufiger gramnegative Infektionen. Dabei wurde nicht zwischen den verschiedenen Ursachen (iatrogene beziehungsweise im Rahmen von anderen systemischen Infektionen wie Pneumonien auftretende Infektionen) unterschieden. Der Nachweis von koagulasenegativen Staphylokokken wurde häufiger als Hautkontamination bei der Entnahme von Kulturen aus dem Gelenk oder aus dem Blut gedeutet. Andere angezüchtete Keime, besonders die mit hoher Resistenz (z.B. *Staphyllococcus epidermitis* oder *Stenotrophomonas maltophilia*) sind beim abwehrgesunden Patienten als unwichtige sog. Kolonisationskeime zu deuten und müssen nicht behandelt werden (143a).

Obwohl sich als Streptokokkenarten vor allem *Streptococcus pneumoniae* und Streptokokken der Lancefield-Gruppe A fanden (über 60 % der Streptokokkenisolate), war auch eine vermehrte Häufung von Streptokokken der Gruppe B, C und D bei älteren Patienten nachzuweisen (111).

Häufig ist trotz der typischen klinischen Symptomatik kein positiver Erregernachweis möglich. Bei bis zu 23 % der Patienten mit septischer Arthritis wurde innerhalb eines Patientenkollektivs kein Erreger isoliert. Bei diesen Patienten wurde die Diagnose klinisch oder röntgenologisch festgestellt. Besonders bei Patienten, die bereits mit anderen Antibiotika behandelt werden, bleibt ein entsprechender Nachweis aus. In 50 bis nahezu 70 % der Fälle werden Erreger auch aus dem Blut mittels Kultur isoliert.

Staphylococcus aureus wurde im Rahmen einer eitrigen Gelenkentzündung bei bis zu 80 % der Patienten mit rheumatoider Arthritis nachgewiesen. Neben einer iatrogenen Ursache im Rahmen einer Gelenkpunktion oder Gelenkinjektion findet man bei diesen Patienten häufiger zusätzliche Eintrittspforten für Staphylokokken, z.B. über eine Hautläsion in der Vorfußgegend. Prädisponierend für diese Veränderungen sind bestehende Gelenkdeformationen im Rahmen der Grundkrankheit.

Ursache einer monoartikulären Infektion im Rahmen der rheumatoiden Arthritis war fast immer eine vorausgegangene intraartikuläre Behandlung. Dabei wird die Mortalitätsrate zwischen 17 und 23 % bei Patienten mit rheumatoider Arthritis versus 7 % bei Patienten ohne rheumatoide Arthritis beschrieben. Bei Staphylokokkeninfektionen von mehreren Gelenken zeigte sich eine entsprechend höhere Mortalitätsrate (zwischen 35 und 49 %). Trotz der verbesserten Therapie hat sich die Mortalitätsrate in den letzten 35 Jahren nicht gebessert (111,116,140). Als Ursache hierfür gilt vor allem die schwierige Differentialdiagnose zwischen einem akuten entzündlichen Gelenkschub im Rahmen der rheumatoiden Arthritis und einer septischen Arthritis mit fehlendem Erregernachweis in der Kultur. Eine septische Arthritis kann auch bei Fehlen von lokaler Entzündungsreaktion, Fieber und Blutleukozytose ebenfalls leicht übersehen werden (☞ unten).

Bei bakteriellen Wund-, Knochen-, Haut- und Gelenkinfekten sowie im oberen Respirationstrakt nehmen Infektionen mit multiresistenten bzw. Methicillin-resistenten *S. aureus*-Stämmen (MRSA) und Methicillin-resistenten *Staphylococcus epidermidis*-Stämmen (MRSE) zu und stellen ein zunehmendes krankenhaushygienisches Problem dar. Wichtig ist, dass Besiedlungen der Nasen- oder Mundschleimhaut und der gesunden Haut keinesfalls systemisch mit Antibiotika behandelt werden dürfen (sog. oberflächliche Kolonisation). Nur nachgewiesene oder wahrscheinliche Weichteilinfektionen, Osteomyelitis, eitrige Arthritis oder nachfolgende Sepsis muss unbedingt mit systemischen Antibiotika behandelt werden (143a).

4.1.2. Diagnosestellung

Im Vordergrund der Diagnostik steht die Synovia-Analyse (☞ Kap. 3.). Bei jeglicher unklarer Erussbildung und insbesondere bei Verdacht auf eine septische Arthritis muss routinemäßig eine Gelenkpunktion mit anschließender Untersuchung durchgeführt werden. Zusätzlich sollte bei jedem Verdacht auf Gelenksepsis neben einer Blutkulturentnahme, falls möglich, auch die Untersuchung unter dem Polarisationsmikroskop durchgeführt werden.

Bereits bei der makroskopischen Betrachtung zeigt sich bei bakterieller Infektion der Erguss als rahmige und flockige Flüssigkeit (☞ Abb. 4.1). Bei infektiösen Ergüssen findet man bei Bestimmung der Zellzahl über 50.000 Leukozyten pro mm^3 und bei Bestimmung der Zellart mehr als 90 % polymorphkernige beziehungsweise neutrophile Granulozyten. Dieser Befund kann jedoch genauso bei einer hochentzündlichen abakteriellen Ergussbildung im Rahmen einer rheumatoiden Arthritis vorkommen.

Die vorherige Injektion eines Kortikoids kann die Symptomatik verschleiern und den Verlauf atypisch erscheinen lassen. Bei diesen Patienten gilt es somit, besondere Vorsicht walten zu lassen.

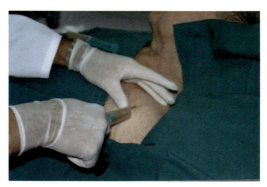

Abb. 4.1: Eitrige Omarthritis bei cP-Patient. Dicker, trüber bräunlich-grüner Erguss (Punktion linke Schulter).

Die Untersuchungen im Polarisationsmikroskop dienen dazu, eine Kristallarthritis (z.B. zum Ausschluss von Harnsäurekristallen bei Gicht oder Kalziumpyrophosphatkristallen bei sog. Pseudogicht) auszuschließen, da auch die Kristallarthritis mit hohen Leukozytenzahlen im Erguss auftreten kann.

Weiterhin findet man bei der septischen Arthritis in der Gelenkflüssigkeit einen niedrigen Glukosespiegel (weniger als die Hälfte des gleichzeitig bestimmten Blutzuckerspiegels) und oft deutlich erhöhte Laktatwerte (mehr als 100 mg/dl).

> Als wichtigste akute diagnostische Maßnahme gilt die Durchführung einer Gram-Färbung der entnommenen Gelenkflüssigkeit (Gram-Färbung in Abb. 4.2 bis 4.4). Dabei kann man aus wenigen Tropfen Erguss mit hoher diagnostischer Sicherheit eine Staphylokokken- oder Gonokokkeninfektion feststellen (mittels Methylenblaufärbung in Abb. 4.5) und eine sofortige antibiotische Therapie beginnen.

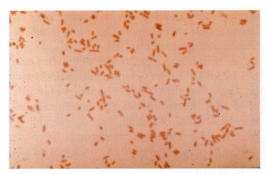

Abb. 4.4: Gram-Färbung: rotgefärbte Gram-negative E. coli.

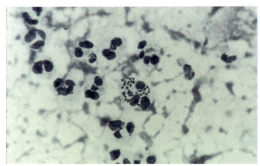

Abb. 4.5: Methylenblaufärbung. Gonokokkennachweis. Typische Diplokokken auch intrazellulär in einem Leukozyt.

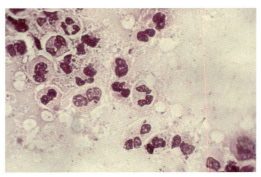

Abb. 4.2: Gram-Färbung: blaugefärbte Gram-positive *Staphylococcus aureus*.

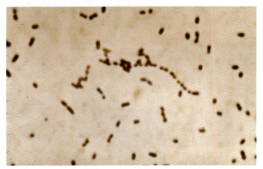

Abb. 4.3: Gram-Färbung: blaugefärbte Gram-positive *Streptococcos faecalis*.

Weiterer Erguss sollte nach Eingabe in ein entsprechendes Kulturgefäß zur weiteren Bebrütung in die Mikrobiologie geschickt werden. Die Proben sollten schnellstmöglich, auch am Wochenende, ins Labor transportiert und innerhalb höchstens 4 Stunden untersucht werden. Alternativ können Transportmedien verwendet werden, diese sollten jedoch spätestens innerhalb von 12 Stunden verarbeitet werden (143a).

Wie oben beschrieben, ist nur in 50 bis maximal 80 % der Fälle ein positives verwertbares Ergebnis zu erwarten. Die zusätzlich bei Fieber entnommenen Blutkulturen sind in drei Viertel der Fälle positiv und sollten insbesondere bei über 38 bis 38,5 °C ansteigender Körpertemperatur als aerobe und anaerobe Kultur entnommen werden.

4.1.3. Klinik

Im Gegensatz zur Kristallsynovitis nach Kortikoidinstillation (☞ Kap. 2.1.9.) kommt es bei der postpunktionell bedingten bakteriellen Infektion erst nach einigen Tagen zu einem Auftreten von zunehmenden lokalen Entzündungssymptomen (häufig drei Tage nach einer vorangegangenen Injektion; ☞ Abb. 4.6 und 4.7). Zusätzlich treten Allgemeinsymptome wie Fieber, Schüttelfrost und schlechtes Allgemeinbefinden bis hin zu Symptomen eines beginnenden septischen Schocks mit Bewusstseinsveränderungen (zeitliche und örtliche Desorientiertheit, Benommenheit) und Blutdruckabfall sowie Tachykardie auf. Häufig kann die ursächliche Punktion im Rahmen einer chronischen schleichenden Infektion mit Streuung in andere Gelenke auch mehrere Tage bis Wochen zurückliegen.

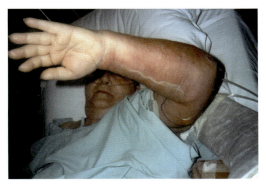

Abb. 4.7: Eitrige Bursitis olecrani mit Staphylokokken und nachfolgender Phlegmone linker Unterarm.

Bildgebende Verfahren wie Arthrosonographie, Gelenkszintigraphie, NMR zeigen unspezifische Hinweise für eine Entzündung mit oder ohne Ergussbildung im Gelenk. Röntgenologische Hinweise für eine septische Arthritis zeigen sich meist zu spät nach einigen Tagen bzw. Wochen.

4.1.4. Therapiemaßnahmen

■ Systemische Antibiotikatherapie

> Bereits bei Verdacht auf eine septische Arthritis ist nach sofortiger Dokumentation die Klinikeinweisung notwendig. Besteht nach einer diagnostischen Punktion der begründete Verdacht auf eine bakterielle Infektion, muss noch vor Erhalt sämtlicher eventuell beweisender Laborergebnisse eine hochdosierte intravenöse Antibiotikabehandlung eingeleitet werden (102).

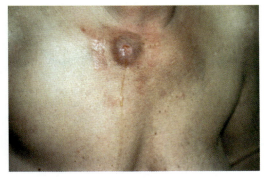

Abb. 4.6: Eitrige Sternoklavikulararthritis rechts mit Staphylokokken (weiteres Beispiel ☞ Abb. 5.4c).

Laborserologisch findet man im Blut meist eine erhöhte Blutsenkung, im Blutbild erhöhte Leukozytenzahlen (über $8.000/mm^3$ bis zu $40.000/mm^3$) mit Neutrophilie (Granulozyten über 90 %, Linksverschiebung im Differentialausstrich mit Auftreten von Stabkernigen oder toxischen Granulationen) sowie erhöhtes C-reaktives Protein (= CRP, oft bis zu 10-20 mg/dl = 100-200 mg/l) und eine Dysproteinämie in der Serumelektrophorese (Erhöhung der Alpha-1/Alpha-2-Relation).

Das weitere therapeutische Vorgehen richtet sich nach der Ursache der septischen Arthritis: Bei einer Gelenkinfektion nach intraartikulärer Punktion ist eine bakterielle Infektion mit Staphylokokken am häufigsten, gefolgt von Streptokokken der Gruppe A, B, C und G und Enterokokken (= *Streptococcus faecalis*, Serogruppe D). Deshalb werden staphylokokkenwirksame Antibiotika mindestens 14 Tage mittels hochdosierter intravenöser Gabe, danach über zwei bis vier Wochen als orale Medikation, empfohlen (125). Eine intraartikuläre Antibiotikagabe wird nicht empfohlen, da damit eine reaktive Synovitis auf das verabreichte Medikament und die weitere Gefahr einer Superinfektion entstehen könnte (☞ Kap. 2.6.).

Nach einer Empfehlung von Schäfer et al.(143a) wird folgendes Vorgehen nach Abnahme von Kulturmaterial (Erguss, Blut) empfohlen:

1.	Vor dem Erregernachweis bei der Antibiose Cefuroxim (1,5 g alle 8 h) oder Clindamycin (600 mg alle 8 h). Bei Kindern: Cefotaxim (Tagesdosis 50 bis 100[200] mg/kg KG in drei Dosen oder Ceftriaxon (50-80 mg/kg KG in einer Dosis/die)
2.	Wenn Staphylokokken nachgewiesen: Clindamycin.
3	Wenn Streptokokken nachgewiesen: Penicillin G (10 Mio. IE alle 8 h)
4.	Wenn Enterobakterien nachgewiesen: Chinolone, z.B. Levofloxacin (2 x 500 mg Tavanic® i.v./die) oder Ciprofloxacin (2-3 x 400 mg Ciprobay® i.v./die) (nicht bei Kindern!)
5.	Bei starker Immunschwäche: Imipenem (0,5 g alle 8 h), evtl. mit einem Aminoglykosid
6.	Bei MRSA- und MRSE-Nachweis Einsatz von Glycopeptidantibiotika, z.B. Vancomycin (2-4 x tgl. 2 g als Kurzinfusionen) und Teicoplanin i.v. (Initialdosis: 2 x tgl. 400 mg, dann 400 mg alle 24 h) bzw. die neuartigen Substanzen, die auch gegen Vancomycin-resistente *Enterococcus faecium*-Stämme (abgekürzt VRE) wirken, wie Quinupristin/Dalfopristin (1020 mg/KG kg/die Synercid®) oder Linezolid (800-1200 mg/die). Letztere Substanz kann auch oral verabreicht werden. Bei diesen Keimen sollte eine enge Zusammenarbeit mit einem erfahrenen Mikrobiologen und die erforderliche Meldepflicht bei der Gesundheitsbehörde erfolgen.

Als wirksame Antibiotika bei der septischen Arthritis werden die in Tab. 4.1 aufgeführten Antibiotika am häufigsten eingesetzt. Vorwiegend werden Cephalosporine der 2. Generation eingesetzt, bei Penicillinallergie oder Kreuzallergien zu Cephalosporinen das Vancomycin.

Beim Einsatz dieser Therapeutika findet man eine Empfindlichkeit bei grampositiven Keimen von über 90 %. Resistenzen waren in maximal 4,4 % der Fälle nach Catall und Mitarbeitern nachzuweisen (140).

■ **Lokale Maßnahmen**

Neben der systemischen Antibiotikatherapie empfiehlt man lokale Maßnahmen. Hierbei wird bei der diagnostischen Punktion möglichst viel Erguss abpunktiert, um den intraartikulären Druck zu vermindern und damit schädigende intraartikuläre Enzyme zu entfernen.

Eine Arbeitsgruppe empfiehlt bei septischer Arthritis mit persistierender Synovitis trotz adäquater intravenöser antibiotischer Behandlung und Lavage und bei sterilen Synovia- und Blutkulturen sogar die zusätzliche Anwendung von mikrokristallinen Kortikoidsuspensionen intraartikulär (übliche Dosierung in Tab. 2.3). Es wird vermutet, dass durch die vorangegangene eitrige Gelenkinfektion trotz adäquater Infektionstherapie eine Zytokinbedingte synoviale Entzündung persistiert; durch die Gabe von Kortikoiden kann die postentzündliche Destruktion verhindert werden. Dies wurde auch beim Tiermodell im Rahmen der septischen Arthritis bei Affen festgestellt (Lane et al., Wysenbeek et al.). Die Autoren Lane et al. (108) haben entsprechende Erfahrungen bei zwei Patienten mit septischer Arthritis im Rahmen einer Gonarthrose gewonnen (ein Patient mit Proteus-Infektion, ein Patient mit Staphylococcus aureus-Infektion). Während der gesamten Behandlung muss selbstverständlich eine wirksame systemische Antibiose kontinuierlich fortgeführt werden. Dieses Vorgehen darf jedoch auf keinen Fall empfohlen werden, ohne dass ausreichende Beweise vorliegen.

■ **Allgemeine Maßnahmen**

Neben der antibiotischen Therapie erfolgt eine ausreichende Ruhigstellung des Gelenks bis zum deutlichen Rückgang der lokalen Entzündung. Zusätzlich sollte eine abschwellungsfördernde und schmerzlindernde Kryotherapie (z.B. mit Eisbeuteln, eventuell Kaltluftbehandlung), dreimal täglich über einen Zeitraum von 20 bis 30 Minuten, erfolgen. Durch die Gabe von nichtsteroidalen Antirheumatika (z.B. Diclofenac 2x50 bis 100 mg täglich), ausreichend hochdosierte Analgetika (z.B. Paracetamol zwei bis viermal täglich 500 mg, Novaminsulfon drei- bis viermal täglich 10 bis 20 bis 40 Tropfen) soll eine Entzündungshemmung und Schmerzlinderung erreicht werden.

Kommt es im Rahmen einer rheumatoiden Arthritis, z.B. nach bakterieller Streuung, zu einer septischen Polyarthritis, kann sogar die zusätzliche Gabe eines systemischen Glukokortikoids notwendig sein, wenn der Patient diese Substanzen seit länge-

4.1. Septische Arthritis nach i.a.-Therapie

Generika	Präparat	Dosierung [1]
Cefalexin	Cephalex®, Ceporexin®, Oracef®	Je nach Präparat, z.B. Ceporexin® 1-4 g tgl. in 2-4 Einzeldosen per os[2]
Cefotaxim	Claforan®	2-3 x 1 (-4) g i.v.
Cefotiam	Spicef®	2-3 x 1 g i.v., i.m., (grampositive Erreger), 2-3 x 1-2 g i.v., i.m. (gramnegative Erreger)
Ceftriaxon	Rocephin®	1 x 50-80 mg/kg KG i.v.
Cefuroxim	Zinacef®	3 x 1,5 g i.v.
Clindamycin	Sobelin®	3 x 600 mg i.v.
Flucloxazillin	Staphylex®, Stapenor®, Infectostaph®	3-4 x 0,5-1 g p.o., i.m., i.v. (bis 12 g/die) 4 x 0,5-1 g p.o., i.v. (bis 12 g/die)
Imipenem	Zienam®	3-4 x 0,5-1 g i.v.
Penicillin G [3]		3 x tgl. 10 Mio. IE
Vancomycin	Vancomycin Hexal®, Vancomycin CP Lilly®, Vanco®	500 mg alle 6 Stunden oder 1 g alle 12 Stunden i.v.

Tab. 4.1: Wirksame Antibiotika, die bei der septischen Arthritis zum Einsatz kommen. Dosierungen der Einzelsubstanzen. Kombinationen häufig nach Erregernachweis zu empfehlen (☞ Text). Bei MRSA- und MRSE-Infektionen Glycopeptide wie Vancomycin und Teicoplanin zu empfehlen. p.o. = per os
[1] Erwachsenendosis; zur Dosierung bei Niereninsuffizienz und Kontraindikationen siehe Herstellerinformation!
[2] Bei Kindern: 25-100 mg/kg Körpergewicht tgl. auf 3-4 Einzeldosen (Tageshöchstdosis 4 g).
[3] Bei Streptokokken, besonders bei β-hämolysierenden der Gruppe A, B, C und G.

rem einnimmt. Dabei ist eine vorübergehende Dosiserhöhung möglich, natürlich nur unter einer antibiotischen Schutzmaßnahme. Manchmal sind Dosierungen zwischen 30 und 40 mg Prednisolon-Äquivalent täglich je nach klinischer und laborserologischer Entzündungsaktivität notwendig. Dieses Vorgehen kann auch bei Patienten notwendig sein, bei denen kein sicherer Erregernachweis (weder in der Gram-Färbung noch in der bakteriellen Kultur) möglich war und differentialdiagnostisch ein akuter hochentzündlicher, jedoch abakterieller Schub der Grundkrankheit nicht zu unterscheiden ist (80).

■ Operation

Bereits der Verdacht auf eine Gelenkinfektion rechtfertigt ein operatives Vorgehen. In der Regel wird dies in frühen Stadien der Infektion als arthroskopische Spülung (Stadium I-II nach Gächter), später im Stadium III als arthroskopische Spülung und Synovektomie und im Stadium IV als offene Revision und Debridement erfolgen. Mit diesem Konzept (d.h. arthroskopische Spülung und Antibiotikatherapie) wurden bei 76 Patienten mit septischer Arthritis an 78 Gelenken in 91% gute bis sehr gute Ergebnisse erzielt (53e,55b,

155c). Nach Strobel ist zur früher oft praktizierten konservativen Therapie (Immobilisation und Entlastung) festzuhalten, dass dieses Vorgehen, auch wenn parenteral gleichzeitig ein Antibiotikum verabreicht wird, bei Infektionsverdacht heutzutage obsolet ist (155a).

Somit sollte in der Praxis folgende Reihenfolge eingehalten werden (modif. nach Stütz et al., 155c):

1.	Punktion → Abstrich/Blutkultur
2.	Antibiotische Therapie - bis zum Vorliegen des Antibiogramms z.B. mit einem bakteriziden Cephalosporin oder nach obigen Empfehlungen
3	Krankenhauseinweisung
4.	OP als Notfall
5.	gezielte Antibiose nach Resistogramm

Damit können schwerwiegende postinfektiöse Gelenkschäden vermieden werden. Meist wird dabei die Spülung des Gelenks mit sog. Jet-Lavage unter Sicht mittels Arthroskopie durchgeführt. Evtl. erfolgt zusätzlich eine Gelenktoilette mit dem Ziel der Entfernung von massiv infiziertem Gewebe. Bei ausgedehnten, besonders gekammerten Prozessen bzw. bei einem komplizierten chronischen Verlauf wird die Arthrotomie mit evtl. Synovektomie empfohlen. Nach der Arthroskopie bzw. der Arthrotomie wird eine Spül-Saugdrainage gelegt. Diese wird am besten mit Ringer-Lösung gespült, da antiseptische Lösungen zu allgemeinen unangenehmen Reaktionen wie Fieber führen können. Erst nach dreimalig negativem mikrobiologischen Testbefund an drei aufeinanderfolgenden Tagen sollte die Drainage gezogen werden.

Als weitgehend gesicherte Indikation zum operativen Eingriff gelten:

- Wenn ein Gelenk einer Punktion nicht ausreichend zugänglich ist, d.h. es sind weder diagnostische oder therapeutische Entlastungsmaßnahmen möglich. Hierbei handelt es sich häufig um das Hüftgelenk beziehungsweise das Iliosakralgelenk
- Bei sehr dickflüssigem, eitrigem Erguss ist ein Abpunktieren des Gelenkempyems nicht möglich, z.B. wegen der sehr hohen Viskosität
- Innerhalb von 48 Stunden kommt es trotz ausreichender Antibiotikagabe zu einer Zunahme des Empyems beziehungsweise zum Befall weiterer Gelenke
- Es kommt trotz Antibiose zur Verschlechterung des Allgemeinzustandes des Patienten oder zu septischen Allgemeinsymptomen (Fieberanstieg, zunehmende Leukozytose, Anstieg der serologischen Entzündungszeichen)

Nach einem solchen Eingriff muss eine genaue postoperative Kontrolle erfolgen. Neben dem lokalen Gelenkbefund (Schmerz, Weichteilschwellung, Erguss) müssen häufiger (z.B. aller 2 Tage) Entzündungszeichen (Leukozytenzahl, Differentialausstrich und besonders das schnell reagierende C-reaktive Protein = CRP) kontrolliert werden.

4.2. Septische Arthritis bei hämatogener Sepsis

Besonders bei Infektionen der Atemwege, z.B. Pneumonien, findet eine hämatogene Streuung von Pneumokokken (*Streptococcus pneumoniae*) und seltener von *Haemophilus influenzae* beim Erwachsenen und besonders bei jungen Kindern von gramnegativen Erregern (neben *Haemophilus influenzae, Escherichia coli, Pseudomonas aeruginosa* und *Salmonellenarten*) statt. Die antibiotische Therapie richtet sich dabei nach der Grundkrankheit, meist nach Vorliegen der positiven Blut-, Sputum- oder Urinkultur. Ein Erregernachweis aus dem Gelenk gelingt in diesen Fällen seltener, sollte jedoch versucht werden.

4.3. Infektionen bei immunsupprimierten Patienten

Immunsupprimierte Patienten, die z.B. an Tumoren, AIDS oder rheumatoider Arthritis erkrankt sind oder unter einer immunsuppressiven Therapie stehen, müssen vor allem auf Infektionen mit opportunistischen Erregern genauestens untersucht werden. Hierbei kommen neben den oben beschriebenen häufigen Erregern auch Infektionen mit Tuberkulosekeimen, atypischen Mycobakterien, verschiedenen Pilzen oder selteneren Erregern vor.

4.4. Gonokokkeninfektionen

Die häufigste Ursache einer septischen Arthritis in Ländern der Dritten Welt stellt noch immer die Gonokokkeninfektion im Rahmen der sexuell übertragbaren Erkrankungen dar. Diese Erreger zeigen in der Gramfärbung des meist rahmigeitrigen Gelenkpunktates gramnegative Diplokokken in Semmel- oder Kaffeebohnenform (☞ Abb. 4.5). In der Methylenblaufärbung findet man sie häufig intrazellulär im Cytoplasma der Leukozyten.

Die Standardtherapie ist Penicillin bzw. Depot-Penicillin (4 Mio IE i.m.) in Kombination mit Probenecid (1 g oral) einzeitig oder an 3 aufeinanderfolgenden Tagen. Bei Penicillinresistenz werden Spectinomycin oder Tetrazyklinderivate, bei Spectinomycinresistenz Cephalosporine, z.B. Cefoxitin 2 g i.m. oder Cefotaxim 1 g i.m. plus 1 g Probenecid per os gegeben.

Die Säuglingscoxitis oder Coxitis beim Kleinkind stellt eine Sonderform der z.T. hämatogen entstandenen septischen Arthritis dar. Alle in Kap. 4.1.1. erwähnten Erreger können dabei als Auslöser in Betracht kommen. Es wird empfohlen, die diagnostische Gelenkpunktion in OP-Bereitschaft und evtl. in Narkose durchzuführen, da bei Eiternachweis die sofortige Arthrotomie und das Anlegen einer Saug-Spüldrainage erforderlich werden. Die systemische Antibiose erfolgt nach den üblichen Richtlinien in Kap. 4.1.4.

4.5. Infektionen postoperativ nach Gelenk- oder gelenknahen Knochenoperationen

Bei gelenknahen Knocheninfektionen beziehungsweise im Rahmen von infizierten Gelenkendoprothesen werden neben Staphylokokken am häufigsten gramnegative Keime wie *Escherichia coli*, *Proteus* oder *Enterobacterspezies* isoliert. Auch *Pseudomonas-aeruginosa*-Stämme kommen als Ursache in Frage. Diese Gelenkinfektionen neigen zu häufigen Rezidiven auf Grund der oft vorliegenden Weichteilbeteiligung. In diesem Zusammenhang ist auch die posttraumatische Osteomyelitis zu nennen. Besonders bei Endoprothesen-Infektionen nach vorangegangener i.a. Kortikoidtherapie ist ein besonderes diagnostisches und therapeutisches Vorgehen zu empfehlen (132a). Neben der testgerechten antibiotischen Therapie ist das chirurgische Vorgehen in den Vordergrund zu stellen. Bei Enterobakterien kommt dabei häufig Ceftriaxon bzw. Cefotaxim zum Einsatz, bei Pseudomonasspezies Ciprofloxacin oder Levofloxacin.

Bei infizierten Endoprothesen, z.B. an der Hüfte im Rahmen einer Totalendoprothese, wird folgendes Vorgehen empfohlen (53e,155a,155b,155c):

- Hier werden Antibiotika auch lokal appliziert (z.B. Gentamycin-Fibrin-Verbund, Gentamycin-PMMA-Kugelketten, Gentamycin-Kollagen-Schwamm). Dabei ist besonders eine gute Knochengängigkeit der eingesetzten Antibiotika zu empfehlen. Als gut wirksam bei der systemischen Therapie hat sich der Einsatz von Imipenem (Zienam®), Cefotiam (Spizef®) und Cefotaxim (Claforan®) gezeigt (☞ Tab. 4.1)

- Das infizierte Prothesenmaterial, einschließlich Knochenzement, wird entfernt, es folgen ein Wunddebridement und eine Spülung

- Bis zum Erreichen einer Beruhigung des Infektionsherdes erfolgt eine vorübergehende Extensionsbehandlung mittels einer Femurkondylen-Drahtextension

- Vier bis sechs Wochen nach Entfernung des infizierten Prothesenmaterials erfolgt bei normalisierten Entzündungszeichen der frühzeitige Wiedereinbau einer Hüfttotalendoprothese

Der Trend bei Endoprotheseninfektion, z.B. am Kniegelenk, ist nach Ausbau und chirurgischer Sanierung:

- Einsetzen von antibiotikahaltigen Platzhaltern (z.B. Gentamycin-Palacos-Spacer). Hierbei wird ein Vorteil ausgenutzt, nämlich die Weichteilschrumpfung verhindert. Eine Extensionsbehandlung kann somit vermieden werden

- Darunter erfolgt eine kontinuierliche Antibiotikagabe

- Nach Normalisierung der unspezifischen Entzündungsparameter (CRP, BKS, Leukos) - frühestens jedoch nach 5 bis 6 Wochen - erfolgt die TEP-Reimplantation

- Weitergabe des Antibiotikums bis zu 3 Monate postoperativ als orale Medikation

Das Ausmaß z.B. einer Endoprotheseninfektion kann neben einem konventionellen Röntgenverfahren auch besonders mittels Szintigraphie und Kernspintomographie diagnostiziert werden. Auch die sonographische Ortung von eventuellen eitrigen Flüssigkeitsansammlungen in der Nähe der Endoprothese kann präoperativ eine bakterielle Ergussdiagnostik und somit einen Erregernachweis gewährleisten.

Injektionstechniken

5. Injektionstechniken

Hinweis: Abkürzung i.a. = intraartikulär. Punktionsort bzw. Injektionsort = anatomische Zeichnung zur Orientierung, wo bei der intraartikulären bzw. Injektionstherapie injiziert wird; diese sind jeweils mit einem roten runden Punkt markiert.

5.1. i.a.-Kiefergelenk (Temporomandibulargelenk)

Voruntersuchungen

- Arthrosonographie (7,5 bzw. 10 MHz Schallkopf) bei starker Schwellung
- Röntgenaufnahme der Kiefergelenke
  - bei offenem Mund
  - bei geschlossenem Mund

Indikationen

	Krankheit	Auslöser
Rheumatologie	Rheumatoide Arthritis	Temporomandibular-Arthritis mit Beiß- und Kauschmerzen
Kieferorthopädie	Kiefergelenksarthrose	Temporo-mandibular joint dysfunction syndrome

Vorgehensweise

■ **Patientenlagerung**

Sitzend oder liegend, Kopf gestützt (evtl. durch Helfer).

■ **Arztstellung**

Stehend neben dem Patienten.

■ **Punktionsort/Lokalisation** (☞ Abb. 5.1a)

- Vor Arteria temporalis superficialis (tastbarer Puls)
- Unterhalb des Os zygomaticus und in der Mitte zwischen Tragus (Ohr) und vorderer Begrenzung des aufsteigenden Ramus zygomaticus

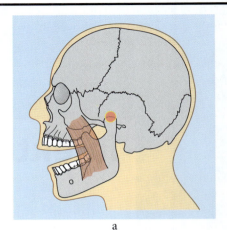

Abb. 5.1a: i.a.-Kiefergelenk: Punktionsort.

■ **Punktionsvorgang** (☞ Abb. 5.1b)

- Patient bewegt Kiefer von einer Seite zur anderen (Lateralbewegung) und macht den Mund auf und zu
- Gelenkspalt markieren mit Dermoskript®-Stift
- Injektion bei offenem Mund
- Lokalanästhetika, z.B. 1-2 ml 1 %iges Lidocain
- Punktionsrichtung fast 90° zum Gelenk, leicht nach oben gerichtet
- ☞ Lit. 38a

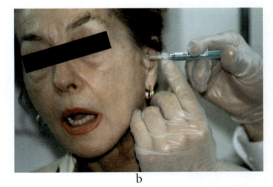

Abb. 5.1b: i.a.-Kiefergelenk: Injektion bei offenem Mund.

■ **Kanülengröße/Spritzenwahl**

- Nr. 16 (blauer Konus) 0,60x25 mm 23G
- Nr. 18 (brauner Konus) 0,45x25 mm 26G oder

- andere dünne Kanüle, mindestens 25-30 mm Länge bzw. amerikanische Größe Nr. 25G oder Nr. 27G mit kurzem Schliff
- Insulinspritze zu empfehlen (um Widerstand bei der Injektion zu vermeiden)

■ Injektionstiefe

Nach Kontakt mit dem Condylus des Unterkiefers etwa 0,15 cm seitlich davon und ca. 0,5 cm Tiefe.

■ Injektionsmenge

Ca. 1 ml.

■ Medikation

- Kortikoide: Mikrokristalline Suspension (☞ Tab. 2.3)
- Kombinationspräparat (Lokalanästhetikum/ Kortikoidsuspension; ☞ Kap. 2.1.4., Abschn. "Kombinationspräparate")

Vorsichtsmaßnahmen/Hinweise

- **CAVE:** Arterie nicht verletzen!
- Nach Punktion modulierte Acrylbeißplatte anpassen und tragen, diese verhindert "jaw clenching" und relaxiert den verkürzten Musculus pterygoideus
- Post injectionem isometrische Anspannungsübungen, evtl. trizyklisches Antidepressivum, psychologische Betreuung, Schlafen mit Jackson-Kissen (weiches Schlauchkissen) bei HWS-Schmerzen

> Bei Verwendung von Kombinationspräparaten oder Lokalanästhetika kann eine passagere halbseitige Gesichtslähmung durch Blockade des Nervus fascialis auftreten. Diese hält bis zu 3 Stunden an und sollte dem Patienten vorher mitgeteilt werden; ähnlich wie beim Zahnarzt sollte Nahrungszufuhr (Beißen) wegen Verletzungsgefahr vermieden werden.

5.2. i.a.-Sternocostalgelenke

Voruntersuchungen

- Arthrosonographie (7,5 bzw. 10,0 MHz) bei starker Schwellung
- Früh- und spätstatische (Dreiphasen) Skelettszintigraphie
- Konventionelles Röntgen des Sternum
- Ggf. Röntgenschichtaufnahme
- Röntgen-CT

Indikationen

	Krankheit	Auslöser
Rheumatologie	SAPHO-Syndrom	Arthritis mit Tendenz zur Hyperostose
	Rheumatoide Arthritis	Arthritis
	HLA-B 27 assoziierte Spondylarthritiden	Arthritis
Orthopädie	Tietze-Syndrom	Idiopathische Costochondritis am Sternalansatz besonders der 2. und 3. Rippe

Vorgehensweise

■ Patientenlagerung

Auf dem Rücken liegend auf dem Untersuchungstisch.

■ Arztstellung

Stehend oder sitzend neben dem Patienten.

■ Punktionsort/Lokalisation

Zwischen Sternum und ventralem Rippenende, besonders 1.-4. Rippe.

■ Punktionsvorgang (☞ Abb. 5.2)

- Großzügige Lokalanästhesie, da sehr schmerzhaft
- Injektionsort markieren mit Dermoskript®-Stift
- 90° zum Gelenkspalt injizieren

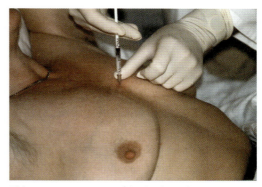

Abb. 5.2: i.a.-Sternocostalgelenk: Injektion in 2. Sternokostalgelenk links.

Kanülengröße/Spritzenwahl

- Nr. 16 (blauer Konus) 0,60x25 mm 23G
- Nr. 18 (brauner Konus) 0,45x25 mm 26G
- Heparinspritzengröße (wegen geringerem Spritzwiderstand)

Injektionstiefe

Je nach Hautdicke ca. 0,5-1 cm.

Injektionsmenge

1-2 ml.

Medikation

- Kortikoide: Mikrokristalline Suspension (☞ Tab. 2.3)
- Kombinationspräparat (Lokalanästhetikum/Kortikoidsuspension; ☞ Kap. 2.1.4., Abschn. "Kombinationspräparate")

Vorsichtsmaßnahmen/Hinweise

- CAVE: Vorsichtig injizieren wegen Pneumothoraxgefahr!
- Evtl. vorher Lokalanästhetikum, um Schmerzpunkt festzuhalten, danach in zweiter Sitzung Kortikoid installieren
- Nach Injektion Relaxationstechniken und evtl. TENS-Gerätbehandlung (= transepidermale nervale Stimulation)
- Evtl. trizyklische Antidepressiva (z.B. Amitriptylin) bei ängstlichen Patienten oder bei Schlafstörungen (vorübergehend z.B. Benzodiazepinpräparat)
- Evtl. zusätzlich Muskelrelaxanzien (z.B. Mydocalm®)

5.3. i.a.-Sternomanubrialgelenk

Voruntersuchungen

- Arthrosonographie bei starker Schwellung (5 bzw. 7,5 MHz)
- Früh- und spätstatische (Dreiphasen) Skelettszintigraphie
- Konventionelles Röntgen Sternum
- Ggf. Röntgenschichtaufnahme
- Röntgen-CT
- Evtl. Kernspintomographie

Indikationen

	Krankheit	Auslöser
Rheumatologie	SAPHO-Syndrom	Arthritis mit Tendenz zur Hyperostose
	HLA-B 27 assoziierte Spondylarthritiden	Arthritis

Vorgehensweise

Patientenlagerung

Auf dem Rücken liegend auf dem Untersuchungstisch.

Arztstellung

Stehend oder sitzend neben dem Patienten.

Punktionsort/Lokalisation (☞ Abb. 5.3a)

- Durch Palpation des Gelenkes zwischen Manubrium und corpus sterni (nahe, gering medial zum Ansatz des 2. Rippenköpfchens)
- Markierung mit Dermoskript®-Stift

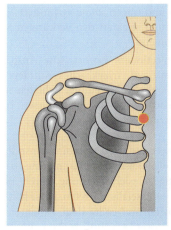

a

Abb. 5.3a: i.a.-Sternomanubrialgelenk rechts: Punktionsort.

Punktionsvorgang (☞ Abb. 5.3b+c)

In zwei Schritten:

1.	Ausgiebige Lokalanästhesie von Periost und tiefen Faszien (ca. 45°-Winkel)
2.	Mit gleicher Kanüle in Gelenkspalt in einem stumpfen Winkel (ca. 30° zur Oberfläche) in Richtung Mitte (Gelenkspalt) vorschieben

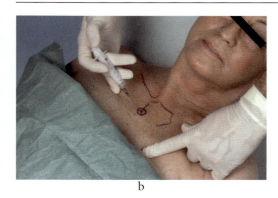

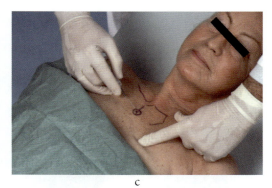

Abb. 5.3b+c: i.a.-Sternomanubrialgelenk. **b:** erster Injektionsschritt, **c:** zweiter Injektionsschritt.

■ Kanülengröße/Spritzenwahl

- Nr. 16 (blauer Konus) 0,60x25 mm 23G
- Insulinspritze (wegen geringerem Spritzwiderstand)

■ Injektionstiefe

Ca. 0,5 cm bzw. je nach Hautdicke.

■ Injektionsmenge

1-2 ml.

■ Medikation

- Kortikoide: Mikrokristalline Suspension (☞ Tab. 2.3)
- Kombinationspräparat (Lokalanästhetikum/Kortikoidsuspension; ☞ Kap. 2.1.4., Abschn. "Kombinationspräparate")

Vorsichtsmaßnahmen/Hinweise

- **CAVE:** Pneumothorax!
- Sehr vorsichtige Injektionstechnik!

5.4. i.a.-Sternoklavikulargelenk

Voruntersuchungen

- Arthrosonographie (5 bzw. 7,5 MHz)
- Früh- und spätstatische (Dreiphasen) Skelettszintigraphie
- Röntgen
- Röntgenschichtaufnahme
- Evtl. Kernspintomographie

Indikationen

	Krankheit	Auslöser
Rheumatologie	SAPHO-Syndrom	Arthritis mit Tendenz zur Hyperostose
Orthopädie	HLA-B 27 assoziierte Spondylarthritiden	Arthritis

Vorgehensweise

■ Patientenlagerung

- Kopf zur Gegenseite rotiert
- Auf dem Rücken liegend auf dem Untersuchungstisch

■ Arztstellung

- Stehend oder sitzend neben dem Patienten
- Arzt oder Helfer fixiert Kopf des Patienten

■ Punktionsort/Lokalisation (☞ Abb. 5.4a)

Genaue Lokalisation des Gelenkes zwischen Schlüsselbein und Brustbein durch aktive und passive Bewegung des Armes.

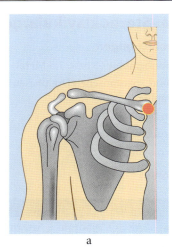

Abb. 5.4a: i.a.-Sternoklavikulargelenk: Punktionsort.

■ Punktionsvorgang (☞ Abb. 5.4b+c)

- Markierung des Gelenkspaltes mit Dermoskript®-Stift
- Ausreichende Lokalanästhesie
- Injektionsrichtung senkrecht zur Haut in Richtung Gelenkspalt

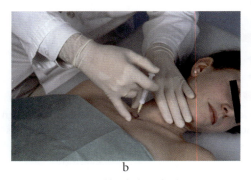

Abb. 5.4b: i.a.-Sternoklavikulargelenk.

■ Kanülengröße/Spritzenwahl

- Nr. 16 (blauer Konus) 0,60x25 mm 23G
- Insulinspritze (wegen geringerem Spritzwiderstand)

■ Injektionstiefe

Ca. 0,5 cm.

■ Injektionsmenge

1-3 ml.

■ Medikation

- Kortikoide: Mikrokristalline Suspension (☞ Tab. 2.3)
- Kombinationspräparat (Lokalanästhetikum/Kortikoidsuspension; ☞ Kap. 2.1.4., Abschn. "Kombinationspräparate")

Vorsichtsmaßnahmen/Hinweise

- CAVE: Pneumothoraxgefahr!
- Keine Injektion bei eitriger Sternoklavikulararthritis (☞ Abb. 5.4c und Abb. 4.6), sondern Punktion mit sofortigem Abstrich, Kultur und testgerechter Antibiose

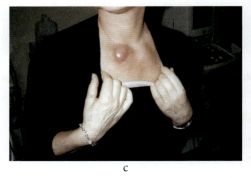

Abb. 5.4c: Eitrige Sternoklavikulargelenks-Arthritis. Mittels Punktion Nachweis von Staphylokokken.

5.5. i.a.-Schulter

Voruntersuchungen

- Arthrosonographie (5 bzw. 7,5 MHz; ☞ Abb. 1.1)
  - Vorlaufstrecke wünschenswert
  - linearer Schallkopf
- Röntgen
- Arthrographie bei Radiosynoviorthese und evtl. bei Verdacht auf inkomplette oder komplette Sehnenruptur
- Evtl. NMR

5.5. i.a.-Schulter

Indikationen

	Krankheit	Auslöser
Rheumatologie	Rheumatoide Arthritis	Omarthritis
	Seronegative Spondarthritiden	Omarthritis
Orthopädie	Omarthrose	Aktivierte Arthrose
Sportmedizin	Posttraumatischer Reizerguss	Kampfsportarten, Ballspiele, Werfen, Kanufahren, Turnen, Ringen, Judo, Handball, Volleyball, Gewichtheben

Vorgehensweise

■ Patientenlagerung

Ventraler Zugang Punktion von vorne	Dorsaler Zugang Punktion von hinten
• Patient sitzend, Kopf zur Gegenseite gedreht • Liegend bei älteren Patienten möglich • Unterarm über Bauch liegen und Schulter gering nach innen rotieren	• Patient sitzt auf umgedrehtem Stuhl und umklammert Sitzlehne (☞ Abb. 5.5a) • Oberarm adduzieren und nach innen rotieren

■ Arztstellung

Ventraler Zugang Punktion von vorne	Dorsaler Zugang Punktion von hinten
• Vor dem Patienten sitzend oder stehend	• Arzt steht hinter dem Patienten

■ Punktionsort/Lokalisation (☞ Abb. 5.5b)

Ventraler Zugang Punktion von vorne	Dorsaler Zugang Punktion von hinten
• Processus coracoideus tasten, evtl. markieren • Tasten des Humeruskopfes durch passive Rotation des Oberarmes • Punktionsort Unterer Gelenkrecessus 2 cm unterhalb und 1 cm lateral zum Processus coracoideus (Gelenkspalt evtl. tastbar)	• Spina des Schulterblattes tasten, evtl. markieren • Akromion tasten, evtl. markieren • Punktionsort Oberer Recessus des Gelenkes 1 cm unterhalb des tiefsten Punktes des Akromions (Gelenkspalt evtl. durch Rotation vorher tasten)

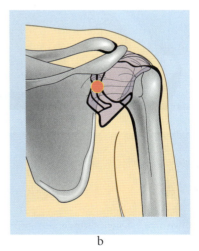

Abb. 5.5b: i.a.-Schultergelenk ventral. Punktion von vorne: Punktionsort.

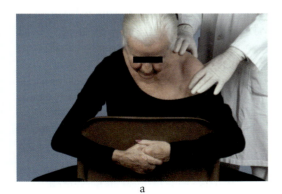

Abb. 5.5a: i.a.-Schultergelenk von dorsal. Patientenlagerung.

Punktionsvorgang (☞ Abb. 5.5c+d)

Ventraler Zugang Punktion von vorne	Dorsaler Zugang Punktion von hinten
• Ausreichende Lokalanästhesie von Haut und der schmerzhaften Gelenkkapsel • In Richtung laterales Akromionende durch Haut einstechen und unter Aspiration Kanüle vorschieben, bis man in das Gelenk "hineinfällt" (☞ Abb. 5.5c) • Erst nach Aspiration von Erguss Pharmakon injizieren	• Man palpiert den Processus coracoideus von vorne und schiebt die Kanüle in seine Richtung nach lateral (*Zur Orientierung*: während der Punktion Zeigefinger des Untersuchers auf Processus coracoideus, Daumen auf Akromion; ☞ Abb. 5.5d) • Erst nach "Hineinfallen" in die Gelenkhöhle und Aspiration von Erguss erfolgt die Injektion

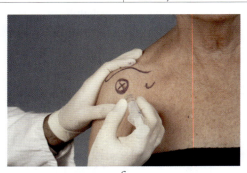

c

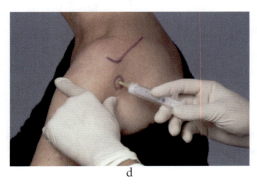

d

Abb. 5.5c+d: i.a.-Schultergelenk. **c**: ventral: Punktion von vorne, **d**: dorsal: Punktion von hinten.

■ Kanülengröße

• Nr. 1 (gelber Konus) 0,90x40 mm, 20G

• bei adipösen Patienten gelber Konus 0,90x70mm, 20Gx2¾ Zoll, 7 cm

■ Injektionstiefe

2-3 ml.

■ Injektionsmenge

Ca. 1-2 cm, je nach Hautdicke.

■ Medikation

• Kortikoide: Mikrokristalline Suspension (☞ Tab. 2.3)
• Kombinationspräparat (Lokalanästhetikum/Kortikoidsuspension; ☞ Kap. 2.1.4., Abschn. "Kombinationspräparate")
• Radiosynoviorthese: ^{186}Rhenium (☞ Kap. 2.2.1.)

■ Sonstige lokale Maßnahmen

Stoßwellenlithotripsie bei gelenknahen Verkalkungen und schmerzhafter Schultersteife (☞ Kap. 2.12.).

Vorsichtsmaßnahmen/Hinweise

■ Ventraler Zugang

• CAVE: Verletzungsgefahr naheliegender Sehnen (z.B. Bizeps longus, Bizeps brevis, Musculus coracobrachialis)!
• CAVE: Verletzungsgefahr Humeruskopf!
• Die Punktion von vorne kann bei muskulösen Patienten (stark ausgebildeter Musculus deltoideus) schwierig sein bzw. erst nach tiefer Injektion erfolgreich sein (Verwendung einer langen Kanüle notwendig)
• Bei großem Erguss ist die ventrale Punktion im Vergleich zum dorsalen Zugang zu bevorzugen
• Die meisten Patienten finden die Injektion von vorne am wenigsten schmerzhaft, weshalb diese häufig bevorzugt wird
• Falls keine Besserung auf eine gleno-humerale Injektion (in das Gelenk) eintritt, ist oft die zusätzliche Injektion in das sog. subakromiale Gelenk (☞ Abb. 5.7e) erfolgreich, insbesondere bei Hinweisen auf schleichende Entzündung

■ Dorsaler Zugang

• Verletzungsgefahr geringer als bei ventral
• Meistens nur erfolgreich, wenn größerer Erguss vorhanden

- Bei unklarer Diagnose häufiger erfolgreich als von vorne, da nicht nur bei Omarthritis, sondern auch bei Sehnenansatzbeschwerden (Supraspinatus-, Infraspinatus- und Subcapsularis-Syndrom) schmerzlindernd

5.6. i.a.-Akromioklavikulargelenk

Voruntersuchungen

- Arthrosonographie (5 bzw. 7,5 MHz)
- Röntgen

Indikationen

	Krankheit	Auslöser
Rheumatologie	Seronegative Spondarthritiden	Arthritis
Orthopädie	Arthrose im AC-Gelenk, Fehlbelastung	Aktivierte Arthrose
Sportmedizin	Begleitend auch bei Insertionstendinosen am Tuberculum majus und minus bzw. Entzündungen im Bereich des Processus coracoideus (Coracoiditis)	Judo, Gewichtheben, Werfen, Handball, Volleyball, Ringen, Ballspiele, Kanufahren, Turnen, Kampfsport, Speerwurf, Tennis, Wasserball

Vorgehensweise

■ **Patientenlagerung**

- Patient sitzend
- Arm herabhängend
- Unterarm mit abgebogenem Ellenbogen auf Oberschenkel ruhend

■ **Arztstellung**

Sitzend oder stehend neben Patienten.

■ **Punktionsort/Lokalisation** (☞ Abb. 5.6a)

- Von lateral über dem Akromion nach medial tastet man den Gelenkspalt (abgekürzt: AC-Gelenk). Bei Entzündung ist dieser durchwegs stark druckschmerzhaft

- Durch Schulterab- und -adduktion ist der Gelenkspalt besser tastbar
- Markierung mit Dermoskript®-Stift empfehlenswert

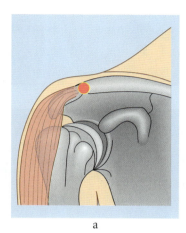

Abb. 5.6a: i.a.-Akromioklavikulargelenk: Punktionsort.

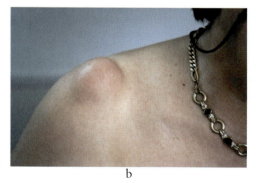

Abb. 5.6b: Eitrige Akromioklavikulararthritis. Mittels Punktion Nachweis von Staphylococcus aureus.

■ **Punktionsvorgang** (☞ **Abb. 5.6c+d**)

In zwei Schritten:

1.	Ausgiebige Lokalanästhesie, da häufig stark schmerzhaft in einem Winkel von 60° zur Horizontalen
2.	Injektion senkrecht in das Gelenk hinein

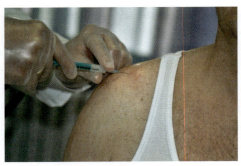

c

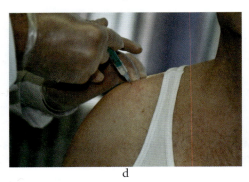

d

Abb. 5.6c+d: i.a.-Akromioklavikulargelenk. **b:** Erster Injektionsschritt, **c:** Zweiter Injektionsschritt.

■ Kanülengröße

- Nr. 12 (schwarzer Konus) 0,7 x 30 mm, 22G
- Nr. 16 (blauer Konus) 0,6 x 25 mm, 23G

■ Injektionstiefe

Ca. 0,5 cm.

■ Injektionsmenge

1-2 ml.

■ Medikation

- Kortikoide: Mikrokristalline Suspension (☞ Tab. 2.3)
- Kombinationspräparat (Lokalanästhetikum/Kortikoidsuspension; ☞ Kap. 2.1.4., Abschn. "Kombinationspräparate")

Vorsichtsmaßnahmen/Hinweise

- Sehr schmerzhafte Injektion, deshalb ausgiebige Lokalanästhesie erforderlich
- Ausstrahlen der Schmerzen vom AC-Gelenk bis in den Oberarm, macht häufig differenzialdiagnostische Probleme (Verwechslung mit schmerzhaftem Deltamuskel)

5.7. Infiltration - Schulter

5.7.1. Bizepstendinitis

Voruntersuchungen

- Arthrosonographie (5 bzw. 7,5 MHz)
  - Linearer Schallkopf
- Evtl. Röntgen zum Ausschluss von Verkalkungen

Indikationen

	Krankheit	Auslöser
Rheumatologie	Rheumatoide Arthritis, Seronegative Spondarthritiden	Häufig zusätzliche Ergussbildung im Schultergelenk in der Sehnenscheide und bei Omarthritis
Orthopädie	Periarthropathia humeroscapularis	Chronische Hebetraumen
Sportmedizin	Fehlbelastung und posttraumatisch	Ballspiele, Tennis, Squash, Polo, Speerwurf

Vorgehensweise

■ Patientenlagerung

- Sitzend
- Ellenbogen gebeugt
- Unterarm auf Oberschenkel liegend

■ Arztstellung

Stehend oder sitzend vor dem Patienten

■ Punktionsort/Lokalisation (☞ Abb. 5.7a)

- Entlang der Bizepssehne, in Sehnenscheidenausstülpung des Gelenks (über Bicepssehnenrinne = Sulcus intertubercularis)
- Markierung des Sehnenverlaufs mit Dermoskript®-Stift sinnvoll

5.7. Infiltration - Schulter

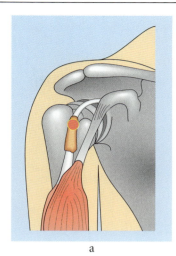

Abb. 5.7a: Infiltritation Bizepstendinitis: Injektionsort.

■ Punktionsvorgang (☞ Abb. 5.7b+c)

- In zwei Schritten:

1.	Durchstechen der Haut in einem Winkel von ca. 30° zur Oberfläche (☞ Abb. 5.7b) über Bicepssehnenrinne
2.	Senken der Kanüle und weiterer Einstich parallel zum Sehnenverlauf und bis Konusanschlag vorschieben (☞ Abb. 5.7c)

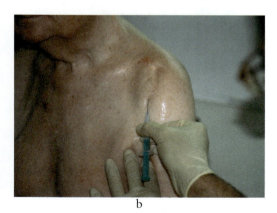

Abb. 5.7b+c: Infiltration Bizepstendinitis. **b**: Erster Injektionsschritt, **c**: Zweiter Injektionsschritt.

- Ausreichend Lokalanästhesie, da meist stark schmerzhaft
- Kanüle sehr flach, d.h. fast parallel zur Hautoberfläche in Richtung Humeruskopf, zügiges Einstechen bis in das Sehnenfach, nicht ruckartig
- Nur injizieren, wenn kein Widerstand verspürt wird (Sehne!)!

■ Kanülengröße

- Nr. 18 (brauner Konus) 0,45 x 25 mm, 26G
- Bei dicker Haut Nr. 16 (blauer Konus) 0,60 x 25 mm, 23G

■ Injektionstiefe

Je nach Hautdicke 0,5-2 cm.

■ Injektionsmenge

2-3 ml.

■ Medikation

- Kortikoide: Mikrokristalline Suspension (☞ Tab. 2.3)
- Kombinationspräparat (Lokalanästhetikum/Kortikoidsuspension; ☞ Kap. 2.1.4., Abschn. "Kombinationspräparate")

■ Sonstige lokale Maßnahmen

Stoßwellenlithotripsie bei Verkalkungen im Bereich der Sehne (☞ Kap. 2.12.).

Vorsichtsmaßnahmen/Hinweise

- CAVE: Injektion in Sehne wegen Rupturgefahr!
- CAVE: Dermale oder subdermale Kortikoidinjektion wegen erhöhter Atrophiegefahr (bei Unsicherheit wasserlösliche Kortikoide bevorzugen, ☞ Tab. 2.4)!

5.7.2. Bursitis subacromialis

Voruntersuchungen
- Arthrosonographie (5 bzw. 7,5 MHz)
  - Linearer Schallkopf

Indikationen

	Krankheit	Auslöser
Rheumatologie	Rheumatoide Arthritis, Seronegative Spondarthritiden	Häufig auch bei Schultergelenkerguss im Rahmen einer Omarthritis
Orthopädie	Periarthropathia humeroscapularis	Bei Rotatorenmanschettenruptur evtl. Verbindung zur Bursa subcoracoidea oder Bursa subdeltoidea
Sportmedizin	Fehlbelastung, posttraumatisch	Sportarten wie bei Bizepstendinitis

Vorgehensweise

■ **Patientenlagerung**
- Patient sitzt auf Stuhl
- Oberarm nach außen rotiert, hängt nach unten
- Ellenbogen leicht gebeugt
- Unterarm liegt auf Untersuchungsliege oder auf Oberschenkel

■ **Arztstellung**

Sitzend oder stehend neben Patient.

■ **Injektionsort/Lokalisation** (☞ Abb. 5.7d)

Zwischen Musculus deltoideus und Musculus supraspinatus bzw. zwischen Musculus pectoralis und Musculus subscapularis. Genaue Lokalisation von Erguss in Bursa mittels Arthrosono vorher wichtig.

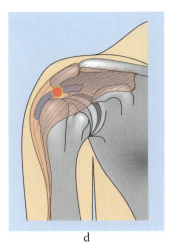

Abb. 5.7d: Injektion subacromial in Bursa subacromialis (im Bild bläulich durchschimmernd unter Akromion).

■ **Punktionsvorgang** (☞ Abb. 5.7e)

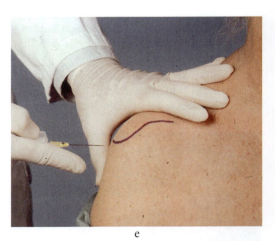

Abb. 5.7e: Injektion subacromial in Bursa subacromialis.

Palpieren des Akromionrandes, evtl. Markierung mit Dermoskript®-Stift

- Unterhalb des palpablen Akromionrandes einstechen
- Ausgiebige Lokalanästhesie der Haut und des Akromionunterrandes
- Parallel zum unteren Akromionrand vorsichtig Kanüle vorschieben
- Aspiration von Erguss vor Injektion
- Nicht gegen Widerstand Pharmakon injizieren!

5.7. Infiltration - Schulter

■ Kanülengröße
- Nr. 2 (grüner Konus) 0,80 x 40 mm, 21G
- Bei großer Ergussmenge oder dicker Haut Nr. 1 (gelber Konus), 0,90 x 40 mm, 20G
- Bei tiefer liegendem Erguss bei Bursitis 0,90 x 70 mm (gelber Konus), 20G x 2¾ Zoll

■ Injektionstiefe
Ca. 2,5 bis 3 cm.

■ Injektionsmenge
2-3 ml.

■ Medikation
- Kortikoide: Mikrokristalline Suspension (☞ Tab. 2.3)
- Kombinationspräparat (Lokalanästhetikum/Kortikoidsuspension; ☞ Kap. 2.1.4., Abschn. "Kombinationspräparate")

Vorsichtsmaßnahmen/Hinweise
- **CAVE:** Verletzung des Humeruskopfes - Injektion nur, wenn Aspiration von Erguss möglich und kein Widerstand!
- Große Ergussansammlungen in der Bursa können auch von ventral wie bei der Punktion des Schultergelenkes von vorne (☞ Abb. 5.5c) abpunktiert werden (Lokalisation mittels Arthrosono)

5.7.3. Bursitis subdeltoidea

Voruntersuchungen
- Arthrosonographie (5 bzw. 7,5 MHz)
- Bei Verkalkungen evtl. Röntgen

Indikationen

	Krankheit	Auslöser
Rheumatologie	Rheumatoide Arthritis, Seronegative Spondarthritiden	Bei Rotatorenmanschettenruptur evtl. in Verbindung zu Gelenk oder Bursa subacromialis
Sportmedizin	Posttraumatisch, Fehlbelastung	Sportarten wie Kampfsport, Ballspiele, Werfen, Turnen, Handball, Volleyball

Vorgehensweise

■ Patientenlagerung
- Patient sitzt auf Stuhl
- Oberarm nach außen rotiert, hängt nach unten
- Ellenbogen leicht gebeugt
- Unterarm liegt auf Untersuchungsliege neben dem Patienten bzw. am eigenen Oberschenkel anliegend

■ Arztstellung
Sitzend oder stehend neben Patient.

■ Injektionsort/Lokalisation
- Zwischen Musculus deltoideus und Humeruskopf bzw. -schaft ist die Bursa bei Entzündung sonographisch festzustellen
- Markierung der Ausmaße bei Ergussinhalt mit Dermoskript®-Stift
- Punktionsort über der maximalen Ergussbildung

■ Punktionsvorgang (☞ Abb. 5.7f)
- Ausreichende Lokalanästhesie
- Durchstechen des Musculus deltoideus möglichst zügig durchführen
- Unter Aspiration Kanüle in die Bursa hineinführen
- Erst nach Aspiration von Erguss Injektion des Pharmakons

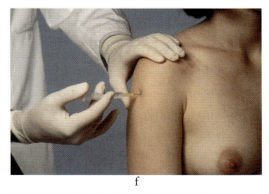

Abb. 5.7f: Infiltration Bursitis subdeltoidea.

■ Kanülengröße
- Nr. 16 (blauer Konus) 0,60 x 25 mm, 23G
- Nr. 14 (blauer Konus) 0,60 x 30 mm, 23G

Injektionstiefe

Je nach Hautdicke 1,0-2,5 cm.

Injektionsmenge

1-3 ml.

Medikation

- Kortikoide: Mikrokristalline Suspension (☞ Tab. 2.3)
- Kombinationspräparat (Lokalanästhetikum/Kortikoidsuspension; ☞ Kap. 2.1.4., Abschn. "Kombinationspräparate")

Vorsichtsmaßnahmen/Hinweise

CAVE: Verletzung der Muskulatur mit sekundärer Hämatombildung!

5.7.4. Ansatztendinitis am Tuberculum majus

Voruntersuchungen

Evtl. Arthrosonographie (5 bzw. 7,5 MHz) zum Ausschluss anderer Erkrankungen (z.B. nahegelegene Bursitis, Bizepstendinitis).

Indikationen

	Krankheit	Auslöser
Orthopädie	Periarthropathia humeroscapularis	Tendinitis des Sehnenansatzes von Musculus supraspinatus, M. infraspinatus und M. teres minor
Sportmedizin	Posttraumatisch, Fehlbelastung, Insertionstendinosen	Sportarten wie Kampfsport, Ballspiele, Werfen, Turnen, Kanufahren

Vorgehensweise

Patientenlagerung

- Patient sitzt auf Stuhl oder Untersuchungsliege
- Oberarm adduziert in maximaler Innenrotation

Arztstellung

Sitzend oder stehend neben dem Patienten.

Injektionsort/Lokalisation (☞ Abb. 5.7g)

Das Tuberculum majus palpiert man lateral neben dem Sulcus intertubercularis (Sehnenscheide der langen Bizepssehne).

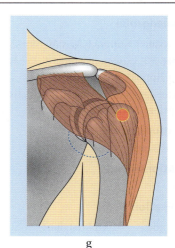

Abb. 5.7g: Infiltration Tuberculum majus linke Schulter: Injektionsort.

Punktionsvorgang (☞ Abb. 5.7h)

- Ca. 0,5 cm distal des getasteten Tuberculum majus einstechen
- Ausreichende Lokalanästhesie bis auf den proximalen Schmerzpunkt
- Nach Erreichen eines Widerstandes (Knochen, Sehne) etwas zurückziehen
- Vorsichtig injizieren, bei Widerstand weiter zurückziehen wegen Sehne

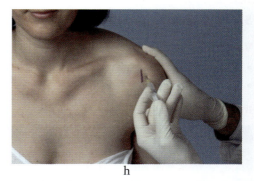

Abb. 5.7h: Infiltration Tuberculum majus linke Schulter (Biceps longus-Sehne markiert).

Kanülengröße

Nr. 16 (blauer Konus) 0,60 x 25 mm, 23G.

Injektionstiefe

Je nach Hautdicke 0,5-1 cm.

Injektionsmenge

1-2 ml.

Medikation

- Kortikoide: Mikrokristalline Suspension (☞ Tab. 2.3)
- Kombinationspräparat (Lokalanästhetikum/Kortikoidsuspension; ☞ Kap. 2.1.4., Abschn. "Kombinationspräparate") bei starken Schmerzen

Vorsichtsmaßnahmen/Hinweise

- CAVE: Sehneninjektion wegen Rupturgefahr!
- CAVE: Dermale oder subdermale Kortikoidinjektion wegen erhöhter Atrophiegefahr (bei Unsicherheit wasserlösliche Kortikoide bevorzugen, ☞ Tab. 2.4)!

5.7.5. Ansatztendinitis am Tuberculum minus

Voruntersuchungen

Evtl. Arthrosonographie (5 bzw. 7,5 MHz) zum Ausschluss anderer Erkrankungen (z.B. nahegelegene Bursitis, Bizepstendinitis).

Indikationen

	Krankheit	Auslöser
Orthopädie	Periarthropathia humeroscapularis	Tendinitis des Sehnenansatzes vom Musculus subscapularis
Sportmedizin	Posttraumatisch, Fehlbelastung, Insertionstendinosen	Sportarten wie Kampfsport, Ballspiele, Werfen, Turnen, Kanufahren

Vorgehensweise

Patientenlagerung

- Patient sitzend
- Oberarm in maximaler Außenrotation

Arztstellung

- Sitzend oder stehend seitlich vor dem Patienten

Injektionsort/Lokalisation (☞ Abb. 5.7i)

- Medial des Sulcus intertubercularis

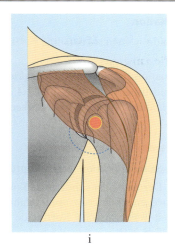

Abb. 5.7i: Infiltration Tuberculum minus linke Schulter: Injektionsort.

Punktionsvorgang (☞ Abb. 5.7k)

- Ca. 0,5 cm distal des tastbaren Höckers einstechen
- Ausreichende Lokalanästhesie bis zum Erreichen des knöchernen Widerstandes
- Kanüle etwas zurückziehen, damit die Sehne nicht getroffen wird
- Nur wenn kein Widerstand, langsam injizieren

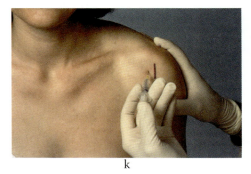

Abb. 5.7k: Infiltration Tuberculum minus linke Schulter (Biceps longus-Sehne markiert).

Kanülengröße

Nr. 16 (blauer Konus) 0,60 x 25 mm, 23G

Injektionsmenge

1-2 ml

Injektionstiefe

Je nach Hautdicke 0,5-1 cm

Medikation

- Kortikoide: Mikrokristalline Suspension (☞ Tab. 2.3)
- Kombinationspräparat (Lokalanästhetikum/Kortikoidsuspension; ☞ Kap. 2.1.4., Abschn. "Kombinationspräparate") bei starken Schmerzen

Vorsichtsmaßnahmen/Hinweise

- CAVE: Sehneninjektion wegen Rupturgefahr!
- CAVE: Dermale oder subdermale Kortikoidinjektion wegen erhöhter Atrophiegefahr (bei Unsicherheit wasserlösliche Kortikoide bevorzugen, ☞ Tab. 2.4)!

5.7.6. Supraspinatus-Syndrom

Voruntersuchungen

- Arthrosonographie (5 bzw. 7,5 MHz)
- Evtl. Röntgen bei Verkalkungen
- Evtl. NMR bei Verdacht auf inkomplette oder komplette Ruptur

Indikationen

	Krankheit	Auslöser
Orthopädie	Periarthropathia humeroscapularis	Tendinopathie der Supraspinatussehne
Sportmedizin	Posttraumatisch, Fehlbelastung, Insertionstendinosen	Sportarten wie Kampfsport, Ballspiele, Werfen, Turnen, Kanufahren

Vorgehensweise

Patientenlagerung

- Patient sitzt auf Stuhl oder Untersuchungsliege
- Oberarm adduziert
- Ellenbogen gebeugt
- Unterarm auf eigenem Oberschenkel

Arztstellung

Stehend oder sitzend hinter dem Patienten.

Injektionsort/Lokalisation

Im Bereich des oberen Recessus vom Schultergelenk, kapselnah (Sehnenanteile des Musculus supraspinatus strahlen hier in die Kapsel ein).

Punktionsvorgang (☞ Abb. 5.7l)

- Lokalanästhesie, bis Kapselwiderstand des Schultergelenks getroffen
- Geringer Rückzug der Kanüle
- Infiltration in einem Bereich parallel zur Kapsel von ca. 1 cm Durchmesser

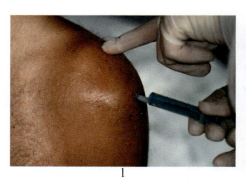

Abb. 5.7l: Infiltration Supraspinatus-Syndrom.

Kanülengröße

Nr. 16 (blauer Konus) 0,60 x 25 mm, 23G.

Injektionstiefe

Je nach Hautdicke 0,5-1,0 cm.

Injektionsmenge

1-3 ml.

Medikation

- Kortikoide: Mikrokristalline Suspension (☞ Tab. 2.3)
- Kombinationspräparat (Lokalanästhetikum/Kortikoidsuspension; ☞ Kap. 2.1.4., Abschn. "Kombinationspräparate") bei starken Schmerzen

Vorsichtsmaßnahmen/Hinweise

- CAVE: Verletzung des Akromions oder Humeruskopfes
- CAVE: Injektion in Sehne wegen Rupturgefahr

5.8. Schultersteife (adhäsive Kapsulitis)

Bei der chronischen Schultersteife (adhäsive Kapsulitis; angloamerikanisch frozen shoulder) ist eine Kombination einzelner Injektionstechniken sinnvoll. Die meisten Autoren empfehlen eine periartikuläre und zusätzlich intraartikuläre Therapie. Dabei werden 4 Injektionsverfahren bevorzugt, die bereits oben beschrieben sind, nämlich Injektion

- an den Supraspinatussehnenansatz
- in die subakromiale Bursa (wenn im Sonogramm Bursitis nachgewiesen)
- im Bereich der Bizepssehnenrinne (wie bei Bizepstendinitis) und
- im Bereich des oberen Recessus der Schulter von hinten (im Bereich der Infraspinatussehne)

Bei letzterer Injektion wird auch die Injektion im Bereich des Ansatzes des Musculus teres minor gelegentlich empfohlen (92,126).

Vorgehensweise

■ Lokalisation der Injektionsorte

Wie in den Einzelbeschreibungen:

- Bizepstendinitis (☞ Abb. 5.7b+c)
- Bursitis subacromialis (☞ Abb. 5.7e)
- Tendinitis Ansatz Musculus supraspinatus (☞ Abb. 5.7l)
- Tendinitis Ansatz Musculus infraspinatus (nahe oberer Recessus der Schulter und mittlere Fazette Tub. majus humeri, ☞ dorsaler Zugang zur Schulter, ☞ Abb. 5.5d)

■ Patientenlagerung

- Patient sitzend
- Oberarm herabhängend, adduziert, je nach Injektion Außen- oder Innenrotation (☞ oben)

■ Arztstellung

Sitzend oder stehend vor oder neben dem Patienten.

■ Punktionsvorgang

☞ Beschreibungen der einzelnen Injektionstechniken.

■ Kanülengröße

Nr. 16 (blauer Konus) 0,60 x 25 mm, 23G.

■ Medikation

- Kortikoide: Mikrokristalline Suspension (☞ Tab. 2.3)
- Kombinationspräparat (Lokalanästhetikum/Kortikoidsuspension; ☞ Kap. 2.1.4., Abschn. "Kombinationspräparate") bei starken Schmerzen

Vorsichtsmaßnahmen/Hinweise

- Die Maximaldosen der Kortikoide sind unbedingt einzuhalten (☞ Tab. 2.3), d.h. die Gesamtdosis soll auf die einzelnen Injektionspunkte verteilt werden
- Auf exakte Injektionstechnik ist zu achten, um atrophisierende Hautschäden oder Sehnenverletzungen unbedingt zu vermeiden (☞ Abb. 2.12)!
- Zusätzlich wird eine systemische Schmerztherapie (z.B. mit nichtsteroidalen Antirheumatika, Opioden) mit regelmäßiger Einnahme während und bis zu 2 bis 3 Wochen nach der Behandlung empfohlen
- Mindestens 2 bis 3 Behandlungen sind erforderlich, da das Krankheitsbild bis zu 1-2 Jahren anhalten kann

5.8.1. Levator-scapulae-Syndrom

Voruntersuchungen

Evtl. Arthrosonographie (5 bzw. 7,5 MHz) im Sinne der Differentialdiagnostik.

Indikationen

	Krankheit	Auslöser
Rheumatologie	Fibromyalgie	
Orthopädie	Fehlhaltungen (z.B. im Schlaf) Hebetrauma	Entzündliche Tendomyopathie
Sportmedizin	Fehlbelastung	Sportarten wie Schwimmen, (Kraulen, Delphin), Tennis, Wurfdisziplinen (Kugel, Diskus, Hammer, Speer), Handball, Basketball, Volleyball, Ringen, Gewichtheben, Golfsport

Vorgehensweise

Patientenlagerung

- Patient sitzt, Kopf zur Gegenseite wenden
- Arm herunterhängend

Arztstellung

Stehend hinter dem Patienten.

Injektionsort/Lokalisation (☞ Abb. 5.8a)

- Am stärksten Schmerzpunkt im Bereich des Sehnenansatzes vom Musculus levator scapulae
- Durch Kippen des Kopfes nach vorne und Drehung in die andere Richtung wird der Schmerz verstärkt und der Injektionsort damit besser tastbar

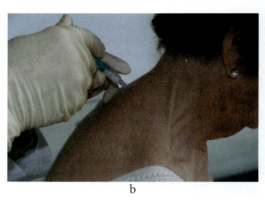

Abb. 5.8b: Infiltration Sehnenansatz Musculus levator scapulae rechts.

Kanülengröße

- Nr. 18 (brauner Konus) 0,45 x 25 mm, 26G
- Nr. 16 (blauer Konus) 0,60 x 25 mm, 23G bei dicker Haut

Injektionstiefe

Je nach Hautdicke ca. 0,5-1 cm.

Injektionsmenge

1-2 ml.

Medikation

- Kortikoide: Mikrokristalline Suspension (☞ Tab. 2.3)
- Kombinationspräparat (Lokalanästhetikum/Kortikoidsuspension; ☞ Kap. 2.1.4., Abschn. "Kombinationspräparate") bei starken Schmerzen

Vorsichtsmaßnahmen/Hinweise

CAVE: Zu tiefer Einstich → Pneumothoraxgefahr!

5.9. Ellenbogen

Das Ellenbogengelenk hat zwar *eine* Gelenkhöhle, funktionell ist es jedoch ein zusammengesetztes Gelenk aus *drei* Teilen:

- Articulatio humeroulnaris
- Articulatio humeroradialis
- Articulatio radioulnaris proximalis

5.9.1. i.a.-Ellenbogengelenk

Voruntersuchungen

- Arthrosonographie (5 bzw. 7,5 MHz)
  - Linearer Schallkopf

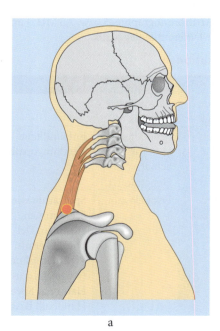

Abb. 5.8a: Infiltration Sehnenansatz Musculus levator scapulae rechts: Injektionsort.

Punktionsvorgang (☞ Abb. 5.8b)

- Direkt über dem maximalen Schmerzpunkt einstechen
- Fächerförmig an den Sehnenansatz injizieren

- Röntgen (ap und seitlich)
- Arthrographie bei Radiosynoviorthese

Indikationen

	Krankheit	Auslöser
Rheumatologie	Rheumatoide Arthritis	Arthritis
	Seronegative Spondarthritiden	Arthritis
Orthopädie	EBG-Arthrose	Aktivierte Arthrose
Sportmedizin	Fehlbelastung	Wurfsportarten

Vorgehensweise

Drei Injektionstechniken sind möglich

- von posterolateral (dorsal bzw. hinten) in den humeroulnaren Teil
- von anterolateral (vorne) in den radioulnaren Teil
- von lateral in den humeroradialen Teil (meist besteht Verbindung zu anderen Teilen)

■ Patientenlagerung

- Patient sitzt neben der Untersuchungsliege auf einem verstellbaren Stuhl (z.B. Drehstuhl)
- Der Drehstuhl wird in der Höhe so eingestellt, dass Ellenbogen bequem auf Tisch aufliegt
- Der Ellenbogen wird in einem Winkel von 90° gebeugt bzw. Unterarm proniert und fest auf die Unterlage gepresst
- Das Schultergelenk ist dabei auf ca. 45° abduziert
- Oberarm leicht innenrotiert
- Unter dem Unterarm sterile Auflage

■ Arztstellung

- Der Arzt sitzt neben dem Patienten. Er drückt mit seiner Hand den Unterarm des Patienten fest auf die Liege
- Der Arzt kann mit seinem Daumen das Olecranon und mit seinem Zeigefinger den Epicondylus lateralis als Begrenzung einstellen und injiziert mit der anderen Hand

■ Injektionsort/Lokalisation (☞ Abb. 5.9a)

Posterolateraler (dorsaler) Zugang	Anterolateraler Zugang

• Ausgehend von der Streckseite des Ellenbogengelenks. Lateral der tastbaren Trizepssehne.
• Markierung von Leitstrukturen
  - distalem Ende der Trizepssehne
  - Epicondylus lateralis
  - Processus olecrani
• Markierung des Punktionsortes über der tastbaren Fossa olecrani (= lateraler Teil des sog. Hueter'schen Dreiecks; ☞ Abb. 5.9b)
	• Aufsuchen das radiohumeralen Gelenkes (Spalt zwischen Radiusköpfchen und Humerus) durch Supination und Pronation des Unterarms des Patienten
	• Markierung des tastbaren Gelenkspaltes
	• Markierung des Punktionsortes zwischen basaler Fläche des Condylus lateralis humeri und proximaler Begrenzungsfläche des Radius

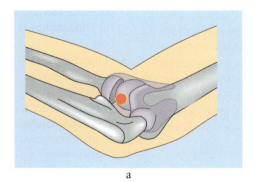

Abb. 5.9a: i.a.-Ellenbogengelenk: Injektionsort.

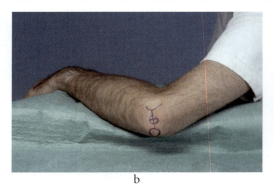

Abb. 5.9b: i.a.-Ellenbogengelenk dorsaler Zugang. Punktionsort = Zielkreuz.

■ **Punktionsvorgang** (☞ Abb. 5.9c+d)

Posterolateraler (dorsaler) Zugang	Anterolateraler Zugang
• Injektion von lateral in die Fossa olecrani • Unter Aspiration in Richtung Ellenbeuge einstechen • Vorschieben der Kanüle von dorsocranial schräg nach ventrocaudal durch die Kapselwand • Vorschieben unter ständiger Aspiration • Injektion nur nach Ergussgewinnung aus dem Gelenk	• Einstich über tastbare Schwellung im Bereich des radiohumeralen Gelenkes • Injektion tangential zum getasteten Gelenkspalt, d.h. von oben und von lateral zur Untersuchungsliege • in Richtung der gegenüberliegenden Beugefalte • Vorschieben der Kanüle unter ständiger Aspiration und nach Ergussgewinnung Injektion

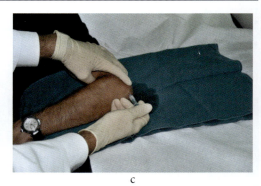

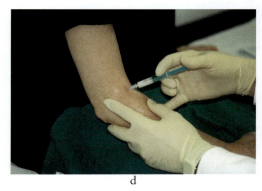

Abb. 5.9c+d: i.a.-Ellenbogengelenk. **c**: Posterolateraler (= dorsaler) Zugang. Punktion von hinten. **d**: Anterolateraler Zugang. Punktion von vorne.

■ **Kanülengröße**

- Nr. 12 (schwarzer Konus), 0,70 x 30 mm, G22
- Nr. 14 (blauer Konus), 0,60 x 30 mm, G23
- Nr. 16 (blauer Konus), 0,60 x 25 mm, G23

■ **Injektionstiefe**

Ca. 1 cm.

■ **Injektionsmenge**

2 ml.

■ **Medikation**

- Kortikoide: Mikrokristalline Suspension (☞ Tab. 2.3)
- Kombinationspräparat (Lokalanästhetikum/Kortikoidsuspension; ☞ Kap. 2.1.4., Abschn. "Kombinationspräparate") bei starken Schmerzen
- Radiosynoviorthese: ^{186}Rhenium (☞ Kap. 2.2.1.)

5.9. Ellenbogen

■ **Sonstige lokale Maßnahmen**

Stoßwellenlithotripsie bei Verkalkungsstrukturen im Gelenk (☞ Kap. 2.12.)

Vorsichtsmaßnahmen/Hinweise

Posterolateraler (dorsaler) Zugang	Anterolateraler Zugang
Der dorsale Zugang ist der einfachste.	CAVE: Verletzung des Knochens (Radius) bei zu tiefer Injektion!
Manche Therapeuten empfehlen die Injektion durch die Trizepssehne zu führen, andere warnen davor wegen Gefahr der Sehnenverletzung bei falscher Injektionstechnik (am besten mittels Sono Punkt des maximalen Ergusses festlegen!).	Schwieriger als posterolateral
Bei falscher Injektion klagt der Patient über stärkere Schmerzen, dann sofort Kanüle entfernen	Meistens nur bei großem Erguss erfolgreich. Posterolateral jedoch meist besser lokalisierbar
Bei korrekter Technik schmerzloser als der anterolaterale Zugang	
Wird von manchen Therapeuten als "lateraler Zugang" bzw. "seitlicher Zugang" in das Gelenk bezeichnet, jedoch mit anterolateralem Zugang dann oft verwechselt	Von manchen Autoren auch "radialer Zugang" genannt
Gelenkregion füllt sich erst bei großem Erguss (im Vergleich zur anterolateralen Injektion)	Gelenkregion füllt sich häufig frühzeitig bei einer Synovitis mit Erguss
Häufig Baker-Zysten-Bildungen, d.h. zum Teil bizarre Gelenkausstülpungen (☞ Abb. 2.36)	Bei großem Erguss relativ geringe Injektionstiefe (0,5 cm), mit Arthrosono feststellbar

5.9.2. i.a.-Radiohumeralgelenk

Voruntersuchungen
- Arthrosonographie (7,5 MHz)
  - Linearer Schallkopf
- Röntgen (ap und seitlich)

Indikationen

	Krankheit	Auslöser
Rheumatologie	Rheumatoide Arthritis	Lokalisierte Radiohumeral-Arthritis
	Seronegative Spondarthritiden	Arthritis
Orthopädie	EBG-Arthrose	Aktivierte Arthrose
Sportmedizin	Fehlbelastung	Tennis, Squash, Federball, Wurfsportarten

Vorgehensweise

■ **Patientenlagerung**

Wie i.a.-Ellenbogengelenk.

■ **Arztstellung**

Wie i.a.-Ellenbogengelenk.

■ **Injektionsort/Lokalisation**
- Wie i.a.-Ellenbogengelenk
- Bestimmung durch Supination und Pronation des Unterarmes, Markierung des Gelenks zwischen Radiusköpfchen und distalem Humerus

■ **Punktionsvorgang** (☞ **Abb. 5.9e**)

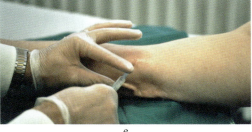

e

Abb. 5.9e: i.a. Radiohumeralgelenk links.

- Injektion direkt über markiertem Radiohumeralgelenk
- 90° zum Gelenk einstechen

- Unter Aspiration vorschieben
- Injektion nur, wenn kein Widerstand (Knochenverletzungsgefahr!)

■ Kanülengröße

Wie i.a.-Ellenbogengelenk.

■ Injektionstiefe

Ca. 0,5 cm.

■ Injektionsmenge

1-2 ml.

■ Medikation

- Kortikoide: Mikrokristalline Suspension (☞ Tab. 2.3)
- Kombinationspräparat (Lokalanästhetikum/Kortikoidsuspension; ☞ Kap. 2.1.4., Abschn. "Kombinationspräparate") bei starken Schmerzen

Vorsichtsmaßnahmen/Hinweise

- CAVE: Verletzung von Knochen!
- Die Injektion des Radiohumeralgelenks ist selten indiziert, da bei der Injektion von posterolateral in das Ellenbogengelenk dieses meist auch mitbehandelt wird

5.9.3. Infiltration - Epicondylitis humeri radialis (= humeroradialis = lateralis); sog. "Tennisellenbogen"

Voruntersuchungen

Arthrosonographie (7,5 MHz) zur Differenzialdiagnose.

Indikationen

	Krankheit	Auslöser
Orthopädie	Epicondylopathie	Ansatztendinitis M. extensor digitorum communis, M. supinator, Mm. extensor carpi radialis brevis et longus
Sportmedizin	Posttraumatisch, Fehlbelastung	Sportarten mit Aufschlag: Tennis, Squash, Federball, Baseball

Literatur ☞ 76.

Vorgehensweise

■ Patientenlagerung

- Patient sitzend mit Ellenbogen in Höhe der Untersuchungsliege
- Ellenbogengelenk 90° gebeugt, leicht proniert

■ Arztstellung

- Sitzend neben dem Patienten
- Arzt fixiert Unterarm auf der Untersuchungsliege

■ Injektionsort/Lokalisation (☞ Abb. 5.9f)

- Distal vom Epicondylus lateralis (radialis)
- Im Bereich des schmerzhaftesten Punktes (über Ursprungszone des M. extensor digitorum communis und vorderem Teil des Epicondylus lateralis am Ursprung des Extensor carpi radialis brevis)
- Seltener im Bereich des Ursprungs des Musculus extensor carpi radialis longus
- Oder etwas distal des Verlaufes des Musculus extensor carpi radialis brevis oberhalb des Radiusköpfchens

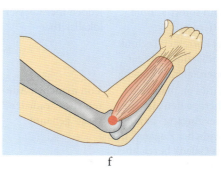

Abb. 5.9f: Infiltration lateraler Epicondylus. "Tennisellenbogen": Injektionsort. Zur Orientierung s. auch Lagerung des Arms (Abb. 5.9g).

■ Punktionsvorgang (☞ Abb. 5.9g)

- Injektion von dorsal in tangentialer Richtung auf den Epicondylus radialis
- Bei Knochenkontakt geringer Rückzug der Injektionskanüle
- Injektion meist unter starkem Druck notwendig
- Fächerförmige Injektion um Injektionspunkt (ca. 1-3 ml des Pharmakons)

5.9. Ellenbogen

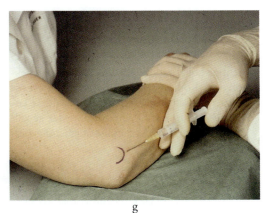

Abb. 5.9g: Infiltration lateraler Epicondylus. "Tennisellenbogen".

■ **Kanülengröße**

Nr. 14 (blauer Konus) 0,60 x 30 mm, 23G
Nr. 16 (blauer Konus) 0,60 x 25 mm, 23G

■ **Injektionstiefe**

Je nach Hautdicke 0,5-1 cm.

■ **Injektionsmenge**

1-2 ml.

■ **Medikation**

- Kortikoide: Mikrokristalline Suspension (☞ Tab. 2.3)
- Kombinationspräparat (Lokalanästhetikum/Kortikoidsuspension; ☞ Kap. 2.1.4., Abschn. "Kombinationspräparate") bei starken Schmerzen

■ **Sonstige lokale Maßnahmen**

Stoßwellenlithotripsie bei Verkalkungen im Bereich der Sehnen (☞ Kap. 2.12.).

Vorsichtsmaßnahmen/Hinweise

- Bei Verwendung eines Kombinationspräparates (Lokalanästhetikum/Kortikoid) ist bereits nach 3-5 Minuten eine Besserung bei Dorsalextension der geballten Faust gegen Widerstand nachzuweisen
- Wiederholung maximal bis zu 2x empfehlenswert, sonst andere Ursachen ausschließen (z.B. partielle Ruptur des Ligamentum anulare, eingeklemmte Synovialzotte usw.)
- Aufschlagtechnik verbessern (bei Tennis, Squash und Federball)
- Tragen eines sog. Tennisellenbogenbandes nach Injektion

5.9.4. Infiltration - Epicondylitis humeri medialis (= ulnaris); sog. "Golferellenbogen" und "Werferellenbogen"

Voruntersuchungen

Arthrosonographie (7,5 MHz) zur Differenzialdiagnose.

Indikationen

	Krankheit	Auslöser
Orthopädie	Epicondylopathie	Epitrochleitis, Ansatztendinitis Hand- und Fingerflexoren sowie M. pronator teres
Sportmedizin	Fehlbelastung	Golf, Eishockey, Feldhockey

Vorgehensweise

■ **Patientenlagerung**

- Patient liegt auf der Untersuchungsliege
- Unterarm rückwärts und nach oben mit Volarfläche auf Liege legen

■ **Arztstellung**

- Sitzend neben Patient
- Arzt fixiert Unterarm auf Liege

■ **Injektionsort/Lokalisation (☞ Abb. 5.9h)**

Tiefe Injektion im Bereich des Epicondylus ulnaris im Bereich des schmerzhaftesten Punktes:

- Ursprungszone des M. flexor digitorum superficialis

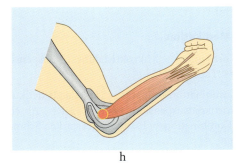

Abb. 5.9h: Infiltration medialer Epicondylus. "Golferellenbogen": Injektionsort. Zur Orientierung s. auch Lagerung des Unterarms (Abb. 5.9i).

■ Punktionsvorgang (☞ Abb. 5.9i)

- Einstich etwas distal vom Epicondylus ulnaris, vorschieben bis Knochenkontakt, geringer Rückzug
- Langsame Injektion, bei ausstrahlenden Schmerzen im Bereich der ulnaren Seite des Unterarmes oder Kleinfinger, Rückzug der Kanüle und erneute Injektion (Nervus ulnaris Verletzung!)
- Fächerförmige Infiltration um Schmerzpunkt (ca. 1-3 ml des Pharmakons)

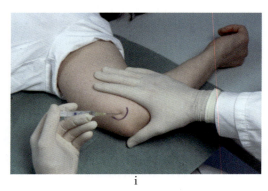

Abb. 5.9i: Infiltration medialer Epicondylus. "Golferellenbogen".

■ Kanülengröße

- Nr. 14 (blauer Konus) 0,60 x 30 mm, 23G
- Nr. 16 (blauer Konus) 0,60 x 25 mm, 23G

■ Injektionstiefe

Je nach Hautdicke 0,5-1 cm.

■ Injektionsmenge

1-2 ml.

■ Medikation

- Kortikoide: Mikrokristalline Suspension (☞ Tab. 2.3)
- Kombinationspräparat (Lokalanästhetikum/ Kortikoidsuspension; ☞ Kap. 2.1.4., Abschn. "Kombinationspräparate") bei starken Schmerzen

■ Sonstige lokale Maßnahmen

Stoßwellenlithotripsie bei Verkalkungen im Bereich der Sehnen (☞ Kap. 2.12.).

Vorsichtsmaßnahmen/Hinweise

- CAVE: Verletzung des Nervus ulnaris (häufig unterschiedlicher anatomischer Verlauf)!
- Richtige Lokalisation: 3-5 Minuten nach Injektion von Kombinationspräparat ist durch die Schmerzausschaltung durch das enthaltene Lokalanästhetikum die Palmarflexion der geballten Faust gegen Widerstand weitgehend gebessert
- Abschlagtechnik verändern (z.B. bei Golferellenbogen)
- Zusätzlich lokale Ultraschalltherapie (NSAR-haltiges Gel), Kryotherapie
- Tragen eines Haltebandes am Ellenbogen
- Aufgrund der Nähe des Nervus ulnaris empfehlen manche Autoren kein Lokalanästhetikum beizumischen, um keine Lähmungen auszulösen

5.9.5. Infiltration - Bursitis olecrani

Voruntersuchungen

- Evtl. Arthrosonographie (7,5 MHz)
- Evtl. Röntgen (bei Verkalkungen)

Indikationen

	Krankheit	Auslöser
Rheumatologie	Rheumatoide Arthritis, Seronegative Spondarthritiden	Exsudative Bursitis, häufig auch bei Ellenbogengelenksarthritis
	Gicht	Kristallreizung (Harnsäure)
	Chondrokalzinose	Kristallreizung (Ca^{2+}-Pyrophosphat)
Orthopädie	Chronische Bursitis	z.B. Reinigungspersonal
Sportmedizin	Posttraumatisch, Fehlbelastungen	Sportschießen, Ringen

Vorgehensweise

■ Patientenlagerung

- Patient sitzend
- Ellenbogengelenk 90° gebeugt

- Schulter abduziert auf ca. 45°
- Oberarm leicht innenrotiert

▪ Arztstellung

Arzt sitzt hinter dem Patienten.

▪ Injektionsort/Lokalisation

Am Ort der maximalen Schwellung bzw. Ergussbildung (vorher im Arthrosono markieren; ☞ Abb. 5.9k)

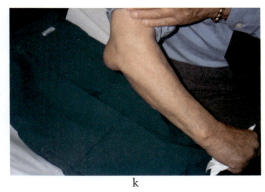

Abb. 5.9k: Bursitis olecrani. Massive Ergussbildung bei Gicht (vor Punktion).

▪ Punktionsvorgang (☞ Abb. 5.9l)

- Direkt oberhalb des Ergusses einstechen
- Da sehr schmerzhaft, vorher Lokalanästhetikum infiltrieren
- Unter Aspiration vorschieben
- Erguss abpunktieren
- Dekonnektieren und Pharmakon injizieren

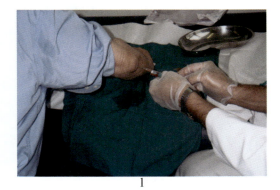

Abb. 5.9l: Punktion Bursitis olecrani. 25 ml Erguss wurden entleert.

▪ Kanülengröße

Nr. 16 (blauer Konus) 0,60 x 25 mm, G23.

▪ Injektionstiefe

Je nach Schwellungszustand der Bursa, ca. 0,5-1 cm.

▪ Injektionsmenge

1-2 ml.

▪ Medikation

- Kortikoide: Mikrokristalline Suspension (☞ Kortikoide: Mikrokristalline Suspension (☞ Tab. 2.3)
- Kombinationspräparat (Lokalanästhetikum/ Kortikoidsuspension; ☞ Kap. 2.1.4., Abschn. "Kombinationspräparate") bei starken Schmerzen

Vorsichtsmaßnahmen/Hinweise

- CAVE: Bei eitriger Bursitis (☞ Abb. 4.7) keine Infiltration, sondern Abpunktieren (Entleerung) von Eiter, systemische Antibiose (☞ Kap. 4.) und evtl. operative Revision
- Nach Injektion und Entleerung des Ergusses festen Verband über 24 bis 48 Stunden (damit häufig Verklebung der Bursenwände und langanhaltende Besserung)
- Bei sterilem Erguss: Maximal 2maliger Punktionsversuch, danach evtl. operative Revision

5.10. Handgelenk

5.10.1. i.a.-Radiocarpalgelenk

Das Radiocarpalgelenk kann von zwei Seiten injiziert werden - von dorsal (Handrücken) wird der Zugang von radial oder ulnar gewählt.

Voruntersuchungen

- Arthrosonographie (7,5 bzw. 10 MHz)
  - Linearer Schallkopf
- Evtl. Röntgen des Handgelenks in 2 Ebenen

Indikationen (s. auch Lit. 174b)

	Krankheit	Auslöser
Rheumatologie	Rheumatoide Arthritis	Karpalarthritis
Sportmedizin	Posttraumatisch, Carpometacarpus-Luxationsfraktur (sog. Benett-Fraktur) mit posttraumatischer Ergussbildung	Sportarten wie Boxen
	Zustand nach Navicularefraktur mit posttraumatischem Erguss	Hallenhandball

Vorgehensweise

■ Patientenlagerung

- Patient sitzt neben Behandlungstisch
- Hand des Patienten liegt auf der Unterlage
- Handgelenk leicht gebeugt (Rolle unter Gelenk legen)
- Hand maximal flektiert

■ Arztstellung

- Arzt sitzt vor dem Patienten
- Arzt hält Vorderhand (Finger) fest gegen Unterlage

■ Injektionsort/Lokalisation (☞ Abb. 5.10a+b)

Radialer Zugang	Ulnarer Zugang
• Thenarseitig zum Musculus extensor communis digitor. II • Man palpiert eine Lücke radial zur Sehne des DII zwischen der knöchernen Begrenzung von distalem Radius und Os naviculare • Zwischen den Sehnen des Musculus extensor longus (ulnar) und des Musculus extensor carpi radialis brevis (radial) • Literaturübersicht: 6a	• Zwischen knöcherner Begrenzung der distalen Ulna (Processus styloideus ulnae und Os pisiforme

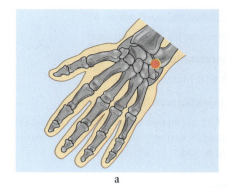

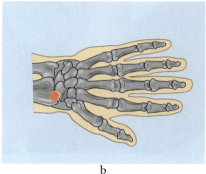

Abb. 5.10a+b: i.a.-Proximales Handgelenk. **a:** Ulnarer Zugang linke Hand. **b:** Radialer Zugang linke Hand. Punktionsorte.

■ Punktionsvorgang

Radialer Zugang	Ulnarer Zugang
• Injektion 90° zur Hautoberfläche • Etwas seitlich vom Processus styloideus radii • Kanüle nach volar vorschieben • Unter ständiger Aspiration vorstechen (☞ Abb. 5.10c)	• Injektion 90 % zur Handoberfläche • Etwas lateral zur distalen Ulna (Processus styloideus ulnae) einstechen • Senkrecht zur tastbaren Kuhle bzw. Schwellung injizieren (☞ Abb. 5.10d) • Nicht gegen Widerstand spritzen wegen Gefahr der Sehnenverletzung!

5.10. Handgelenk

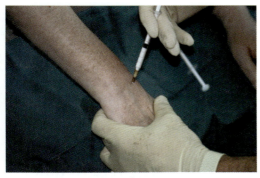

c

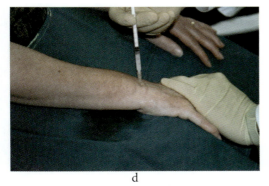

d

Abb. 5.10c+d: i.a.-Proximales Handgelenk. **c**: Radialer Zugang rechte Hand. **d**: Ulnarer Zugang rechte Hand.

■ Kanülengröße/Spritzenwahl

- Nr. 14 (blauer Konus) 0,60 x 30 mm, 23G
- Nr. 16 (blauer Konus) 0,60 x 25 mm, 23G
- Bei zähem Erguss Nr. 12 (schwarzer Konus) 0,7 x 30 mm, 22G
- Insulinspritze wegen geringem Spritzwiderstand

■ Injektionsmenge

1-2 ml.

■ Injektionstiefe

Ca. 0,5 cm.

■ Medikation

- Kortikoide: Mikrokristalline Suspension (☞ Tab. 2.3)
- Kombinationspräparat (Lokalanästhetikum/Kortikoidsuspension; ☞ Kap. 2.1.4., Abschn. "Kombinationspräparate") bei starken Schmerzen

- Radiosynoviorthese: ^{186}Rhenium (☞ Kap. 2.2.1.)

Vorsichtsmaßnahmen/Hinweise

- **CAVE:** bei ulnarem Zugang vor oberflächlichen Sehnen und Verletzung der darunterliegenden knöchernen Strukturen
- Prinzipiell diffundiert das injizierte Pharmakon (insbesondere Kortikoid) in die meisten Interkarpalgelenke wegen der Verbindung zwischen den einzelnen Gelenkräumen
- Nach Injektion ist das Tragen einer volaren Handschiene sinnvoll, um postpunktionelle Schmerzen zu verhindern (über 24 Stunden)

5.10.2. Infiltration - Tendovaginitis stenosans (De Quervain-Krankheit)

Voruntersuchungen

Evtl. Arthrosonographie (7,5 bzw. 10 MHz).

Indikationen

	Krankheit	Auslöser
Orthopädie	Häufig bei Frauen zwischen 40. und 50. Lebensjahr, Überbelastung	übermäßige Daumenbeugung und Abduktion der Hand nach ulnar
Sportmedizin	Posttraumatisch, Fehlbelastungen	Handball, Volleyball

Vorgehensweise

■ Patientenlagerung

- Patient sitzt neben Untersuchungsliege
- Volare Handseite nach oben
- Rolle unter Streckerseite des Handgelenks
- Leichte Ulnardeviation des Handgelenks

■ Arztstellung

- Sitzend vor Patient
- Vorhand (Finger) und Daumen fest gegen Unterlage leicht nach ulnar drücken
- Im Sehnenverlauf häufig krepitierendes Geräusch zu hören

■ Injektionsort/Lokalisation

Gemeinsame Sehnenscheide des Musculus extensor pollicis brevis und Musculus abductor pollicis longus unterhalb des Retinaculum extensorum in Höhe des Processus styloideus radii.

■ **Punktionsvorgang (☞ Abb. 5.10e)**

- Einstich ca. 30° zur Handoberfläche
- Vorschieben im Sehnenverlauf
- Beim Injizieren füllt sich sichtbar die Sehnenscheide

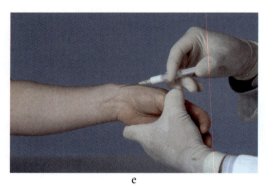

Abb. 5.10e: Infiltration Tendovaginitis stenosans De Quervain an der linken Hand.

■ **Kanülengröße**

- Nr. 14 (blauer Konus) 0,60 x 30 mm, 23G
- Nr. 18 (brauner Konus) 0,45 x 25 mm, 26G

■ **Injektionstiefe**

Ca. 0,5 cm.

■ **Injektionsmenge**

1-2 ml.

■ **Medikation**

- Kortikoide: Mikrokristalline Suspension (☞ Tab. 2.3)
- Kombinationspräparat (Lokalanästhetikum/Kortikoidsuspension; ☞ Kap. 2.1.4., Abschn. "Kombinationspräparate") bei starken Schmerzen

Vorsichtsmaßnahmen/Hinweise

- Nach Injektion und Entleerung des Ergusses festen Verband über 24 bis 48 Stunden (damit häufig Verklebung der Bursenwände)
- Maximal 2maliger Punktionsversuch, danach evtl. operative Revision
- Vorsichtige ulnare Abduktion, da Einspritzung sehr schmerzhaft!

5.10.3. Infiltration - Strecksehnentenosynovitis

Schwellungen der Strecksehnen der Hand sind meistens durch Entzündungen im Bereich des Musculus extensor carpi ulnaris bedingt und führen zu einer häufig deutlichen Anschwellung des Handrückens.

Voruntersuchungen

Evtl. Arthrosonographie (7,5 bzw. 10 MHz).

Indikationen

	Krankheit	Auslöser
Rheumatologie	Rheumatoide Arthritis	Häufiger Frühbefund bei beginnender rheumatoider Arthritis
Sportmedizin	Posttraumatisch, Fehlbelastungen	Wurfsportarten, Handball, Volleyball

Vorgehensweise

■ **Patientenlagerung**

- Patient sitzt neben Untersuchungsliege
- Handgelenk gebeugt (z.B. auf Rolle gelagert)
- Leichte Abduktion des Handgelenks nach radial

■ **Arztstellung**

- Sitzend vor Patient
- Arzt drückt Hand leicht auf Untersuchungstisch

■ **Injektionsort/Lokalisation**

Sehnenscheiden des Musculus extensor carpi ulnaris, Punkt der maximalen Schwellung.

■ **Punktionsvorgang (☞ Abb. 5.10f)**

- Einstich ca. 30° zur Handoberfläche
- Vorschieben im Sehnenverlauf
- Beim Einspritzen in die Sehnenscheide füllt sich diese prompt und bestätigt damit die korrekte Lage

5.10. Handgelenk

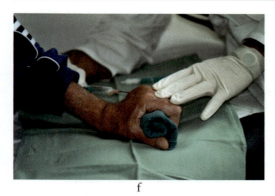

Abb. 5.10f: Punktion Handstreckersehne. Septische Tenosynovitis mit *Staphylococcus aureus*.

■ Kanülengröße

- Nr. 14 (blauer Konus) 0,60 x 30 mm, 23G
- Nr. 18 (brauner Konus) 0,45 x 25 mm, 26G

■ Injektionstiefe

Ca. 0,5 cm

■ Injektionsmenge

1-2 ml

■ Medikation

- Kortikoide: Mikrokristalline Suspension (☞ Tab. 2.3)
- Kombinationspräparat (Lokalanästhetikum/Kortikoidsuspension; ☞ Kap. 2.1.4., Abschn. "Kombinationspräparate") bei starken Schmerzen

Vorsichtsmaßnahmen/Hinweise

CAVE: Sehnenverletzung!

5.10.4. Infiltration - Karpaltunnelsyndrom

Der Karpaltunnel enthält neben dem N. ulnaris sämtliche Sehnen der vom Unterarm an die Hand ziehenden Fingerbeugemuskeln.

Voruntersuchungen

- Arthrosonographie (7,5 bzw. 10 MHz)
- Evtl. Kernspintomographie

Indikationen

	Krankheit	Auslöser
Rheumatologie	Rheumatoide Arthritis, Sarkoidose, Amyloidose	Häufiger Frühbefund bei beginnender rheumatoider Arthritis
Innere Medizin	Diabetes mellitus, Hypothyreose, Sarkoidose, idiopathisch: häufig bei Frauen zwischen 40. und 50. Lebensjahr	Stoffwechselerkrankungen

Vorgehensweise

■ Patientenlagerung

- Patient sitzt neben Untersuchungstisch
- Unterarmstreckseite liegt auf Untersuchungstisch
- Rolle unter Streckseite des Handgelenks

■ Arztstellung

- Sitzend vor Patient
- Arzt hält Daumen und vordere Handinnenfläche nach volar flektiert auf Unterlage fest

■ Injektionsort/Lokalisation

- Karpaltunnel etwas proximal zur distalen Beugefalte am proximalen Handgelenk zwischen Musculus palmaris longus-Sehne und Sehnen des Musculus flexor carpi radialis (Die M. flexor carpi radialis-Sehne verläuft an der radialen Begrenzung des Karpaltunnels in einem separaten Fach)
- Markierung von Leitstrukturen mit Dermoskript®-Stift:
  - Proximale Handbeugefalte (☞ Abb. 5.10g)
  - Sehne des Musculus palmaris longus (tastbar unter maximaler Handstreckung; ☞ Abb. 5.10h)
  - Sehne des Musculus flexor carpi radialis (= Nr. 2 in Abb. 5.10i) (Der M. palmaris longus und M. flexor carpi radialis beugen und abduzieren das Handgelenk nach radial, die Sehnen kann man durch entsprechende Bewegungen ebenfalls ertasten)

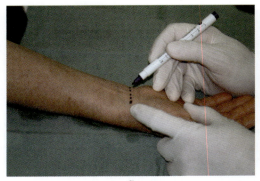

g

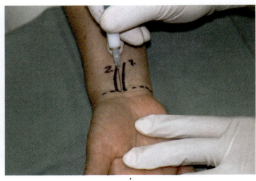

i

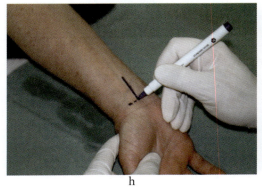

h

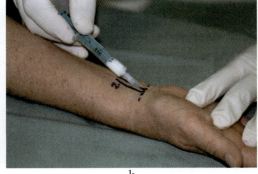

k

Abb. 5.10g+h: Infiltration Karpaltunnel an der rechten Hand. **g:** Markierung proximale Handbeugefalte, **h:** Markierung Sehne des Musculus palmaris longus unter maximaler Handstreckung.

■ **Punktionsvorgang** (☞ Abb. 5.10i+k)

- Einstich von proximal in zwei Injektionsschritten:

1.	Einstichwinkel ca. 45° ulnar der Sehne des Musculus palmaris longus über der proximalen Hautfalte (liegt über der proximalen Begrenzung des Lig. carpi tranversum) des Handgelenks (☞ Abb. 5.10i)
2.	Einstichwinkel absenken (ca. 20-30°), Kanüle ca. 1,5 cm vorschieben (☞ Abb. 5.10k)

- Injektion nicht gegen Widerstand (Sehnenverletzungsgefahr!)
- Beim Auftreten von elektrisierenden Schmerzsensationen (im Verlauf des Daumens und D2 und D3) sofort zurückziehen (Nervenverletzungsgefahr!)
- ☞ Lit. 44a

Abb. 5.10i+k: Infiltration Karpaltunnel. 1 = Sehne des Musculus palmaris longus, 2 = Sehne des Musculus flexor carpi radialis); Einstich über der proximalen Handbeugefalte zwischen beiden Sehnen in ulnare Richtung. **i:** Erster Injektionsschritt, **k:** Zweiter Injektionsschritt.

■ **Kanülengröße**

- Nr. 16 (blauer Konus) 0,60 x 25 mm, 23G
- Evtl. Nr. 18 (brauner Konus) 0,45 x 25 mm, 26G

■ **Injektionstiefe**

Ca. 1,5 cm vom Einstichort.

■ **Injektionsmenge**

1-2 ml.

■ **Medikation**

- Kortikoide: Mikrokristalline Suspension (☞ Tab. 2.3)

Vorsichtsmaßnahmen/Hinweise

- **CAVE:** Am wichtigsten ist die Vermeidung einer Nervenverletzung (Nervus medianus)! Der Nerv liegt mehr nach radial unter dem Retinaculum flexorum, deshalb die Injektionsrichtung leicht nach ulnar abweichen lassen.

- **CAVE:** Sehnenverletzungen!
- Manche Therapeuten empfehlen vor Kortikoidinstillation die Injektion eines Lokalanästhetikums, wenn danach typische Anästhesie (in den ersten drei Fingern) ausgelöst wird, dann ist die korrekte Kanülenlage gesichert (andere fordern, dass keinesfalls Anästhetika benutzt werden, damit keine Lähmungen auftreten)
- Behandlung der Grundkrankheit erforderlich (z.B. Sarkoidose, Diabetes mellitus, Schilddrüsenerkrankungen)
- Wenn nach 2-3maliger Einspritzung keine Besserung bzw. bei der neurophysiologischen Untersuchung (NLG) Denervierungszeichen nachweisbar sind, operative Revision (Spaltung des Retinaculum)

5.10.5. Infiltration - schnellender Finger

Voruntersuchungen

Evtl. Arthrosonographie (7,5 bzw. 10 MHz).

Indikationen (s. Lit. 135a)

	Krankheit	Auslöser
Rheumatologie	Rheumatoide Arthritis	Tendinitis mit Knotenbildung der Fingerbeugesehnen
Orthopädie	Überlastung (Tendinopathie)	Knotenbildung, klemmt nach Herausgleiten aus Sehnenscheide
Sportmedizin	Überlastung	Ballsportarten, z.B. Basket-, Volley-, Handball

Vorgehensweise

■ **Patientenlagerung**

- Patient sitzt neben Untersuchungstisch
- Handrücken auf Untersuchungstisch
- Evtl. Rolle unter Streckseite des Handgelenks
- Patient oder Helfer fixiert Unterarm gegen Tischunterlage oder Patientenknie

■ **Arztstellung**

- Sitzend vor Patient
- Überstreckung des zu behandelnden und danebenliegenden Fingers
- Arzt tastet mit seinem Zeigefinger das Knötchen in der Flexorensehnenscheide unter passiver Flexion und Extension
- Im Bereich der maximalen tastbaren Krepitation oder bei sicherem Tasten des Knötchens Markierung etwas distal mit Dermoskript®-Stift markieren

■ **Injektionsort/Lokalisation (☞ Abb. 5.10l)**

- Im Bereich des volaren Sehnenfachs nahe dem Sehnenknötchen an der Fingerbeugeseite
- Meistens über Metacarpophalangealgelenk gelegen

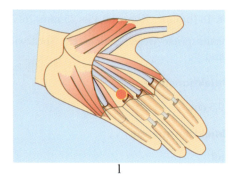

Abb. 5.10l: Infiltration Sehnenknoten an der linken Hand. "Schnellender Finger" (Ringfinger bzw. MCP-Gelenk D4 links): Injektionsort.

■ **Punktionsvorgang (☞ Abb. 5.10m)**

- Einstich ca. 0,5 cm distal des getasteten Knötchens
- Einstich gering seitlich der Beugefalte über dem Metacarpophalangealgelenk
- Einstichwinkel ca. 30°
- Sehr vorsichtiges Vorschieben, bis Widerstand erreicht, dann geringer Rückzug der Kanülenspitze
- Langsame Injektion gegen etwas Widerstand
- Bei starkem Widerstand Kanüle etwas zurückziehen (Sehnenverletzungsgefahr!)
- Unter Injektion füllt sich bei richtiger Lage die Beugesehnenscheide auf

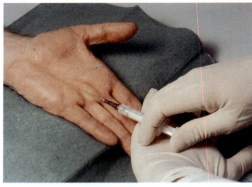

Abb. 5.10m: Infiltration Sehnenknoten. "Schnellender Finger" (linker Ringfinger).

Kanülengröße/Spritzenwahl

- Nr. 18 (brauner Konus) 0,45 x 25 mm, 26G
- Insulinspritze wegen geringerem Spritzwiderstand

Injektionstiefe

Ca. 0,5 cm.

Injektionsmenge

1-2 ml.

Medikation

- Kortikoide: Mikrokristalline Suspension (☞ Tab. 2.3)
- Kombinationspräparat (Lokalanästhetikum/Kortikoidsuspension; ☞ Kap. 2.1.4., Abschn. "Kombinationspräparate") wegen geringeren Schmerzen

Vorsichtsmaßnahmen/Hinweise

CAVE: Keine Injektion gegen starken Widerstand wegen Sehnenverletzungsgefahr!

5.10.6. i.a.-Daumensattelgelenk (erstes Karpometakarpalgelenk)

Voruntersuchungen

- Arthrosonographie (7,5 bzw. 10 MHz)
- Evtl. Röntgen

Indikationen

	Krankheit	Auslöser
Orthopädie	Rhizarthrose	Aktivierte Arthrose
Sportmedizin	Posttraumatisch bei Metakarpus I-Luxationsfraktur (Benett-Fraktur)	Sportarten wie Boxen

Vorgehensweise

Patientenlagerung

- Patient sitzt vor dem Untersuchungstisch
- Volare Handseite liegt auf Untersuchungstisch
- Evtl. Rolle unter Handinnenfläche

Arztstellung

- Sitzt vor dem Patienten
- Arzt hält Finger der Vorhand fest auf Unterlage und abduziert den Daumen leicht nach radial

Injektionsort/Lokalisation (☞ Abb. 5.10n)

- Im Sattelgelenk des Daumens, zwischen Os trapezium und Os metacarpale I
- Injektionsort durch Ab- und Adduktion des Daumens feststellen, evtl. markieren

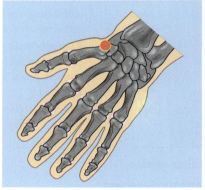

Abb. 5.10n: i.a.-Daumensattelgelenk links: Punktionsort.

Punktionsvorgang (☞ Abb. 5.10o)

- Injektion von lateral in das getastete Gelenk
- Einstich unterhalb der Sehne des Musculus abductor pollicis longus (= laterale Begrenzung der Tabatière, sog. Schnupftabakdose)
- Bei starker Ergussbildung Injektion medial zur Sehne

5.10. Handgelenk

- Vorsichtige Injektion des Pharmakons, da häufig sehr enger Gelenkspalt und Knorpelverletzungsgefahr!

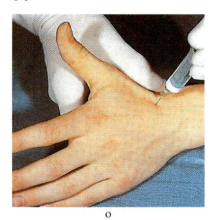

Abb. 5.10o: i.a.-Daumensattelgelenk links.

Kanülengröße/Spritzenwahl

- Nr. 16 (blauer Konus) 0,60 x 25 mm, 23G
- Bei sehr engem Gelenkspalt Nr. 18 (brauner Konus) 0,45 x 25 mm, 26G
- Insulinspritze wegen geringerem Spritzwiderstand

Injektionsmenge

0,5-1 ml.

Injektionstiefe

Ca. 0,5 cm.

Medikation

- Kortikoide: Mikrokristalline Suspension (☞ Tab. 2.3)
- Kombinationspräparat (Lokalanästhetikum/Kortikoidsuspension; ☞ Kap. 2.1.4., Abschn. "Kombinationspräparate") wegen fast schmerzloser Injektion
- Radiosynoviorthese [169]Erbium (☞ Kap. 2.2.1.)

Vorsichtsmaßnahmen/Hinweise

- CAVE: Verletzung darunterliegender Sehnen (Musculus abductor pollicis longus und Musculus extensor pollicis longus)
- CAVE: Verletzungsgefahr von Knorpel und Knochen!
- Da geringes Gelenkvolumen, starke Schmerzen bei Injektion möglich, Verwendung eines Kombinationspräparates sinnvoll (☞ Kap. 2.1.4.)
- Bei starken Schmerzen zusätzliche Schienenversorgung bzw. DSG-Manschette

5.10.7. i.a.-Fingergrundgelenke (Metakarpophalangealgelenke)

Voruntersuchungen

- Arthrosonographie (7,5 bzw. 10 MHz)
- Evtl. Röntgen
- Evtl. Kernspintomographie

Indikationen

	Krankheit	Auslöser
Rheumatologie	Rheumatoide Arthritis	Arthritis
	Psoriasisarthropathie	Arthritis
	Systemischer Lupus erythematodes	Synovitis
	Hämochromatose	Arthropathie
Sportmedizin	Posttraumatisch/Distorsionen	Volleyball, Handball, Wasserball, Basketball, Torhüter, Ringen, Reiten, Judo

Vorgehensweise

Patientenlagerung

- Patient sitzt neben dem Untersuchungstisch
- Rolle unter dem Grundgelenk, Finger nach vorne gebeugt

Arztstellung

- Arzt sitzt vor Patient
- Arzt tastet seitlich des Gelenkes den Gelenkspalt, evtl. Markierung

Injektionsort/Lokalisation (☞ Abb. 5.10q)

Metakarpophalangealgelenk.

Punktionsvorgang (☞ Abb. 5.10p)

- Einstich medial oder lateral zum Gelenk
- Einstich ca. 0,5 cm unterhalb des höchsten Punktes des Gelenks
- Einstich ca. 45° seitlich zum Gelenk

- Bei korrekter Lage füllt sich das Gelenk mit dem Pharmakon auf

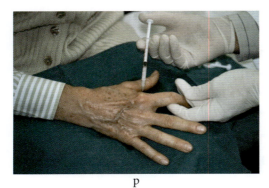

Abb. 5.10p: i.a.-Fingergrundgelenk D2. Psoriasisarthropathie.

Kanülengröße/Spritzenwahl

- Nr. 16 (blauer Konus) 0,60 x 25 mm, 23G
- Nr. 18 (brauner Konus) 0,45 x 25 mm, 26G
- Insulinspritze wegen geringerem Spritzwiderstand

Injektionstiefe

Ca. 0,5 cm.

Injektionsmenge

0,5-1 ml.

Medikation

- Kortikoide: Mikrokristalline Suspension (☞ Tab. 2.3)
- Kombinationspräparat (Lokalanästhetikum/ Kortikoidsuspension; ☞ Kap. 2.1.4., Abschn. "Kombinationspräparate") wegen fast schmerzloser Injektion
- Radiosynoviorthese [169]Erbium (☞ Kap. 2.2.1.)

Vorsichtsmaßnahmen/Hinweise

- **CAVE:** Verletzung der Streckersehnen
- **CAVE:** Verletzung des neurovaskulären Bündels
- Da geringes Gelenkvolumen, starke Schmerzen bei Injektion möglich, Verwendung eines Kombinationspräparates sinnvoll (☞ Kap. 2.1.4.)
- Bei geplanter Injektion von 2 MCP-Gelenken (z.B. bei der rheumatoiden Arthritis von Zeige- und Mittelfinger, da diese besonders häufig entzündlich betroffen) empfiehlt sich die Injektion

in beide Gelenke mittels nur einem Einstich, d.h. man sticht in die sog. Schwimmhaut zwischen beide Finger, dann wird in das eine Gelenk und nach leichtem Rückzug - ohne die Kanüle vollkommen herauszuziehen - das zweite Gelenk injiziert (dabei Änderung der Injektionsrichtung um 90°) (Empfehlung nach Talke [158])

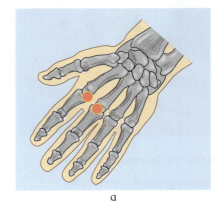

Abb. 5.10q: i.a.-Fingergrundgelenke (MCP$_2$ und MCP$_3$ der linken Hand): Punktionsorte.

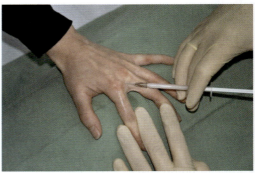

5.10 r

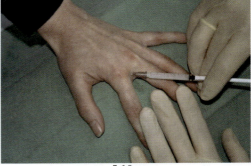

5.10 s

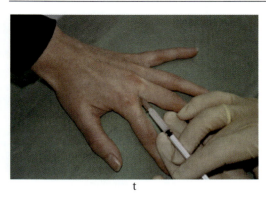

Abb. 5.10r-t: i.a.-Fingergrundgelenke (MCP$_2$ und MCP$_3$ der linken Hand). r: Erster Schritt: Einstich in die sog. Schwimmhaut, s: Zweiter Schritt: Injektion in MCPD$_2$, t: Dritter Schritt: Injektion in MCPD$_3$.

- Eine Aspiration von Erguss ist fast nie möglich

5.10.8. i.a.-Fingermittelgelenke (proximale Interphalangealgelenke)

Voruntersuchungen

- Arthrosonographie (7,5 bzw. 10 MHz)
- Evtl. Röntgen
- Evtl. Kernspintomographie

Indikationen

	Krankheit	Auslöser
Rheumatologie	Rheumatoide Arthritis	Arthritis
	Psoriasisarthropathie	Arthritis
	Systemischer Lupus erythematodes	Synovitis
Orthopädie	Bouchard-Arthrose	Aktivierte Arthrose
Sportmedizin	Posttraumatisch/Distorsionen	Volleyball, Handball, Wasserball, Basketball, Torhüter, Ringen, Reiten, Judo

Vorgehensweise

■ Patientenlagerung

- Patient sitzt vor dem Untersuchungstisch
- Hand liegt mit Handinnenfläche auf dem Untersuchungstisch
- Handinnenfläche liegt auf Rolle

■ Arztstellung

- Arzt sitzt vor Patient
- Arzt hält Fingerspitze zwischen seinem Daumen und seinem eigenen Finger

■ Injektionsort/Lokalisation (☞ Abb. 5.10u)

- Proximales Interphalangealgelenk (PIP-Gelenk)

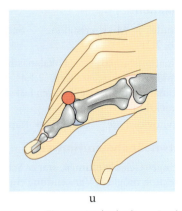

Abb. 5.10u: i.a.-Fingermittelgelenk: Punktionsort (rechtes PIP-Gelenk D2).

■ Punktionsvorgang (☞ Abb. 5.10v)

- Injektion von lateral
- 0,5 cm vom höchsten Punkt des Gelenkes
- Einstich ca. 90° zum Gelenkspalt

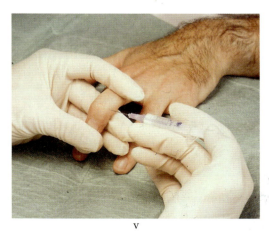

Abb. 5.10v: i.a.-Fingermittelgelenk: Psoriasisarthropathie (linkes PIP-Gelenk D3).

■ Kanülengröße/Spritzenwahl

- Nr. 16 (blauer Konus) 0,60 x 25 mm, 23G
- Nr. 18 (brauner Konus) 0,45 x 25 mm, 26G
- Insulinspritze wegen geringerem Spritzwiderstand

■ Injektionstiefe

Ca. 0,5 cm.

■ Injektionsmenge

0,5-1 ml.

■ Medikation

- Kortikoide: Mikrokristalline Suspension (☞ Tab. 2.3)
- Kombinationspräparat (Lokalanästhetikum/Kortikoidsuspension; ☞ Kap. 2.1.4., Abschn. "Kombinationspräparate") wegen fast schmerzloser Injektion
- Radiosynoviorthese ^{169}Erbium (☞ Kap. 2.2.1.)

Vorsichtsmaßnahmen/Hinweise

- Da geringes Gelenkvolumen, starke Schmerzen bei Injektion möglich, Verwendung eines Kombinationspräparates sinnvoll (☞ Kap. 2.1.4.)
- Eine Aspiration von Erguss ist fast nie möglich

5.10.9. i.a.-Fingerendgelenke (distale Interphalangealgelenke)

Voruntersuchungen

- Arthrosonographie (7,5 bzw. 10 MHz)
- Evtl. Röntgen
- Evtl. Kernspintomographie

Indikationen

	Krankheit	Auslöser
Rheumatologie	Psoriasisarthropathie	Arthritis
Orthopädie	Heberden-Arthrose	Aktivierte Arthrose (s. Lit. 114a,174c)
Sportmedizin	Posttraumatisch/Distorsionen	Volleyball, Handball, Wasserball, Basketball, Torhüter, Ringen, Reiten, Judo

Vorgehensweise

■ Patientenlagerung

- Patient sitzt neben Untersuchungstisch
- Rolle unter Handinnenfläche

■ Arztstellung

- Sitzend vor Patient
- Arzt hält Finger des Patienten in maximaler Beugung des Endgelenks
- Arzt fixiert Hand auf Unterlage

■ Injektionsort/Lokalisation (☞ Abb. 5.10w)

Bei Arthritis	Bei Heberden-Arthrose
Distales Interphalangealgelenk (DIP) seitlich vom tastbaren Gelenkspalt	Injektionsort lateral und medial der Extensorsehne

■ Punktionsvorgang

Bei Arthritis	Bei Heberden-Arthrose
• Einstich von lateral • 0,5 cm unter höchstem Punkt des Gelenks • 30° zum Gelenkspalt (☞ Abb. 5.10x) • Bei korrekter Lage füllt sich das Gelenk mit dem Pharmakon aus • Da sehr schmerzhaft, häufig auch vorhergehende lokale Betäubung mit anästhetikahaltigem Spray (z.B. Xylocain® Pumpspray)	• Da Gelenkspalt sehr eng, Injektion von dorsal, d.h. seitlich (ca. 0,5 cm von der Strecksehne und tangential von dem Gelenkspalt in Richtung Fingerspitze; (☞ Abb. 5.10y)

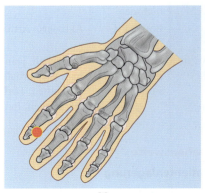

Abb. 5.10w: i.a.-Fingerendgelenk am Zeigefinger: Punktionsort (DIP-Gelenk D2 links).

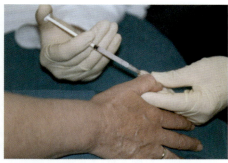

x

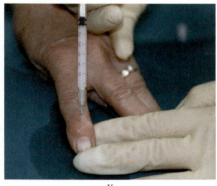

y

Abb. 5.10x+y: x: i.a.-Daumenendgelenk. Seitliche Injektion bei Arthritis. **y**: i.a.-DIP-Gelenk, Zeigefinger links: tangentiale Injektion von oben bei Heberdenarthrose.

■ Kanülengröße/Spritzenwahl

- Nr. 18 (brauner Konus) 0,45 x 25 mm, 26G
- Insulinspritze wegen geringerem Spritzwiderstand

■ Injektionstiefe

Ca. 0,5 cm.

■ Injektionsmenge

0,5 ml.

■ Medikation

- Kortikoide: Mikrokristalline Suspension (☞ Tab. 2.3)
- Kombinationspräparat (Lokalanästhetikum/Kortikoidsuspension; ☞ Kap. 2.1.4., Abschn. "Kombinationspräparate") wegen fast schmerzloser Injektion
- Radiosynoviorthese [169]Erbium (☞ Kap. 2.2.1.)

Vorsichtsmaßnahmen/Hinweise

- Da geringes Gelenkvolumen, starke Schmerzen bei Injektion möglich, Verwendung eines Kombinationspräparates sinnvoll (☞ Kap. 2.1.4.)
- **CAVE:** Injektion in Streckersehnen!
- Eine Aspiration von Erguss ist fast nie möglich
- Bei Heberden-Arthrose ist die Injektion in das Gelenk auf Grund arthrotischer, d.h. osteophytärer Veränderungen bei sehr kleinem Gelenkspalt häufig nicht möglich. Meistens ist somit nur eine Infiltration an das Gelenk möglich

5.11. i.a.-Hüftgelenk

Voruntersuchungen

- Arthrosonographie (3,5 bzw. 5,0 MHz)
  - Linear- oder Sektorscan
  - Punktionsschallkopf (falls vorhanden)
- Röntgen AP (Beckenübersicht) und axial
- Röntgendurchleuchtung während Punktionsvorgang (☞ Abb. 5.11a)

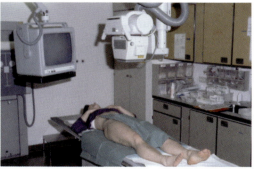

a

Abb. 5.11a: i.a.-Hüftgelenk. Vorbereitung zur Durchleuchtung.

- Evtl. Röntgen-Computertomographie
- Evtl. Kernspintomographie
- Bei Radiosynoviorthese Arthrographie

Indikationen

	Krankheit	Auslöser
Rheumatologie	Rheumatoide Arthritis	Coxarthritis
	Seronegative Spondarthritiden	Coxitis, besonders bei Morbus Bechterew, oder postinfektiöse Arthritis
Orthopädie	Coxarthrose	Aktivierte Arthrose (s. Lit. 1d,114d,174c)
Sportmedizin	Posttraumatisch, Fehlbelastung	Sportarten wie Sprint, Ballspiele

☞ Literatur 141.

Vorgehensweise

Allgemein werden 2 Zugänge empfohlen. Die Hüftgelenkspunktion ist schwierig auf Grund der tiefen Lokalisation des Gelenkes unter der Haut. Aus diesem Grund wird die Punktion meistens unter Arthrosonographiekontrolle oder unter Durchleuchtung empfohlen (☞ Abb. 5.11h). Der Zugang von ventral (vorne bzw. anterior) wird am häufigsten durchgeführt.

■ Patientenlagerung

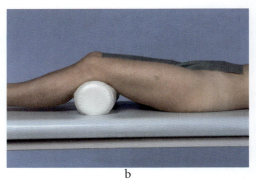

Abb. 5.11b: i.a.-Hüftgelenk. Patientenlagerung.

Punktion von vorne (ventral)	Punktion von lateral (seitlich)
• Patient liegt mit Rücken auf Untersuchungstisch	• Patient liegt mit Rücken auf Untersuchungstisch
• Hüften leicht gebeugt	• Hüftgelenk leicht gebeugt
• Leichte Kniebeugung durch Rollen in der Kniebeuge (☞ Abb. 5.11b)	• Knierolle in beiden Kniebeugen
• Oberschenkel leicht abduziert und außenrotiert	• Oberschenkel adduziert und innenrotiert

■ Arztstellung

Punktion von vorne (ventral)	Punktion von lateral (seitlich)
• Seitlich neben dem Patienten sitzend oder stehend	• Seitlich neben dem Patienten sitzend oder stehend
• Bei Durchleuchtung: - Evtl. Markierung mit Schrotkugel neben Punktionsort - Setzen der Punktionskanüle - Kontrastmitteldarstellung über Verbindungsschlauch - Injektion des Pharmakons	• Der Arzt bzw. besser ein Assistent hält den Oberschenkel des Patienten in Innenrotation und Adduktion fest gegen das andere Bein

5.11. i.a.-Hüftgelenk

■ Punktionsort/Lokalisation (☞ Abb. 5.11c)

Punktion von vorne (ventral)	Punktion von lateral (seitlich)
• Markierung empfehlenswert **1. Empfehlung:** • Im Verlauf des Leistenbandes • Arteria femoralis • Vena femoralis liegt medial der Arteria femoralis • Nervus femoralis liegt lateral neben der Arteria femoralis (Ertasten) • Injektionsort: 2 Querfinger (ca. 2 cm) lateral der Arteria femoralis und 3 Querfinger (ca. 3 cm) unterhalb des Leistenbandes **2. Empfehlung:** • Horizontale Linie zwischen Trochanter major und Symphyse • Vertikale Linie zwischen Spina iliaca superior anterior und Mitte der Patella • Injektionsort: Kreuzung beider Linien, hier liegt Arteria femoralis ca. 2 cm medial zum Injektionsort	• Markierung empfehlenswert • Markierung des Trochanter major • Injektionsort direkt oberhalb (anterosuperior) und • Medial am Oberschenkelhals entlang

■ Punktionsvorgang (☞ Abb. 5.11d-g)

Punktion von vorne (ventral)	Punktion von lateral (seitlich)
• Nach erster Markierung (☞ Abb. 5.11d+e): - Einstich 90° nach unten in Richtung Liege - Ständige Aspiration - Injektion nur nach Ergussgewinnung oder - Nach arthrographischer Darstellung der i.a.-Lage • Nach zweiter Markierung: - Einstich in einem 50-60°-Winkel - in Richtung des Nabels - sonst wie nach erster Markierung	• Einstich direkt oberhalb des obersten Punktes am Trochanter major (☞ Abb. 5.11f): • Einstich 90° zur Hautoberfläche bis zum Knochenkontakt, danach etwas zurückziehen und ohne Druck Lokalanästhetikum injizieren • Kanüle in Richtung des gegenüberliegenden Trochanter major des anderen Beines vorschieben • ständige Aspiration, bis Erguss gewonnen • Kanüle horizontal bis ins Gelenk vorschieben (☞ Abb. 5.11g)

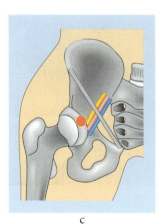

c

Abb. 5.11c: i.a.-Hüftgelenk rechte Seite von vorne: Punktionsort. Beachte Lage (von **i**nnen nach außen) der Femoral**v**ene (blau), der Femoral**a**rterie (rot) und des Femoral**n**ervens (gelb) (Merkwort: "**IVAN**"). Der Einstich erfolgt ca. 2 Querfinger lateral der Arterie und 3 Querfinger unterhalb des Leistenbandes (hier schwarz gestrichelt dargestellt).

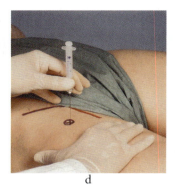

d

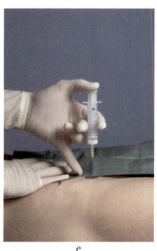

e

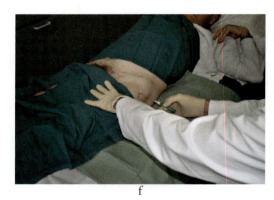

f

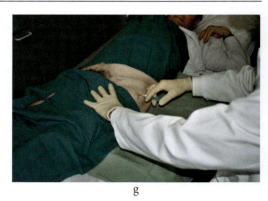

g

Abb. 5.11d-g: i.a.-Hüftgelenk rechte Seite von vorne. **d**: Einstich nach Markierung des Leistenbandes (im Bild schwarze Linie) und der Femoralarterie (im Bild rote Line), im Bild entspricht das schwarz markierte Kreuz im Kreis der Einstichstelle, welche sich 3 cm unterhalb des Leistenbandes und 2 cm lateral der getasteten Femoralarterie befindet, **e**: Injektion des Pharmakons 90° zu Gelenk, **f**: i.a.-Hüftgelenk linke Seite von lateral, **g**: i.a.-Hüftgelenk von lateral: Injektion des Pharmakons.

■ Kanülengröße

- Zur Punktion und Instillation: 0,90 x 70 mm (gelber Konus), 20G x 2¾ Zoll; bei reiner Injektion: 0,60 x 60 mm (blauer Konus), 23G x 2 3/8 Zoll

- Bei adipösen Patienten Liquorpunktionskanüle Spinocan®, Konusfarbe weiß, Größe 19G x 3½ Zoll (= 8,8 cm Länge)

■ Injektionstiefe

Punktion von vorne (ventral)	Punktion von lateral (seitlich)
Je nach subkutaner Fettschicht ca. 3-5 (evtl. 7) cm	Ca. 5-7 cm (bei adipösen Patienten Liquorpunktionsnadel)

■ Injektionsmenge

Punktion von vorne (ventral)	Punktion von lateral (seitlich)
2 bis maximal 5 ml	2 bis maximal 5 ml

■ Medikation

- Kortikoide: Mikrokristalline Suspension (☞ Tab. 2.3)
- Radiosynoviorthese: ^{186}Rhenium (☞ Kap. 2.2.1.)

Vorsichtsmaßnahmen/Hinweise

- CAVE: Nervus femoralis!
- Wenn Lokalanästhesie, dann nur im Bereich der Haut durchführen, sonst Lähmung des Beines ausgelöst und Patient kann nicht aufstehen (Verletzungsgefahr erhöht!) → Kombinationspräparate deshalb nicht zu empfehlen
- Bei Arthrographie i.a.-Lage dokumentieren (☞ Abb. 5.11h)

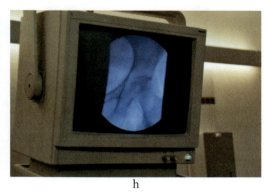

Abb. 5.11h: i.a.-Hüftgelenk links. Nachweis intraartikuläre Lage mittels Durchleuchtung.

- Hüftkopfnekrosegefahr (aseptische Nekrose) umstritten, bei Kindern deshalb eher zurückhaltender Einsatz (☞ Kap. 2.1.9.)

■ **Ventraler Zugang**

- Bei starker Arthrose (Osteophytenbildung) ist die Injektion zum Teil wegen Hindernissen unmöglich
- Bei ventralem Zugang sollte man bei fehlender Übung unbedingt vorher die Spina iliaca superior anterior und die Symphyse markieren (dazwischen Leistenband anzeichnen wie in Abb. 5.11d)

■ **Lateraler Zugang**

- Die laterale Punktion wird seltener eingesetzt, da sie bei adipösen Patienten mit erheblicher seitlicher Fettansammlung bei der extremen Gelenktiefe nicht durchführbar ist
- Die Dokumentation ist unter Arthrosonographie und Arthrographie deutlich umständlicher als die ventrale Punktion

- Die Hämatomgefahr ist erhöht, da man den Muskel am Oberschenkel durchstechen muss, damit auch erhöhte Infektionsgefahr im Vergleich zum ventralen Zugang
- Patient empfindet die Punktion deutlich schmerzhafter
- Lokalanästhesie dringend erforderlich, somit auch passagär Lähmungsgefahr durch Diffusion am Nervus femoralis erhöht
- Verletzungsgefahr des Nervus femoralis jedoch im Vergleich zur ventralen Punktion nicht gegeben
- Bei starker Arthrose (Osteophytenbildung) ist die Injektion zum Teil wegen Hindernissen unmöglich

5.12. Infiltration - Hüfte

Man findet über 18 Bursen im Hüftgürtelbereich; die wichtigsten für die Infiltration sind die Bursa trochanterica, die iliopektinale und ischiogluteale Bursa.

5.12.1. Bursitis trochanterica

Voruntersuchungen

- Arthrosonographie (3,5 oder 5 MHz)
  - Linearer Schallkopf
- Evtl. Röntgen Hüfte axial und Beckenübersicht bei Verkalkungen

Indikationen

	Krankheit	Auslöser
Rheumatologie	Rheumatoide Arthritis	Akute Bursitis
	Seronegative Spondarthritiden	Akute Bursitis
Orthopädie	Lagerungsbedingt z.B. bei adipösen Patienten (schlafen auf der Seite der entzündeten Bursa)	Häufig nächtliche Schmerzen beim Liegen auf gleicher Seite (DD Coxarthrose)
Sportmedizin	Posttraumatisch, Fehlbelastung	Sportarten: Sprungdisziplinen (Stabhochsprung, Hochsprung)

Vorgehensweise

■ Patientenlagerung

Patient liegt auf der gesunden Seite auf dem Untersuchungstisch.

■ Arztstellung

Stehend neben Patient.

■ Injektionsort/Lokalisation (☞ Abb. 5.12a)

Die Bursa liegt zwischen dem Sehnenanteil des Musculus gluteus medius (Ansatzbereich) und dem posterolateralen Vorsprung des Trochanter major.

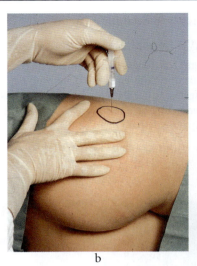

Abb. 5.12b: Infiltration bei Bursitis trochanterica rechts.

■ Kanülengröße

Nr. 16 (blauer Konus) 0,60 x 25 mm, 23G. Bei dicker subkutaner Fettschicht: 0,60 x 60 mm (blauer Konus), 23G x 2 3/8 Zoll.

■ Injektionstiefe

Ca. 2,5-3 cm.

■ Injektionsmenge

1-2 ml.

■ Medikation

- Kortikoide: Mikrokristalline Suspension (☞ Tab. 2.3)
- Kombinationspräparat (Lokalanästhetikum/Kortikoidsuspension; ☞ Kap. 2.1.4., Abschn. "Kombinationspräparate") empfehlenswert

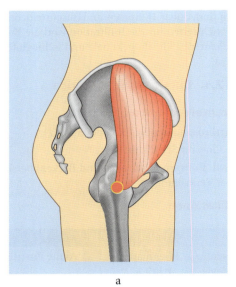

Abb. 5.12a: Infiltration bei Bursitis trochanterica rechts: Injektionsort.

■ Punktionsvorgang (☞ Abb. 5.12b)

- Einstich 90° zur Hautoberfläche
- bis Erreichen des Knochens
- 0,5 cm zurückziehen
- Injektion nur bei geringem Widerstand (Sehnenverletzungsgefahr!)
- Bei stark gefüllter Bursa evtl. Aspiration von Erguss möglich

Vorsichtsmaßnahmen/Hinweise

Bei Verwendung von Kombinationspräparat oder vorhergehender Lokalanästhesie ist innerhalb von ein paar Minuten Schmerzfreiheit zu erreichen und somit die korrekte Injektionslage bewiesen. Bei der Periarthropathia coxae infiltriert man um den Trochanter major herum im Bereich des Ansatzes des M. gluteus maximus. Hierbei ist die Durchführung und Medikamentenwahl bei der Injektion wie bei der Bursitis trochanterica.

5.12.2. Iliopektinale Bursitis

Voruntersuchungen
Arthrosonographie (3,5 bzw. 5,0 MHz).

Indikationen

	Krankheit	Auslöser
Rheumatologie	Rheumatoide Arthritis, Seronegative Spondarthritiden	Entzündliche Bursitis
Orthopädie	Lagerungsbedingt	Häufig beim langen Sitzen
Sportmedizin	Posttraumatisch, Fehlbelastung	Sportarten im Sitzen: Rudern, Kanusport, Bob- und Rennschlittenfahren, Reiten

Vorgehensweise

■ Patientenlagerung
- Patient liegt mit Rücken auf dem Untersuchungstisch
- Wie bei i.a.-Hüftgelenk (☞ Kap. 5.11. und Abb. 5.11b)

■ Arztstellung
Stehend neben Patient.

■ Injektionsort/Lokalisation
- Zwischen Ligamenta ilio- und pubofemorale, auf der lateralen Hüftgelenkkapsel unterhalb der Sehne des Musculus iliopsoas
- Lateral der Femoralgefäße oberhalb der Hüftgelenkkapsel, evtl. Verbindung zum Hüftgelenk
- Zwischen Musculus iliopsoas und Eminentia iliopectinale

■ Punktionsvorgang
- Etwas lateral im Vergleich zur Punktion des Hüftgelenks von vorne (☞ Kap. 5.11. und Abb. 5.11d+e)
- Vorgehen nach arthrosonographischer Darstellung wie bei der Hüftgelenkspunktion (☞ Kap. 5.11.)

■ Kanülengröße
Nr. 16 (blauer Konus) 0,60 x 25 mm, 23G. Bei dicker subkutaner Fettschicht: 0,60 x 60 mm (blauer Konus), 23G x 2 3/8 Zoll.

■ Injektionstiefe
Ca. 2,5-3 cm.

■ Injektionsmenge
1-2 ml.

■ Medikation
- Kortikoide: Mikrokristalline Suspension (☞ Tab. 2.3)
- Kombinationspräparat (Lokalanästhetikum/ Kortikoidsuspension; ☞ Kap. 2.1.4., Abschn. "Kombinationspräparate") empfehlenswert

Vorsichtsmaßnahmen/Hinweise
- Injektion schwierig
- Lokalisation der Bursitis und somit des Punktionsortes nur mittels Arthrosonographie (evtl. Arthrographie) vorher möglich
- Verbindung mit Hüftgelenk häufig, bei Bursitis ausstrahlende Schmerzen bis in Genital-(z.B. Hoden)bereich

5.12.3. Bursitis iliopsoas

Voruntersuchungen
Arthrosonographie (3,5 bzw. 5,0 MHz).

Indikationen

	Krankheit	Auslöser
Rheumatologie	Rheumatoide Arthritis, Seronegative Spondarthritiden	Entzündliche Bursitis
Sportmedizin	Posttraumatisch, Fehlbelastung	Sportarten im Sitzen: Rudern, Kanusport, Bob- und Rennschlittenfahren, Reiten

Vorgehensweise

■ Patientenlagerung
Wie bei i.a.-Hüftgelenk (☞ oben).

■ Arztstellung
Stehend neben Patient.

■ Injektionsort/Lokalisation
Medial zum Scarpa'schen Dreieck.

■ Punktionsvorgang

Wie i.a.-Hüftgelenk von vorne, gering medial zum dort gewählten Punktionsort (☞ Kap. 5.11. und Abb. 5.11d+e)

■ Kanülengröße

Nr. 16 (blauer Konus) 0,60 x 25 mm, 23G.

■ Injektionstiefe

Ca. 5-7,5 cm.

■ Injektionsmenge

2-3 ml.

■ Medikation

- Kortikoide: Mikrokristalline Suspension (☞ Tab. 2.3)
- Evtl. Kombinationspräparat (Lokalanästhetikum/Kortikoidsuspension; ☞ Kap. 2.1.4., Abschn. "Kombinationspräparate"), CAVE: Lähmung N. femoralis (☞ i.a.-Hüfte)

Vorsichtsmaßnahmen/Hinweise

- CAVE: Verletzung des Nervus femoralis!
- Lokalisation der Bursitis und somit des Punktionsortes nur mittels Arthrosonographie (evtl. Arthrographie) vorher möglich

5.12.4. Meralgia paraesthetica

Voruntersuchungen

Neurophysiologische Untersuchung (Nervenleitgeschwindigkeit des Nervus cutaneus femoris superficialis).

Indikationen

	Krankheit	Auslöser
Rheumatologie	Rheumatoide Arthritis, Seronegative Spondarthritiden	Engpass-Syndrom
Orthopädie	Fehlbelastung	Langes Sitzen, z.B. im Flieger
Sportmedizin	Posttraumatisch, Fehlbelastung	Sportarten im Sitzen: Rudern, Kanusport, Bob- und Rennschlittenfahren, Reiten

Vorgehensweise

■ Patientenlagerung

Patient liegt mit Rücken auf dem Untersuchungstisch.

■ Arztstellung

Stehend neben Patient.

■ Injektionsort/Lokalisation (☞ Abb. 5.12c)

- Markierung Linie zwischen Spina iliaca anterior superior und Symphyse (Leistenband)
- Durch Klopfen mit Daumen bzw. Zeigefinger den schmerzhaftesten Punkt bestimmen (ca. 1,5 bis 2,5 cm medial der Spina iliaca anterior superior)

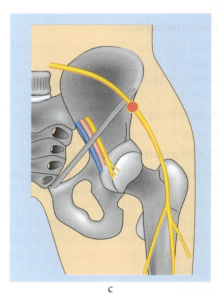

c

Abb. 5.12c: Infiltration unter linkem Leistenband (Markierung) bei Meralgia paraesthetica: Injektionsort. Beachte Lage des Femoralnervens sowie der Femoralarterie und -vene.

■ Punktionsvorgang (☞ Abb. 5.12d)

- Einstich ca. 0,5 cm unterhalb des Leistenbandes
- Injektion fast tangential zur Hautoberfläche
- Injektion vertikal zur lateralen Hüftregion nach cranial führen

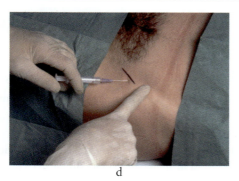

Abb. 5.12d: Infiltration unter linkem Leistenband (Markierung) bei Meralgia paraesthetica.

■ Kanülengröße
Nr. 16 (blauer Konus) 0,60 x 25 mm, 23G.

■ Injektionstiefe
Ca. 0,5-1 cm unterhalb des Leistenbandes, bei adipösen Patienten ja nach subkutaner Fettschicht tiefer.

■ Injektionsmenge
2-3 ml.

■ Medikation
- Kortikoide: Mikrokristalline Suspension (☞ Tab. 2.3)
- Kombinationspräparat (Lokalanästhetikum/Kortikoidsuspension; ☞ Kap. 2.1.4., Abschn. "Kombinationspräparate") empfehlenswert

Vorsichtsmaßnahmen/Hinweise
Bei Verwendung eines Kombinationspräparates ist nach einigen Minuten die erfolgreiche Injektion durch entsprechende Schmerzlinderung feststellbar.

5.12.5. Ischiogluteale Bursa (Bursitis)

Voruntersuchungen
Wie Bursitis trochanterica.

Indikationen

	Krankheit	Auslöser
Orthopädie	Fehlbelastung, sog. Weber-Krankheit	Einseitige Belastung über Hüftbein
Sportmedizin	Fehlbelastung	Sportarten wie Rudern, Kanufahren

Vorgehensweise

■ Patientenlagerung
- Patient liegt auf der Seite auf dem Untersuchungstisch
- Patient beugt Knie maximal

■ Arztstellung
- Stehend neben Patient
- Er hält die gebeugten Knie gegen die Unterlage fest (evtl. Assistenz)

■ Injektionsort/Lokalisation
Sitzbeinhöcker.

■ Punktionsvorgang
- 90° zur Hautoberfläche
- Über dem schmerzhaftesten Punkt einstechen
- Kanüle bis knöchernen Widerstand vorschieben
- Etwas zurückziehen und injizieren

■ Kanülengröße
Nr. 16 (blauer Konus) 0,60 x 25 mm, 23G.

■ Injektionstiefe
Je nach Hautdicke 1-2,5 cm.

■ Injektionsmenge
2-3 ml.

■ Medikation
- Kortikoide: Mikrokristalline Suspension (☞ Tab. 2.3)
- Kombinationspräparat (Lokalanästhetikum/Kortikoidsuspension; ☞ Kap. 2.1.4., Abschn. "Kombinationspräparate") empfehlenswert

Vorsichtsmaßnahmen/Hinweise
- CAVE: Nicht gegen Widerstand einspritzen wegen Gefahr der Knochenverletzung!
- Lokalisation der Bursitis und somit des Punktionsortes nur mittels Arthrosonographie vorher möglich

5.13. i.a.-Kniegelenk

Das Kniegelenk wird meistens suprapatellar bzw. in Höhe der oberen Begrenzung der Patella und medial oder von lateral punktiert. Bei großer Ergussmenge ist meistens die laterale Punktion zu bevorzugen, da diese kaum schmerzhaft ist. Dabei wird das Knie maximal im Gelenk gestreckt. Wenn eine Kniestreckung auf Grund von Schmerzen nicht möglich ist, wird bei gebeugtem Knie der infrapatellare Zugang gewählt. Letzterer ist schwierig, da man häufig durch die Patellarsehne einstechen muss und dies schmerzhaft ist bzw. die Gefahr der Knorpelverletzung erhöht ist.

☞ Literatur 19, 33, 106.

Voruntersuchungen

- Arthrosonographie (5,0 MHz, evtl. 7,5 MHz)
  - Linearer Schallkopf
- Röntgen Knie in 2 Ebenen
- Evtl. Kernspintomographie
- Selten Arthrographie (z.B. bei Radiosynoviorthese)

Indikationen

	Krankheit	Auslöser
Rheumatologie	Rheumatoide Arthritis	Gonarthritis
	Seronegative Spondarthropathie	Gonarthritis
	Pseudogicht (Chondrokalzinose)	Kristallsynovitis (Ca^{++}-Pyrophosphat)
Orthopädie	Gonarthrose	Aktivierte Arthrose (s. Lit. 1d,138a, 150b,174a,174c)
Sportmedizin	Posttraumatisch, Fehlbelastung	Sportarten Fußball, Handball, Volleyball, Skifahren

☞ Literatur 53.

5.13.1. Medialer retropatellarer Zugang (= Injektion von ventro-medial)

Vorgehensweise

■ **Patientenlagerung**

- Patient liegt mit Rücken auf Untersuchungstisch
- Kniegelenk in maximaler Extension (keine Knierolle)

■ **Arztstellung**

- Arzt sitzt oder steht neben dem Patienten
- Arzt oder Assistent massieren Oberschenkel, damit Muskulatur entspannt

■ **Punktionsort/Lokalisation**

Medial unterhalb Patellamitte.

■ **Punktionsvorgang** (☞ Abb. 5.13a)

- Einstich von medial in Höhe der Patellamitte
- Stichrichtung nach suprapatellar in einem Winkel von 60°
- Aspiration während Punktionsvorgang
- Bei Widerstand (Patellarückfläche) zurückziehen und in steilerem Winkel hinter der Patella einstechen
- Bei Aspiration und Ergussgewinnung evtl. suprapatellare Bursa mit sanftem Druck von oben nach unten ausstreichen

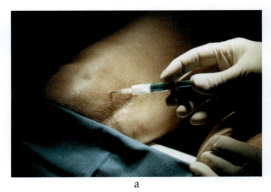

Abb. 5.13a: i.a.-Kniegelenk retropatellar von medial.

■ **Kanülengröße**

- Nr. 12 (schwarzer Konus) 0,70 x 30 mm, 22G
- Nr. 1 (gelber Konus) 0,90 x 40 mm, 20G
- Bei zähem Erguss Nr. 1 (rosa Konus) 1,2 mm Kurzschliff, 18G
- Bei adipösen Patienten (gelber Konus) 0,90 x 70 mm, 20 x 2¾ Zoll, 7 cm

■ **Injektionstiefe**

Je nach Hautdicke 1,5-10 cm (Adipöse!).

■ **Injektionsmenge**

2-5 ml.

■ **Medikation**

- Kortikoide: Mikrokristalline Suspension (☞ Tab. 2.3)
- Radiosynoviorthese: ^{90}Yttrium (☞ Kap. 2.2.1.)
- Chemosynoviorthese: Varicocid®, Osmiumsäure (☞ Kap. 2.2.2.)

- Viskosupplementation: Hyaluronsäurepräparate (☞ Kap. 2.4.)

Vorsichtsmaßnahmen/Hinweise

- CAVE: Verletzung von Gelenkknorpel oder des subpatellar gelegenen Hoffa'schen Fettkörpers!
- Der retropatellare mediale Zugang ist am einfachsten bei mittleren oder großen Ergussmengen durchzuführen.
- Wichtig ist die maximale Extension im Kniegelenk, um ausreichenden Zugang zu erhalten

5.13.2. Lateraler retropatellarer Zugang (= Injektion von ventro-lateral)

Vorgehensweise

■ **Patientenlagerung**

- Patient liegt mit Rücken auf Untersuchungstisch
- Kniegelenk ist maximal gestreckt (keine Knierolle)

■ **Arztstellung**

- Arzt sitzt oder steht neben dem Patienten
- Arzt drückt die Patella auf der Gegenseite des Einstiches mit Druck nach unten (damit maximale Weite zum Gelenk erreicht)

■ **Punktionsort/Lokalisation**

Lateral unterhalb der Mitte der Patella

■ **Punktionsvorgang (☞ Abb. 5.13b)**

- Einstich von lateral unterhalb der Patellarandmitte
- Einstich in Richtung Processus suprapatellaris in einem Winkel von 60°
- Einstich unter ständiger Aspiration
- Bei Widerstand (Fettgewebe im Bereich des Recessus suprapatellaris) Kanüle etwas zurückziehen

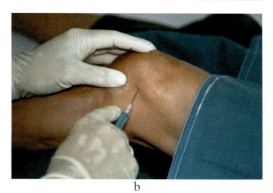

Abb. 5.13b: i.a.-Kniegelenk retropatellar von lateral. Linke Arzthand kippt die Patella auf die Gegenseite nach unten.

■ **Kanülengröße**

- Nr. 12 (schwarzer Konus) 0,70 x 30 mm, 22G
- Nr. 1 (gelber Konus) 0,90 x 40 mm, 20G
- Bei zähem Erguss Nr. 1 (rosa Konus) 1,2 mm Kurzschliff, 18G
- Bei adipösen Patienten (gelber Konus) 0,90 x 70 mm, 20 x 2¾ Zoll, 7 cm

■ **Injektionstiefe**

Je nach Hautdicke ca. 1,5-10 cm (stark Adipöse!).

■ **Injektionsmenge**

2-5 ml.

■ **Medikation**

- Kortikoide: Mikrokristalline Suspension (☞ Tab. 2.3)
- Radiosynoviorthese: ^{90}Yttrium (☞ Kap. 2.2.1.)
- Chemosynoviorthese: Varicocid®, Osmiumsäure (☞ Kap. 2.2.2.)
- Viskosupplementation: Hyaluronsäurepräparate (☞ Kap. 2.4.)

Vorsichtsmaßnahmen/Hinweise

- CAVE: Verletzung von Gelenkknorpel oder Hoffa'schem Fettkörper!
- Keine Injektion in den Fettkörper wegen erhöhter Infektionsgefahr, bei Kortikoidinstillation Gefahr von Fettgewebsatrophie

5.13.3. Suprapatellarer Zugang

Vorgehensweise

■ **Patientenlagerung**

- Patient liegt mit Rücken auf Untersuchungstisch
- Kniegelenk leicht gebeugt bis 45°
- Knierolle!

■ **Arztstellung**

Arzt sitzt oder steht neben dem Patienten.

■ **Punktionsort/Lokalisation** (☞ Abb. 5.13c)

- Processus suprapatellaris bei großem Erguss
- Von lateral

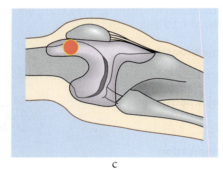

Abb. 5.13c: i.a.-Kniegelenk. Suprapatellarer Zugang: Punktionsort.

■ **Punktionsvorgang** (☞ Abb. 5.13d)

- Einstich von lateral im Bereich der maximalen Ergussbildung (Bestimmung durch Arthrosono!)
- Unter ständiger Aspiration vorschieben der Kanüle
- Bei Ergussgewinnung evtl. zusätzlich ausstreichen bei massivem Erguss
- Bei adipösen Patienten, wo Erguss nicht sicher tastbar, Einstich ca. 1 Finger seitlich und 1 Finger oberhalb des oberen Patellarandes

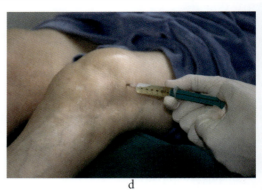

Abb. 5.13d: i.a.-Kniegelenk. Suprapatellarer Zugang. Punktion von massivem Erguss.

■ **Kanülengröße**

- Nr. 12 (schwarzer Konus) 0,70 x 30 mm, 22G
- Nr. 1 (gelber Konus) 0,90 x 40 mm, 20G
- Bei zähem Erguss Nr. 1 (rosa Konus) 1,2 mm Kurzschliff, 18G
- Bei adipösen Patienten (gelber Konus) 0,90 x 70 mm, 20 x 2¾ Zoll, 7 cm

■ **Injektionstiefe**

2-5 cm.

■ **Injektionsmenge**

1-2 ml.

■ **Medikation**

- Kortikoide: Mikrokristalline Suspension (☞ Tab. 2.3)
- Radiosynoviorthese: ^{90}Yttrium (☞ Kap. 2.2.1.)
- Chemosynoviorthese: Varicocid®, Osmiumsäure (☞ Kap. 2.2.2.)
- Viskosupplementation: Hyaluronsäurepräparate (☞ Kap. 2.4.)

Vorsichtsmaßnahmen/Hinweise

- Einfachste Punktionsmöglichkeit mit geringster Verletzungsgefahr bei großen Ergussbildungen am Kniegelenk
- Sichere Punktion nur bei großen Ergussmengen möglich
- Arthrosonographie vorher dringend erforderlich
- Bei starker Schwellung des synovialen Gewebes bzw. schmerzhafter Palpation vorher ausreichende Lokalanästhesie (z.B. 2-5 ml 0,1 % Lidocain oder 0,5 % Carbostesin)

5.13.4. Infrapatellarer Zugang (= anteriorer Zugang)

Vorgehensweise

■ **Patientenlagerung**

- Patient sitzt seitlich auf der Untersuchungsliege
- Kniegelenk maximal gebeugt
- Evtl. Fixierung des Unterschenkels durch Aufsetzen des Vorfußes auf Schemel

■ **Arztstellung**

- Arzt sitzt vor dem Patienten
- Arzt oder Assistent fixiert evtl. den Unterschenkel des Patienten mit der freien Hand gegen die Untersuchungsliege
- Bestimmung der Ansatzsehne des Musculus quadriceps femoris durch aktive Anspannung im Kniegelenk

■ **Punktionsort/Lokalisation (☞ Abb. 5.13e)**

- Am unteren Patellarand oberhalb der Tibiacondylen, in der
- Fossa intercondylaris
- Festlegung des Kniegelenkspaltes durch passive Beugung und Streckung des Unterschenkels
- Markierung von unterem Patellarand und Patellarsehne sinnvoll

■ **Punktionsvorgang (☞ Abb. 5.13f)**

- Einstich
  - seitlich (von lateral oder von medial) direkt unterhalb der untersten Begrenzung der Patella
  - seitlich der Patellarsehne und
  - parallel zur horizontalen Linie des Tibiaplateaus
- Einstich horizontal in Richtung Gegenseite
- Vorschieben der Kanüle ventral horizontal in sagittaler Richtung
- Unter ständiger Aspiration wird die Fossa intercondylaris zwischen medialen und lateralen Tibiacondylen erreicht

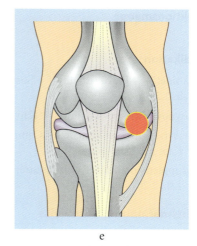

Abb. 5.13e: i.a.-Kniegelenk. Infrapatellarer Zugang (hier Punktion am rechten Knie von medial dargestellt): Punktionsort.

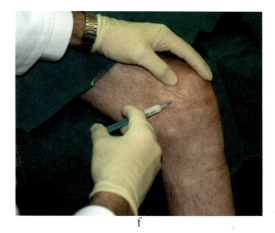

Abb. 5.13f: i.a.-Kniegelenk. Infrapatellarer Zugang rechtes Knie von lateral. Linker Arztzeigefinger auf Unterrand der Patella.

■ **Kanülengröße**

- Nr. 12 (schwarzer Konus) 0,70 x 30 mm, 22G
- Nr. 1 (gelber Konus) 0,90 x 40 mm, 20G
- bei zähem Erguss Nr. 1 (rosa Konus) 1,2 mm Kurzschliff, 18G
- bei adipösen Patienten (gelber Konus) 0,90 x 70 mm, 20 x 2¾ Zoll, 7 cm

■ **Injektionstiefe**

4-5 cm.

■ Injektionsmenge

2-5 ml.

■ Medikation

- Kortikoide: Mikrokristalline Suspension (☞ Tab. 2.3)
- Radiosynoviorthese: ^{90}Yttrium (☞ Kap. 2.2.1.)
- Chemosynoviorthese: Varicocid®, Osmiumsäure (☞ Kap. 2.2.2.)
- Viskosupplementation: Hyaluronsäurepräparate (☞ Tab. 2.20)

Vorsichtsmaßnahmen/Hinweise

- **CAVE:** Verletzung der Patellarsehne!
- Diese Injektion wird hauptsächlich bei trockenem Gelenk (Arthrose) bevorzugt
- Bei Ergussbildung wird diese Injektionstechnik bei Patienten bevorzugt, die das Knie nicht abbiegen können bzw. frisch operiert sind
- Zu bevorzugen bei immobilen Patienten, z.B. nach Totalendoprothesen oder bei Rückenschmerzen
- Bei Arthrose manchmal stark schmerzhaft, deshalb ausreichende Lokalanästhesie
- Die am seltensten bevorzugte oder beherrschte Punktionstechnik
- *Nachteil*: Knie bei Punktion schlecht fixiert, d.h. schmerzbedingte unkontrollierte Bewegungen durch Patient möglich

5.14. Infiltration - Knie

Im Bereich der Knieregion findet man mindestens 12 verschiedene Bursen:

1. Suprapatellar, präpatellar, infrapatellar, subkutan (oberflächliche, infrapatellare Bursa) im Bereich der anterioren Knieregion

2. Nahe des Musculus gastrocnemius und Musculus semimembranosus im posterioren Kniebereich

3. Im Bereich des Musculus sartorius und Pes anserinus

4. Im medialen Kniebereich 3 verschiedene Bursen

- im Bereich des kollateralen Ligaments
- im Bereich der Fibula
- über dem Ansatz des Musculus popliteus

5. Im lateralen Kniebereich die suprapatellare Bursa und die posterioren Bursen (insbesondere die sogenannten Poplitealbursen)

Letztere sind häufig mit dem Kniegelenk verbunden. Diese sind insbesondere bei der rheumatoiden Arthritis mit entzündet und schwellen mit an, am häufigsten die Poplitealzyste, auch Baker-Zyste genannt (☞ unten). Keine der Bursen im medialen oder lateralen Kniebereich kommunizieren mit dem Kniegelenk selbst. Diese sind deshalb meistens im Rahmen von Fehlbelastungen entzündet und kaum im Rahmen einer entzündlichen rheumatischen Erkrankung.

Voruntersuchungen

- Arthrosonographie (5 bzw. 7,5 Mhz; ☞ Abb. 2.36)
  - Linearer Schallkopf
- Evtl. Röntgen
- Evtl. Arthrographie mit Füllung des Zysteninhaltes (z.B. bei Baker-Zyste)

Indikationen

	Krankheit	Auslöser
Rheumatologie	Rheumatoide Arthritis, Seronegative Spondarthritiden	Posteriore und anteriore Bursitiden mit Verbindung zum Gelenk (Suprapatellar-, Baker-Zyste)
Orthopädie	Gonarthrose	Präpatellare Bursitis durch häufiges Knien bei der Arbeit (sog. Housemaid knee, Nonnenknie), Baker-Zyste, Pes-anserinus-Bursitis (bei Frauen in der Postmenopause mit begleitender Pannikulose/Pannikulitis in Kombination mit Gonarthrose)
	Tumoren der Bursa	Osteochondromatose, Villonoduläre Synovitis, Xanthomatose, Synoviom, Chondrokalzinose

5.14.1. Baker-Zyste

Vorgehensweise

■ **Patientenlagerung**

- Patient liegt auf dem Bauch (bei großem Erguss auf der Seite) auf der Untersuchungsliege (☞ Abb. 5.14a)
- Kniegelenk maximal gestreckt

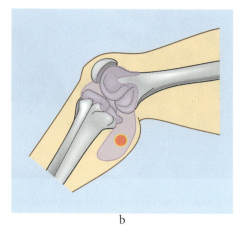

Abb. 5.14b: Punktion Baker-Zyste am Knie: Punktionsort in der Kniebeuge.

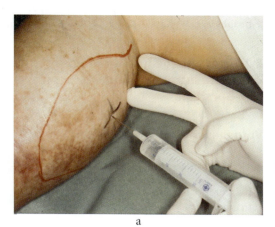

Abb. 5.14a: Punktion Baker-Zyste am linken Knie über der Kniebeuge. Patientenlagerung bei großem Erguss seitlich, sonst Patientenlagerung auf dem Bauch. Hier wird vor Punktion Lokalanästhetikum am Punktionsort infiltriert, da der Patient große Schmerzen angibt.

■ **Arztstellung**

Sitzend oder stehend neben Untersuchungsliege.

■ **Injektionsort/Lokalisation** (☞ Abb. 5.14b)

- Sonographische Lokalisation der maximalen Ergussbildung
- Genaue Markierung des Punktionsortes mit Dermoskript® (☞ Abb. 5.14c)

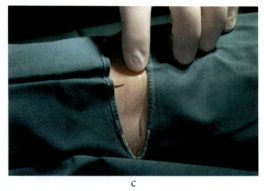

Abb. 5.14c: Punktion Baker-Zyste am Knie über der Kniebeuge. Markierung des Punktionsortes nach Darstellung im Arthrosono.

■ **Punktionsvorgang** (☞ Abb. 5.14d)

- Injektion über maximaler Ergussbildung
- Ausreichende Lokalanästhesie, da stark schmerzhaft
- Einstich 90° zur Haut in Richtung Zyste
- Vorstechen unter Aspiration
- Evtl. Injektion eines Kortikoids

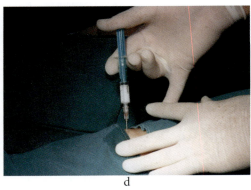

Abb. 5.14d: Punktion Baker-Zyste am Knie. Nach der Punktion Kortikoidinstillation.

- Nach Abpunktion von Erguss straff wickeln mit elastischer Binde
- 24 bis 48 Stunden straff gewickelt lassen (☞ Abb. 5.14e)

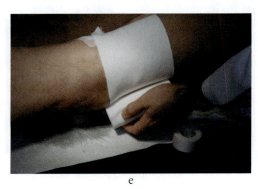

Abb. 5.14e: Nach Punktion der Baker-Zyste straff wickeln.

■ **Kanülengröße**

- Nr. 1 (gelber Konus) 0,90 x 40 mm, 20G;
- Nr. 1 (rosa Konus) 1,2 mm Kurzschliff, 18G;
- bei adipösen Patienten (gelber Konus) 0,90 x 70 mm, 20 x 2¾ Zoll, 7 cm

■ **Injektionsmenge**

2-5 ml.

■ **Injektionstiefe**

Je nach Hautdicke und Tiefe der Zyste: 1-7 cm

■ **Medikation**

- Kortikoide: Mikrokristalline Suspension (☞ Tab. 2.3) bei entzündlicher Genese (z.B. im Rahmen einer rheumatoiden Arthritis oder im Rahmen einer Arthrose)

Vorsichtsmaßnahmen/Hinweise

- Eine Woche vor Radiosynoviorthese am Kniegelenk wird eine große Baker-Zyste abpunktiert und häufig Kortikoid instilliert (☞ Kap. 2.2.1.)
- Zysteninhalt meist sehr viskös bzw. zäh → dicke Kanüle empfehlenswert
- Bei großen Baker-Zysten Thrombosegefahr durch Abdrücken der V. poplitea (evtl. Heparinprophylaxe; ☞ Kap. 2.17.)

5.14.2. Sonstige Bursitiden (präpatellare, tiefe infrapatellare, Pes anserinus-Bursitis)

Vorgehensweise

■ **Patientenlagerung**

- Bei anterior liegenden Bursitiden liegt der Patient mit dem Rücken auf der Untersuchungsliege
- Bei Bursitiden in der hinteren Knieregion liegt der Patient auf dem Bauch auf der Untersuchungsliege

■ **Arztstellung**

Sitzend oder stehend neben Untersuchungsliege.

■ **Injektionsort/Lokalisation**

- Möglichst nur die Bursa punktieren bzw. injizieren
- Lokalisation mittels Arthrosonographie unbedingt erforderlich!

■ **Punktionsvorgang (☞ Abb. 5.14f)**

- Allgemein
  - Besonders bei Verdacht auf infizierte Bursa (häufig Bursitis präpatellaris) nur Punktion der Bursa, nicht bis ins Gelenk einstechen!
  - Über dem maximalen Punkt der Fluktuation einstechen.
- Bei Bursitis präpatellaris 30° zur Haut in die Mitte der Bursa einstechen

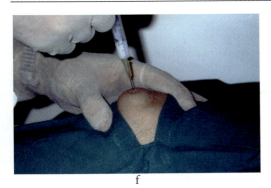

Abb. 5.14f: Punktion Bursitis präpatellaris am Knie.

- Bei tiefer infrapatellarer Bursa von medial oder lateral einstechen und in die Patellarsehne vorschieben
- Bei Pes anserinus-Bursitis Injektion anteromedial zum Tibiakopf, direkt unterhalb des Kniegelenksspaltes am Ansatz von Musculus sartorius, semitendinosus und Musculus gracilis (sogenannter Pes anserinus)
- Nach Punktion straff wickeln mit elastischer Binde
- Bis zu 24 bis 48 Stunden gewickelt halten

■ **Kanülengröße**

Nr. 16 (blauer Konus) 0,60 x 25 mm, 23G.

■ **Injektionsmenge**

2-3 ml.

■ **Injektionstiefe**

Je nach Hautdicke 1-2,5 cm.

■ **Medikation**

- Lokalanästhetika: Bei starken Schmerzen, evtl. bei bakterieller Infektion mit starken Schmerzen 2-5 ml 1 %iges Lidocain bzw. 0,5 %iges Carbostesin
- Kortikoide: Mikrokristalline Suspension (☞ Tab. 2.3)
- Kombinationspräparat (Lokalanästhetikum/Kortikoidsuspension; ☞ Kap. 2.1.4., Abschn. "Kombinationspräparate")

Vorsichtsmaßnahmen/Hinweise

- CAVE: Injektion von Kortikoiden nicht bei Verdacht auf infektiöse Genese!
- Bei Verdacht auf bakteriellen Erguss bzw. Nachweis von Eiter nach Punktion evtl. Injektion von Lokalanästhetikum zur Behebung der sehr starken Schmerzen
- Wenn (nach Ausschluss einer Infektion!) nach 1 bis 2 Therapieversuchen Injektion ohne großen Erfolg, operative Maßnahmen zu empfehlen
- Bei septischer Bursitis ist operative Sanierung anzustreben (☞ Kap. 4.)

5.14.3. Ansatztendinitiden am Knie (= Periarthritis am Kniegelenk)

Am häufigsten sind Ansatztendinitiden begleitend bei Gonarthrose im Bereich des Kniegelenkes. Dabei werden insbesondere die distale Verankerung des medialen kollateralen Ligaments (= Insertionsfeld des Pes anserinus superficialis an der Innenseite der Tibia) und der Ansatz des Ligamentum patellae behandelt.

Indikationen

	Krankheit	Auslöser
Orthopädie	Gonarthrose, Aktivierte Arthrose	Entzündung des medialen kollateralen Ligaments und/oder der Lig. patellae (= Pes anserinus tendinitis = Ansätze der Mm. sartorius, gracilis und semitendinosus)
Sportmedizin	Posttraumatisch, Fehlbelastung	Laufsportarten, Wurfsportarten, Ringen (besonders Flexions-/Außenrotationsbelastung)

Vorgehensweise

■ **Patientenlagerung**

Patient liegt mit dem Rücken auf der Untersuchungsliege.

■ **Arztstellung**

Sitzend oder stehend neben Untersuchungsliege.

■ **Injektionsort/Lokalisation**

- Proximales mediales kollaterales Ligament am Knie (= Innenseite des Tibiakopfes)
- Ansatz des Ligamentum patellae

■ **Punktionsvorgang**

- Ansatztendinitis des proximalen medialen Kollateralligaments:
  - Einstich 90° zur Hautoberfläche

- Kanüle vorschieben bis Knochenkontakt, dann ca. 0,5 cm zurückziehen
- Fächerförmige Infiltration um Sehnenansatz
• Ansatztendinitis des Ligamentum patellae
- Maximalen Schmerzpunkt fest palpieren und festlegen
- Einstich in einem Winkel von 45° zur Hautoberfläche oberhalb der Patellarsehne
- Fächerförmige Infiltration um den Sehnenansatz

Kanülengröße
• Nr. 14 (brauner Konus): 0,60 x 30 mm, 23G
• Nr. 16 (blauer Konus): 0,60 x 25 mm, 23G

Injektionstiefe
Je nach Hautdicke: ca. 0,5-1 cm

Injektionsmenge
2-5 ml.

Medikation
• Lokalanästhetika: z.B. 1 %iges Lidocain; 0,5 %iges Carbostesin
• Kortikoide (☞ Tab. 2.3)
• Kombinationspräparat (Lokalanästhetikum/Kortikoidsuspension, ☞ Kap. 2.1.4., Abschn. "Kombinationspräparate")

Vorsichtsmaßnahmen/Hinweise
• CAVE: Injektion in die Sehne!
• Bei korrekter Infiltration mit Lokalanästhetika kommt es innerhalb von einigen Minuten zum Rückgang der vorher bestehenden Schmerzen
• Bei Kniegelenkerguss (aktivierter Gonarthrose) auch i.a.-Therapie des Kniegelenkes durchführen
• Ansatztendinitis des medialen Kollateralligamentes: Beim sogenannten Pellegrini-Stieda-Syndrom kommt es als Folge von vorangegangenen Traumata zur Kalzifikation im Bereich des medialen Kollateralligaments im Bereich der Tibia, diese wird durch Verkalkungen im Röntgen nachgewiesen und zeigt gute Besserung auf Injektion eines Lokalanästhetikums bzw. eines Kombinationspräparates (Lokalanästhetikum/Kortikoid)
• Bei ausgeprägter Genu valgum-Deformation entstehen auch starke Schmerzen im medialen Kollateralligament durch übermäßige Abduktion
• Bei Genu varum kommt es zu Schmerzen im Bereich des Kollateralligamentes durch vermehrte Adduktion, bei beiden Fehlstellungen ist auch die Infiltration durch ein Lokalanästhetikum oder Kombinationspräparat über einige Zeit schmerzlindernd

5.15. i.a.- Oberes Sprunggelenk

Voruntersuchungen
• Arthrosonographie (5 bzw. 7,5 MHz)
- Linearer Schallkopf
• Wasservorlauf oder Gelkissen
• Arthrographie (bei Radiosynoviorthese)
• Evtl. Röntgen
• Evtl. NMR

Die Injektion in das obere Sprunggelenk kann bei nur geringer Ergussbildung sehr schwierig sein. Je nach Ergussmenge (vorher sonographisch festlegen) Bestimmung des Injektionsortes bzw. des Zugangs:

• ventromedial (von vorne; ☞ Abb. 5.15a-d)
• dorsal (☞ Abb. 5.15e+g)
• posterolateral (subtalar; ☞ Abb. 5.15h)

Indikationen

	Krankheit	Auslöser
Rheumatologie	Rheumatoide Arthritis, Seronegative Spondarthritiden	Arthritis (häufig Verbindung mit posteriorem subtalaren Gelenk (= hintere Kammer des unteren Sprunggelenks)
	Gichtarthropathie	Kristallsynovitis (Harnsäure)
Orthopädie	Arthrose	Aktivierte Arthrose
Sportmedizin	Posttraumatisch, Fehlbelastung	Sportarten: Laufsportarten, Springen, alle Ballspiele, besonders Handball, Fußball, Volleyball, Hochsprung, Turnen

Bei Bandläsionen am oberen Sprunggelenk (hauptsächlich Ligamentum fibulotalare anterior).

5.15.1. Ventromedialer Zugang

Vorgehensweise

■ **Patientenlagerung** (☞ Abb. 5.15a)
- Patient sitzt auf der Untersuchungsliege
- Patient hält gebeugtes Knie fest in den Händen mit Vorfuß auf Unterlage
- Vorfuß wird maximal nach plantar flektiert

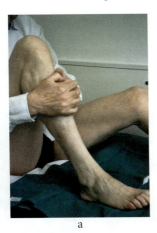

Abb. 5.15a: i.a.-Oberes Sprunggelenk von vorne (rechts). Patientenlagerung.

■ **Arztstellung**
- Sitzend oder stehend neben Untersuchungsliege
- Arzt palpiert Gelenkspalt zwischen distalem Tibiaende und Talus durch Flexion und Extension

■ **Injektionsort/Lokalisation** (☞ Abb. 5.15b)
- Medial der Sehne des Musculus tibialis anterior und lateral der kräftigen Sehne des Musculus extensor hallucis longus liegt der Gelenkspalt
- Im Bereich des Malleolus medialis, d.h. nahe dem Innenknöchel von vorne

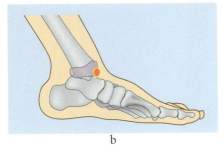

Abb. 5.15b: i.a.-Oberes Sprunggelenk von vorne (links): Punktionsort.

■ **Punktionsvorgang** (☞ Abb. 5.15c+d)
- In zwei Schritten:

1a	Einstich 90° zur Hautoberfläche
1b	Vorschub der Kanüle bis ca. 0,5 cm bzw. bis Knochenkontakt (Talusrolle), dann leichter Rückzug
2a	Einstechwinkel ändern: horizontal über Talusrolle weiterführen
2b	In Richtung des Oberrandes vom Fersenbein vorstechen

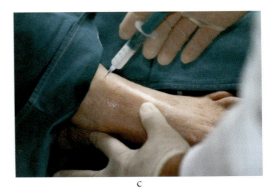

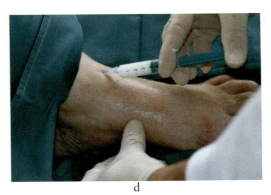

Abb. 5.15c+d: i.a.-Linkes oberes Sprunggelenk von vorne. **c**: Erster Injektionsschritt. Einstich medial der angespannten Sehne des Musculus extensor hallucis longus. **d**: Zweiter Injektionsschritt horizontal zur Talusrolle in das Gelenk.

- Weitere Injektion unter ständiger Aspiration
- Nach Gewinnung von Erguss Injektion des Pharmakons

■ **Kanülengröße**
- Nr. 12 (schwarzer Konus): 0,70 x 30 mm, 22G
- Nr. 14 (blauer Konus): 0,60 x 30 mm, 23G

- Nr. 16 (blauer Konus): 0,60 x 25 mm, 23G

■ **Injektionstiefe:**

Ca. 1 bis 1,5 cm.

■ **Injektionsmenge:**

2-3 ml.

■ **Medikation**

- Kortikoide: Mikrokristalline Suspension (☞ Tab. 2.3)
- Kombinationspräparat (Lokalanästhetikum/Kortikoidsuspension, ☞ Kap. 2.1.4., Abschn. "Kombinationspräparate")
- Radiosynoviorthese: ^{186}Rhenium; vorher Arthrographie (☞ Kap. 2.2.1.)

Vorsichtsmaßnahmen/Hinweise

- **CAVE:** Knorpel-/Knochenverletzung von Talusrolle!
- Geeignetste Injektionstechnik bei großer Ergussbildung im Gelenk
- Bei geringer Ergussbildung Gefahr der Gefäßverletzung oder Nervenverletzung erhöht, dann lateraler Zugang zu bevorzugen.
- Ausreichende Asepsis im Bereich des Fußes unbedingt einzuhalten wegen der größeren Infektionsgefahr als bei anderen Punktionen
- Bei der ventralen Injektion ist der häufigste Fehler zu steil nach unten (in Richtung Ferse) zu injizieren, dabei große Gefahr der Talusverletzung.
- Nach Injektion Bein einige Minuten lang hochlagern (z.B. auf 45°-Keilkissen), bevor der Patient aufsteht, wegen der vermehrten Blutungsgefahr bei Tieflagerung und/oder sofortiger Belastung
- Ventrolateraler Zugang: Die Injektion von vorne in das OSG kann auch lateral durchgeführt werden, in gleicher Höhe wie von hinten (= dorsaler Zugang, ☞ Kap. 5.15.2.). Dabei wird medial der getasteten Sehne des Musculus tibialis anterior bei mittelgradiger Plantarflexion in sagittaler Richtung und leicht kranialwärts injiziert. Bei dieser Injektionstechnik ist die Verletzungsgefahr von Sehnen und Blutgefäßen jedoch größer als von hinten und nur bei großem Erguss zu empfehlen, vorher sonographische Darstellung!

5.15.2. Dorsaler Zugang (Außenknöchel)

Vorgehensweise

■ **Patientenlagerung** (☞ Abb. 5.15e)

- Patient liegt auf der Untersuchungsliege auf der gesunden Seite
- Das zu behandelnde Bein liegt oben, das gesunde Bein unten
- Das zu behandelnde Bein wird gestreckt, das gesunde Bein wird gebeugt mit Vorfuß unter der Kniekehle des zu behandelnden Beines
- Der Vorfuß des zu behandelnden Beines wird nach plantar maximal im OSG flektiert

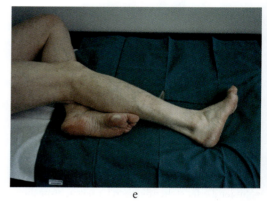

e

Abb. 5.15e: i.a.-Oberes Sprunggelenk am Außenknöchel (rechts). Patientenlagerung.

■ **Arztstellung**

- Sitzend neben Patient
- Arzt oder Helfer fixiert Vorfuß fest gegen die Unterlage

■ **Injektionsort/Lokalisation** (☞ Abb. 5.15f)

Im Bereich des Malleolus lateralis, d.h. Außenknöchel von hinten.

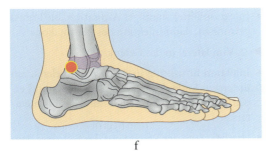

Abb. 5.15f: i.a.-Oberes Sprunggelenk am Außenknöchel rechts: Punktionsort.

■ Punktionsvorgang (☞ Abb. 5.15g)

- Ausreichende Lokalanästhesie bzw. Kombinationspräparat, da schmerzhafter als bei ventraler Punktion (☞ Kap. 2.1.4. "Kombinationspräparate")
- Einstich direkt hinter dem Außenknöchel, 1 cm oberhalb des unteren tastbaren Randes des unteren Fibularandes
- Nach Überwindung der Haut weiterer Einstich im 30° Winkel zur Hautoberfläche unter ständiger Aspiration
- Nach Gewinnung von Erguss Injektion des Pharmakons

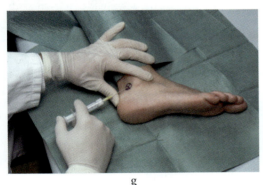

Abb. 5.15g: i.a.-Oberes Sprunggelenk am Außenknöchel (rechts). Zeigefinger der linken Arzthand auf Außenknöchel.

■ Kanülengröße

- Nr. 12 (schwarzer Konus): 0,70 x 30 mm, 22G
- Nr. 14 (blauer Konus): 0,60 x 30 mm, 23G
- Nr. 16 (blauer Konus): 0,60 x 25 mm, 23G

■ Injektionstiefe

Ca. 1 cm.

■ Injektionsmenge

2-3 ml.

■ Medikation

- Kortikoide: Mikrokristalline Suspension (☞ Tab. 2.3)s
- Kombinationspräparat (Lokalanästhetikum/Kortikoidsuspension, ☞ Kap. 2.1.4., Abschn. "Kombinationspräparate")
- Radiosynoviorthese: ^{186}Rhenium; vorher Arthrographie (☞ Kap. 2.2.1.)

Vorsichtsmaßnahmen/Hinweise

Injektion von dorsal nur bei gut tastbarem großen Erguss zu empfehlen, da sonst Gefahr der Knochen- und Knorpelverletzung groß.

Nach Injektion Bein einige Minuten lang hochlagern (45°-Keilkissen), bevor der Patient aufsteht, wegen vermehrter Blutungsgefahr bei Tieflagerung und/oder sofortiger Belastung.

5.15.3. i.a.-posterior-subtalares Gelenk (hinteres Sprunggelenk)

Voruntersuchungen

- Arthrosonographie (5 bzw. 7,5 MHz)
  - Linearer Schallkopf
  - Wasservorlaufstrecke oder Gelkissen
- Evtl. Arthrographie
- Evtl. NMR

Indikationen

	Krankheit	Auslöser
Rheumatologie	Rheumatoide Arthritis	Arthritis
Orthopädie	Arthrose	Aktivierte Arthrose
Sportmedizin	Posttraumatisch, Fehlbelastung	Sportarten: Laufen, Springen, alle Ballspiele, Turnen

Vorgehensweise

■ Patientenlagerung

- Patient liegt auf der Seite mit fixiertem zu behandelnden Vorfuß wie bei der dorsalen Injektion ins obere Sprunggelenk (☞ Abb. 5.15e)

oder

- Patient liegt auf dem Bauch mit nach außen rotiertem Vorfuß
- Auch eine Lagerung wie bei der ventromedialen Injektion, z.B. sitzender Patient (☞ Abb. 5.15a), ist möglich (☞ Lit. 13a)

■ Arztstellung

- Sitzend neben Patient
- Arzt oder Helfer fixiert Vorfuß in maximaler Plantarflexion

■ Injektionsort/Lokalisation

Hintere Kammer des unteren Sprunggelenks (=subtalares Gelenk bzw. Articulatio talocalcaneus): Das untere Sprunggelenk besteht aus den Arculationes subtalaris und talocalcaneonavicularis und ist an allen Kombinationsbewegungen des Fußes beteiligt. Sie gewährleistet, dass der Vorfuß auf schrägen und unregelmäßigen Flächen fest aufgesetzt werden kann. Dadurch wird sie besonders beansprucht. Die Articulatio subtalaris liegt zwischen der großen konkaven Gelenkfläche an der Unterseite des Taluskörpers und der konvexen Facies articularis talaris posterior an der Oberseite des Kalkaneus. Das Gelenk wird von einer weiten, dünnen, an den Rändern der Gelenkflächen befestigten Gelenkkapsel umschlossen, begrenzt von den verstärkten Anteile der Ligamenta talocalcanea posterius, mediale und laterale. Es hat häufig Verbindung zum oberen Sprunggelenk, besonders bei rheumatoider Arthritis. Das subtalare Gelenk weist dabei häufig erosive Veränderungen mit Gelenkspaltverschmälerung auf. Neben dem Talokalkaneonavikulargelenk (=oberer Teil der Chopart-Linie) ist auch häufig das Gelenk zwischen Os cuneiforme und Os cuboideum (=unterer Teil der Chopart-Linie) betroffen.

■ Punktionsvorgang

Zwei Punktionsvorgänge sind möglich:

▶ 1. Von hinten in das Gelenk (☞ Abb. 5.15h)
- Hierbei kann der Patient sitzen und das Bein im Kniegelenk anwinkeln (☞ Abb. 5.15a)
- Einstich am Fußrücken ca. 2,5 cm oberhalb des distalen Endes des lateralen Malleolus und 1 cm hinter dem posterioren Anteil des Fibulaschaftes (Markierung vorher empfehlenswert)
- Einstich im 60°-Winkel zur Hautoberfläche in Richtung des proximalen Ende Metatarsale I
- Injektion unter ständiger Aspiration, bis Erguss gewonnen, dann Injektion des Pharmakons

▶ 2. Von lateral in das Gelenk
- Injektion horizontal in das Subtalargelenk, am untersten Ende des lateralen Malleolus und etwas hinter dem proximalen Ende des Os metatarsale I
- Hierbei sollte der Patient auf der Seite mit dem Unterschenkel flach auf einer Liege mit 90°-gebeugtem Vorfuß liegen (Patientenlagerung ☞ Abb. 5.15e)

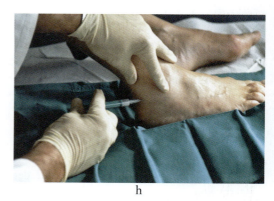

Abb. 5.15h: i.a.-Hinterer Teil rechtes unteres Sprunggelenk. von hinten in das Gelenk.

■ Kanülengröße

- Nr. 12 (schwarzer Konus): 0,70 x 30 mm, 22G
- Nr. 14 (blauer Konus): 0,60 x 30 mm, 23G
- Nr. 16 (blauer Konus): 0,60 x 25 mm, 23G

■ Injektionstiefe

Ca. 1 cm.

■ Injektionsmenge

1-2 ml.

■ Medikation

- Kortikoide: Mikrokristalline Suspension (☞ Tab. 2.3)
- Kombinationspräparat (Lokalanästhetikum/Kortikoidsuspension, ☞ Kap. 2.1.4., Abschn. "Kombinationspräparate")
- Radiosynoviorthese: [169]Erbium; vorher Arthrographie (☞ Kap. 2.2.1.)

5.16. i.a.-Vorfuß

Vorsichtsmaßnahmen/Hinweise

- Da sehr schmerzhaft, ausreichende Lokalanästhesie oder Kombinationspräparat zu empfehlen
- Häufig Kommunikation mit oberem Sprunggelenk (s.o.), deshalb nach Injektionstherapie von lateral oder ventral in das OSG Beschwerden auch im posterioren subtalaren Gelenk gebessert
- Die anderen Tarsalgelenke (zwischen Os cuboideum und Os cuneiforme) sind meist nur unter Röntgen-Durchleuchtung zu injizieren
- Da sehr kleine Gelenkhöhle, Darstellung mittels Arthrographie häufig sinnvoll (unbedingt bei [169]Erbium-Synviorthese)

5.16. i.a.-Vorfuß

5.16.1. i.a.-1. Metatarsophalangealgelenk (MTP I)

Voruntersuchungen

- Arthrosonographie (7,5 bzw. 10 MHz) mit Vorlaufstrecke
  - Linearer Schallkopf
- Evtl. Röntgen

Indikationen

	Krankheit	Auslöser
Rheumatologie	Rheumatoide Arthritis	Arthritis
	Psoriasisarthropathie	Arthritis
	Seronegative Spondarthropathie	Arthritis
	Podagra (Gicht)-Arthritis (☞ Abb. 3.13)	Kristallsynovitis
Orthopädie	MTP-Arthrose	Aktivierte Arthrose
	Hallux rigidus	
	Hallux valgus	
Sportmedizin	Posttraumatisch, Fehlbelastung	Sportarten: Laufen, Springen, alle Ballspiele, Turnen

☞ Literatur 48.

Vorgehensweise

■ Patientenlagerung

- 2 Möglichkeiten
  - Lagerung wie OSG ventromedialer Zugang (☞ Kap. 5.15.1.)
  - Bei älteren, unbeweglichen Patienten: Patient sitzt am Rand der Untersuchungsliege, und Fuß wird auf kleinen Schemel aufgesetzt

■ Arztstellung

- Sitzend neben Patient
- Arzt oder Helfer fixiert Vorfuß fest gegen die Unterlage

■ Injektionsort/Lokalisation

MTP-Gelenk, relativ geräumig (bis zu 2 ml Erguss kann manchmal abpunktiert werden).

■ Punktionsvorgang (☞ Abb. 5.16a)

- Einstich von medial
- Tangential über den Fußrand nach vorne Kanüle vorschieben
- Unter ständiger Aspiration, bis Erguss gewonnen, einstechen und dann Injektion des Pharmakons

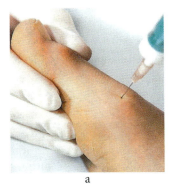

Abb. 5.16a: i.a.-Großzehengrundgelenk rechts. Einstich über Fußrand, 90 Grad zum tastbaren Gelenkspalt.

■ Kanülengröße/Spritzenwahl

- Nr. 12 (schwarzer Konus): 0,70 x 30 mm, 22G
- Nr. 14 (blauer Konus): 0,60 x 30 mm, 23G
- Evtl. Nr. 18 (brauner oder oranger Konus): 0,45 x 25 mm, 26G
- Insulinspritze zu empfehlen (um Widerstand bei Injektion zu verringern)

Injektionstiefe

Ca. 1 cm.

Injektionsmenge

1-2 ml.

Medikation

- Kortikoide: Mikrokristalline Suspension (☞ Tab. 2.3)
- Kombinationspräparat (Lokalanästhetikum/Kortikoidsuspension, ☞ Kap. 2.1.4., Abschn. "Kombinationspräparate")
- Radiosynoviorthese: [169]Erbium; vorher Arthrographie (☞ Kap. 2.2.1.)

Vorsichtsmaßnahmen/Hinweise

- Da stark schmerzhaft, ausreichende Lokalanästhesie häufig erforderlich
- Wegen erhöhter Infektionsgefahr am Vorfuß ausgiebige Desinfektion, evtl. vorher Fußbad mit Seifenlösung

5.16.2. i.a.-Zehengelenke (Tarsometatarsal-, Metatarsophalangeal-, Interphalangealgelenke)

Voruntersuchungen

- Arthrosonographie (7,5 bzw. 10 MHz) mit Vorlaufstrecke
  - Linearer Schallkopf
- Evtl. Röntgen

Indikationen

	Krankheit	Auslöser
Rheumatologie	Rheumatoide Arthritis	Arthritis Metatarsotarsale I.
	Psoriasisarthropathie	Arthritis
	Seronegative Spondarthropathie	Arthritis
Orthopädie	Zehengelenkarthrosen	z.B. Krallenzehen

Vorgehensweise

Patientenlagerung

- 2 Möglichkeiten
  - Lagerung wie OSG ventromedialer Zugang (☞ Abb. 5.15a)
  - Bei älteren, unbeweglichen Patienten: Patient sitzt am Rand der Untersuchungsliege und Fuß wird auf kleinen Schemel aufgesetzt

Arztstellung

- Sitzend neben Patient
- Arzt oder Helfer fixiert Vorfuß fest gegen die Unterlage

Injektionsort/Lokalisation (☞ Abb. 5.16b+c)

Meist Großzehenendgelenk bei Arthrose und Metatarsotarsale I (= zwischen Os cuneiforme I und Basis Metatarsale I), bei cP (Arthritis, ☞ Abb. 5.16d), nur selten in anderen Zehengelenken (z.B. Kleinzehengrundgelenk bei cP, Injektionstherapie) erforderlich.

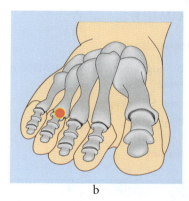

Abb. 5.16b: i.a.-Zehengrundgelenk (Metatarsophalangealgelenk) Z4 rechts: Punktionsort.

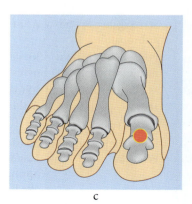

Abb. 5.16c: i.a.-Großzehenendgelenk rechts: Punktionsort.

Punktionsvorgang (☞ Abb. 5.16d)

- Injektion von lateral oder medial gering unterhalb der Strecksehne
- Kanüle horizontal zum Gelenk vorschieben
- Nur bei fehlendem Widerstand injizieren, damit keine Verletzung von Knochen, Knorpel oder Sehnenstrukturen
- Erguss wird wegen der kleinen Gelenkvolumina kaum gewonnen

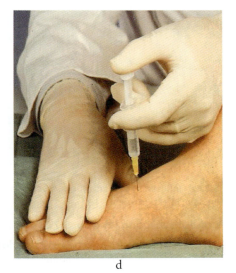

Abb. 5.16d: i.a.-Tarsometatarsalgelenk I am rechten Vorfuß.

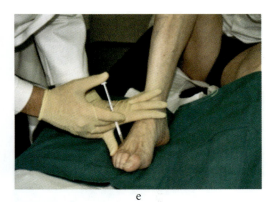

Abb. 5.16e: i.a.-Metatarsophalangealgelenk Z4 rechts.

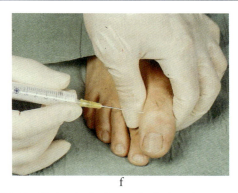

Abb. 5.16f: i.a.-Großzehenendgelenk rechts.

Kanülengröße/Spritzenwahl

- Nr. 14 (blauer Konus): 0,70 x 30 mm, 20G
- Evtl. Nr. 18 (brauner oder oranger Konus): 0,45 x 25 mm, 26G
- Insulinspritze zu empfehlen empfehlen (um Widerstand bei Injektion zu verringern)

Injektionstiefe

Ca. 0,5 cm.

Injektionsmenge

0,5-1 ml ins Großzehenendgelenk; ca. 0,5 ml in andere Zehengelenke.

Medikation

- Kortikoide: Mikrokristalline Suspension (☞ Tab. 2.3)
- Kombinationspräparat (Lokalanästhetikum/Kortikoidsuspension, ☞ Kap. 2.1.4., Abschn. "Kombinationspräparate")
- Radiosynoviorthese: ^{169}Erbium; vorher Arthrographie (☞ Kap. 2.2.1.)

Vorsichtsmaßnahmen/Hinweise

- CAVE: Keine Injektion gegen Widerstand!
- Wegen erhöhter Infektionsgefahr am Vorfuß: ausgiebige Desinfektion, evtl. vorher Fußbad mit Seifenlösung
- Da stark schmerzhaft, ausreichende Lokalanästhesie, wegen geringem Gelenkvolumen Kombinationspräparat zu empfehlen
- Die Zehengelenke können ähnlich wie die Interphalangealgelenke an den Fingern bei ausgeprägter Arthrose von oben injiziert werden (☞ Abb. 5.10z). Die Metatarsophalangealgelenke werden von oben injiziert, die Interphalangealgelenke von seitlich

- Wegen starker Blutungsneigung des Vorfußes nach Injektion vor Aufstehen des Patienten mindestens 2 Minuten lang hochlagern (z.B. auf Keilkissen)
- Angloamerikanische Therapeuten empfehlen die lokale Einreibung von einer lokalanästhetikahaltigen Creme (z.B. Xylocain®-Salbe 5 %) 30 bis 60 Minuten vor Injektion auf die Haut im Vorfußbereich, damit solle eine größere Schmerzfreiheit erreicht werden

5.17. Infiltration - Vorfuß

5.17.1. Tarsaltunnelsyndrom/Tibialis posterior-Tendinitis

Voruntersuchungen

- Evtl. Arthrosonographie (7,5 MHz) mit Vorlaufstrecke
  - Linearer Schallkopf

Indikationen

	Krankheit	Auslöser
Rheumatologie	Rheumatoide Arthritis	Kompression des Nervus tibialis unter dem Retinaculum musculorum flexorum am medialen Malleolus durch Erguss, sog. Tarsaltunnel-(kompressions) syndrom
Orthopädie	Posttraumatisch	Distorsionen
Sportmedizin	Fehlbelastung	Sportarten: Laufsport, Ballsportarten

Vorgehensweise

■ **Patientenlagerung (wie i.a.-OSG dorsal in Abb. 5.15e)**

- Patient liegt auf dem Rücken auf der Untersuchungsliege
- Das gesunde Bein ist gestreckt (auf der Seite des behandelnden Arztes)
- Das zu behandelnde Bein wird im Kniegelenk zwischen 90-100° gebeugt und liegt auf dem gesunden Bein (Unterschenkel) (damit liegt der Innenknöchel nach oben zur Behandlung frei)

- Oberes Sprunggelenk wird auf 90° Normalstellung eingestellt

■ **Arztstellung**

- Sitzt oder steht neben Liege
- Arzt fixiert Vorfuß auf Unterlage

■ **Injektionsort/Lokalisation (☞ Abb. 5.17a)**

Tunnel zwischen medialem Malleolus und dem Fersenbein unter dem Retinaculum flexorum.

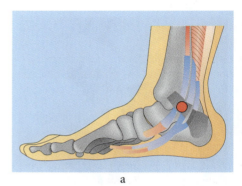

Abb. 5.17a: Infiltration bei Tarsaltunnensyndrom am rechten Bein: Injektionsort.

■ **Punktionsvorgang (☞ Abb. 5.17b)**

- Einstich 30° zur Hautoberfläche zwischen dorsalem Rand des medialen Malleolus und der Achillessehne und hinter der tastbaren Arteria tibialis posterior
- Vorschieben der Kanüle in Richtung Fersenmitte
- Fächerförmige Injektion im Schmerzbereich bzw. am Ort einer Ergussbildung (Lokalisation mittels Arthrosonographie)

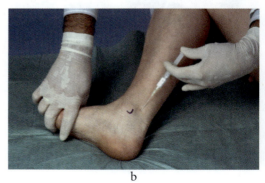

Abb. 5.17b: Infiltration bei Tarsaltunnelsyndrom am rechten Bein.

5.17. Infiltration - Vorfuß

■ Kanülengröße

- Nr. 16 (blauer Konus): 0,60 x 25 mm, 23G
- Nr. 18 (brauner oder oranger Konus): 0,45 x 25 mm, 26G

■ Injektionstiefe

Ca. 0,5-1 cm.

■ Injektionsmenge

2-3 ml.

■ Medikation

- Kortikoide: Mikrokristalline Suspension (☞ Tab. 2.3)
- Kombinationspräparat (Lokalanästhetikum/Kortikoidsuspension, ☞ Kap. 2.1.4., Abschn. "Kombinationspräparate")

Vorsichtsmaßnahmen/Hinweise

- Bei Tarsaltunnel-Syndrom Besserung in 30 bis 50 %
- Wenn nach 2-3maliger Einspritzung keine Besserung, operative Revision (Spaltung des Retinaculum Mm. flexorum) (s. auch Lit. 2a)

5.17.2. Morton-Neuralgie (= Morton's Neuroma; interdigitales plantares Neuronom)

Voruntersuchungen

- Evtl. Arthrosonographie (7,5 MHz) mit Vorlaufstrecke
  - Linearer Schallkopf

Indikationen

	Krankheit	Auslöser
Orthopädie	Kompressions-Syndrom	Neuroma (= Anastomosierung der medialen und lateralen Plantarnerven = Nervi digitales plantares proprii im Metatarsalköpfchenbereich)
Sportmedizin	Posttraumatisch, Fehlbelastung	Sportart: Laufsportarten, Ballsportarten

Vorgehensweise

■ Patientenlagerung

Lagerung wie OSG ventromedialer Zugang (☞ Abb. 5.15a).

■ Arztstellung

Sitzend neben Patient.

■ Injektionsort/Lokalisation

- Zwischen den Metatarsalköpfchen der 4. und 5. Zehen
- Auch andere Interdigitalnerven können betroffen sein
- Am Schmerzpunkt brennende Schmerzen und Hyperästhesien an 3. und 4. Zehen plantar

■ Punktionsvorgang (☞ Abb. 5.17c)

- Markierung des Intermetatarsalraumes vor Punktion (Punkt des stärksten Schmerzes)
- Einstich senkrecht zur Haut, je nach Schmerzlokalisation zwischen 2., 3., 4. oder 5. Intermetatarsalraum
- Bei ausstrahlenden Schmerzen (Nerv getroffen!) geringer Rückzug der Kanüle
- Injektion ohne Widerstand durchführen (sonst Nervenverletzung!)

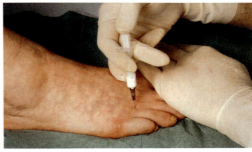

Abb. 5.17c: Infiltration Morton-Neuralgie. Injektion zwischen 3.+4. Metatarsalköpfchen.

■ Kanülengröße

Nr. 18 (brauner oder orangefarbener Konus): 0,45 x 25 mm, 26G.

■ Injektionstiefe

0,5 bis 1 cm.

■ Injektionsmenge

1-2 ml.

Medikation

- Kortikoide: Mikrokristalline Suspension (☞ Tab. 2.3)
- Kombinationspräparat (Lokalanästhetikum/Kortikoidsuspension, ☞ Kap. 2.1.4., Abschn. "Kombinationspräparate")

Vorsichtsmaßnahmen/Hinweise

- **CAVE:** Keine Injektion gegen Widerstand, Gefahr der Nervenverletzung!
- Patient über eventuelle Lähmungserscheinungen aufklären

5.17.3. Tendovaginitis (= Tenosynovitis)

Voruntersuchungen

- Evtl. Arthrosonographie (7,5 MHz) mit Vorlaufstrecke
  - Linearer Schallkopf

Indikationen

	Krankheit	Auslöser
Rheumatologie	Rheumatoide Arthritis	Synovitis der Streckersehnen am Vorfußrücken

Vorgehensweise

Patientenlagerung

- Lagerung wie OSG ventromedialer Zugang (☞ Kap. 5.15.1.)
- Bei älteren Patienten: Lagerung auf dem Rücken, Vorfuß maximal plantar flektiert

Arztstellung

Sitzend neben Patient auf der Seite des zu behandelnden Vorfußes.

Injektionsort/Lokalisation

Gemeinsame Sehnenscheide der Vorfußstrecker.

Punktionsvorgang (☞ Abb. 5.17d)

- Einstich über maximaler Ergussbildung (vorher nach Sonographie markieren)
- Senkrecht einstechen, ausreichend Lokalanästhesie, da häufig stark schmerzhaft
- Tangential zur Hautoberfläche Kanüle weiter vorschieben
- Nach Aspiration von Erguss Injektion des Pharmakons

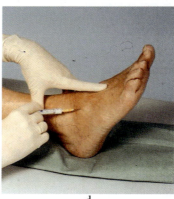

Abb. 5.17d: Infiltration Tenosynovitis Vorfußstrecker.

Kanülengröße

- Nr. 2 (grüner Konus): 0,8 x 40 mm, 21G
- Nr. 16 (blauer Konus): 0,60 x 25 mm, 23G

Injektionstiefe

0,5 bis 1 cm.

Injektionsmenge

2-3 ml.

Medikation

- Kortikoide: Mikrokristalline Suspension (☞ Tab. 2.3)
- Kombinationspräparat (Lokalanästhetikum/Kortikoidsuspension, ☞ Kap. 2.1.4., Abschn. "Kombinationspräparate")

Vorsichtsmaßnahmen/Hinweise

CAVE: Keine Injektion gegen Widerstand, Gefahr der Sehnenverletzung!

5.17.4. Achillobursitis

Voruntersuchungen

- Evtl. Arthrosonographie (7,5 MHz) mit Vorlaufstrecke
  - Linearer Schallkopf
- Kernspintomographie

Indikationen

	Krankheit	Auslöser
Rheuma-tologie	Rheumatoide Arthritis	Bursitis
	Psoriasisarthropathie	Bursitis
	Seronegative Spondar-thropathien	Bursitis

Vorgehensweise

Patientenlagerung

4 Möglichkeiten:

1.	Patient liegt auf dem Bauch, Füße hängen über den Rand der Untersuchungsliege (wie in Abb. 5.17k)
2.	Patient sitzt auf Untersuchungsliege und hält das zu behandelnde Bein (im Knie abgewinkelt, wie in Abb. 5.17f)
3.	Patient sitzt neben Behandlungstisch und stellt Vorfuß auf Tischrand (wie in Abb. 5.17f)
4.	wie in Abb. 5.15e

Arztstellung

Sitzend neben Patient.

Injektionsort/Lokalisation (☞ Abb. 5.17e)

Meistens Bursa subachillea von lateral, zwischen Os calcaneus und Achillessehne.

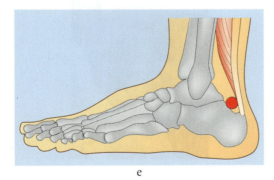

Abb. 5.17e: Infiltration Achillobursitis rechts: Injektionsort.

Punktionsvorgang (☞ Abb. 5.17f+g)

- Einstich senkrecht zur Hautoberfläche im Bereich der maximalen Fluktuation (maximale Ergussbildung im Sonogramm feststellen)
- Punktion nahe dem Fersenbein durchführen, um die Achillessehne nicht zu verletzen
- Bei Gewinnung von Erguss Injektion ohne Widerstand durchführen

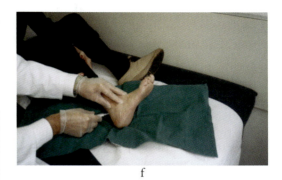

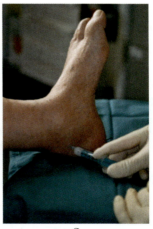

Abb. 5.17f+g: Infiltration Achillobursitis. **f:** cP-Patient sitzt auf Liege und hält Bein, **g:** Patient sitzt neben Liege.

Kanülengröße

- Nr. 16 (blauer Konus): 0,60 x 25 mm, 23G
- Nr. 18 (brauner oder oranger Konus): 0,45 x 25 mm, 26G
- Insulinspritze empfehlenswert

Injektionstiefe

Je nach Hautdicke ca. 1-1,5 cm.

Injektionsmenge

2-3 ml.

Medikation

- Kortikoide: Mikrokristalline Suspension (☞ Tab. 2.3)
- Kombinationspräparat (Lokalanästhetikum/ Kortikoidsuspension, ☞ Kap. 2.1.4., Abschn. "Kombinationspräparate")

Vorsichtsmaßnahmen/Hinweise

- Auch in andere Bursen, z.B. bei Bursitis subcutanea, kann nach sonographischer Darstellung injiziert werden
- **CAVE:** Keine Injektion gegen Widerstand: Gefahr von Verletzung und Ruptur der Achillessehne (☞ Abb. 2.18 und 2.19)!

5.17.5. Fersensporn (Kalkaneussporn, Plantarsporn)

Voruntersuchungen

- Schmerzpunktbestimmung mittels Denserstab (☞ Abb. 5.17h+i)

Indikationen

	Krankheit	Auslöser
Rheumatologie	Rheumatoide Arthritis, Seronegative Spondarthropathien	Entzündlicher, z.T. erosiver Fersensporn
Orthopädie	Insertionstendinose	Entzündung der Insertion des langen Plantarbandes am nichttragenden vorderen Teil des Os calcaneus
Sportmedizin	Posttraumatisch, Fehlbelastung	Laufsportarten, "Polizistenferse"

Vorgehensweise

Patientenlagerung

2 Möglichkeiten:

1.	Patient liegt auf dem Bauch, Füße hängen über den Rand der Untersuchungsliege (wie in Abb. 5.17k)
2.	wie in Abb. 5.15e

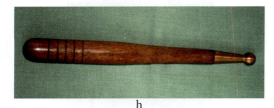

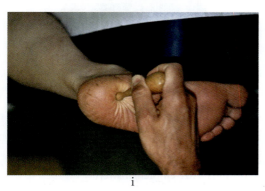

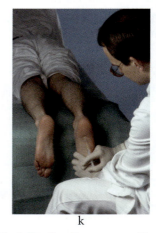

Abb. 5.17k: Infiltration Fersensporn. Hier Lagerung mit über den Tisch hängenden Vorfüßen.

Abb. 5.17h+i: **h:** Denserstab zur Schmerzpunktbestimmung bei Tendinitis bzw. Fasziitis vor Infiltration. **i:** Schmerzpunktbestimmung mittels Denserstab.

- Röntgen
- Evtl. Szintigraphie

Arztstellung

Sitzend neben Patient.

Injektionsort/Lokalisation

Vorderer Teil des Os calcaneus.

■ Punktionsvorgang (☞ Abb. 5.17k)

- Injektion von lateral, oberhalb des schmerzhaften Punktes
- Führung der Kanüle ca. 30° zum schmerzhaften Punkt
- Bei Knochenkontakt geringer Rückzug

■ Kanülengröße

Nr. 16 (blauer Konus): 0,60 x 25 mm, 23G.

■ Injektionstiefe

1-2 cm, je Hautdicke.

■ Injektionsmenge

2-3 ml.

■ Medikation

- Kortikoide: Mikrokristalline Suspension (☞ Tab. 2.3)
- Kombinationspräparat (Lokalanästhetikum/Kortikoidsuspension, ☞ Kap. 2.1.4., Abschn. "Kombinationspräparate")

Vorsichtsmaßnahmen/Hinweise

- In 50 % kommt es zu einer prompten Besserung
- Wegen erhöhter Infektionsgefahr am Vorfuß ausgiebige Desinfektion, evtl. vorher Fußbad mit Seifenlösung

5.17.6. Plantare Fasziitis (= Kalkaneale Bursitis)

Voruntersuchungen

- Arthrosonographie mit Messung der Dicke der Plantarfaszie (7,5 MHz)
- Schmerzpunktbestimmung mittels Denserstab (☞ Abb. 5.17h+i)

Indikationen

	Krankheit	Auslöser
Rheumatologie	Seronegative Spondarthritiden	Enthesitis an der Ansatzstelle der Plantarfaszie
	Gicht	Kristallbedingte Reizung
Orthopädie	Posttraumatisch	Fehlbelastung z.B. nach Marschfraktur
Sportmedizin	Fehlbelastung	Laufsportarten, Ballsportarten

Vorgehensweise

■ Patientenlagerung

Wie bei Fersensporn (☞ Kap. 5.17.5.).

■ Arztstellung

- Sitzend neben Patient
- Arzt fixiert Vorfuß mit der freien Hand

■ Injektionsort/Lokalisation (☞ Abb. 5.17m)

Mitte des Kalkaneus im Bereich des Ansatzes der Aponeurose am Os calcaneus.

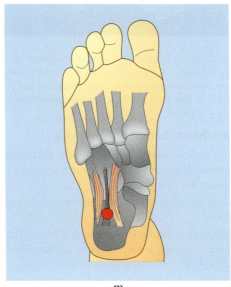

Abb. 5.17m: Infiltration Plantarfaszie am Kalkaneus bei Plantarfasziitis am rechten Vorfuß: Injektionsort.

■ Punktionsvorgang (☞ Abb. 5.17n)

- Senkrecht zur Haut an der Stelle der maximalen Druckempfindlichkeit im Bereich des Kalkaneus (☞ Lit. 99a,162a)
- Fächerförmige Infiltration

■ Kanülengröße

Nr. 16 (blauer Konus): 0,60 x 25 mm, 23G

■ Injektionstiefe

1-2 cm, je Hautdicke.

■ Injektionsmenge

2-3 ml.

Medikation

- Kortikoide: Mikrokristalline Suspension (☞ Tab. 2.3)
- Kombinationspräparat (Lokalanästhetikum/Kortikoidsuspension, ☞ Kap. 2.1.4., Abschn. "Kombinationspräparate")

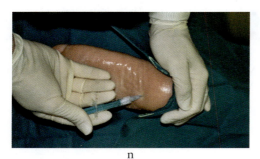

Abb. 5.17n: Infiltration Plantarfaszie am linken Kalkaneus bei Plantarfasziitis. Hier liegt der Patient auf der linken Seite bei gestrecktem Bein. Injektion bei Plantarfasziitis mit und ohne nachgewiesenem Fersensporn möglich.

Vorsichtsmaßnahmen/Hinweise

- Auf ausreichende Asepsis achten! Evtl. vorher seifenhaltiges Fußbad durchführen zur Erweichung der Hornhaut
- Da stark schmerzhaft, ausreichende Lokalanästhesie!
- Infiltration häufig nur gegen erhöhten Widerstand möglich, jedoch bei sehr starkem Widerstand CAVE Verletzung der Plantarsehne
- Häufig mit schmerzhaftem Fersensporn vergesellschaftet (Injektionstechnik ☞ oben)
- Besserungen der Symptome gehen mit Rückgang der Dicke der entzündeten Plantarfaszie einher (Kamelet et al., 99a)

5.18. Wirbelsäule

5.18.1. i.a. - Intervertebralgelenke (Facettengelenke; Apophysengelenke)

Voruntersuchungen

- Röntgen Wirbelsäule in 2 Ebenen
- CT bzw. CT-gesteuerte Punktion
- Evtl. Arthrographie bei Verdacht auf Zystenbildung
- Evtl. NMR

Indikationen

	Krankheit	Auslöser
Rheumatologie	Rheumatoide Arthritis, HLA-B27-positive seronegative Spondarthritiden	Arthritis im Intervertebralgelenk
Orthopädie	Intervertebralzysten, Intervertebralarthrose	Aktivierte Arthrose

☞ Literatur 69,133

Vorgehensweise

Patientenlagerung (☞ Abb. 5.18a+b)

- Patient liegt auf dem Bauch
  - Bei HWS: Rolle bzw. Kissen hebt den Nacken (☞ Abb. 5.18a)
  - Bei BWS: Rolle bzw. Kissen unter den Brustbereich (☞ Abb. 5.18b)
- Kopf des Patienten nach der zu punktierenden Seite rotiert
- LWS: Rolle bzw. Kissen unter die Hüftregion (b)

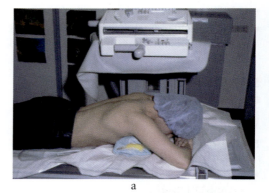

a

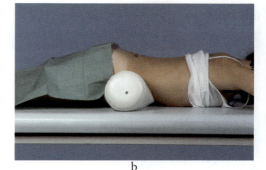

b

Abb. 5.18a+b: i.a.-Intervertebralgelenke. **a**: Lagerung HWS-Injektion unter Durchleuchtungsgerät, **b**: Patientenlagerung bei LWS-Injektion.

5.18. Wirbelsäule

■ Arztstellung
Sitzend oder stehend neben dem Patienten.

■ Injektionsort
- In den sogenannten Facettengelenken (= Articuli intervertebralis) (☞ Lit. 80b,82,162b)
- Der Injektionsort muss vorher auf Grund der unterschiedlichen topographischen Anatomie der einzelnen Wirbelsäulenabschnitte festgehalten werden. Dabei richtet man sich nach dem Dornfortsatz (☞ Tab. 5.1)

Wirbelsäulen-lokalisation		Injektionsort in Bezug auf den entsprechenden Dornfortsatz
HWS	C2-C7	1-1½ Querfinger darüber (cranial)
BWS	Th1-Th4	2 Querfinger darüber
	Th5-Th9	3 Querfinger darüber
	Th10-Th12	2 Querfinger darüber
LWS	L1-L5	1-1½ Querfinger darüber

Tab. 5.1: i.a.-Intervertebralgelenke: Lokalisation der Intervertebralgelenke zum jeweiligen tastbaren Dornfortsatz. Das entsprechende Gelenk liegt in der angegebenen Höhe, ca. 1 Querfinger (ca. 1-1,5 cm) lateral zur Wirbelsäulenmitte.

■ Lokalisation
- Mittels Durchleuchtung und Markierung mit z.B. Schrotkugel oder metallischer Heftklammer (☞ Abb. 5.18c)
- Mittels CT (☞ Abb. 5.18d-h) und CT-gesteuerter Punktion (s. auch Lit. 105c)

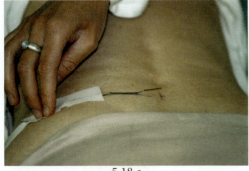

5.18 c

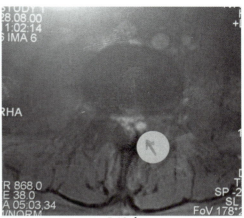

5.18 d

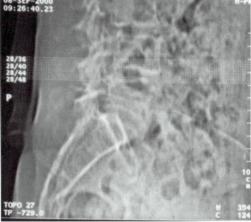

5.18 e

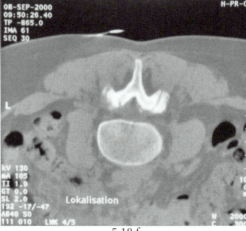

5.18 f

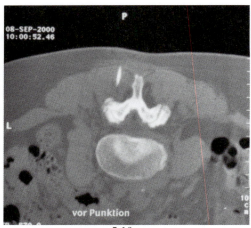

5.18 g

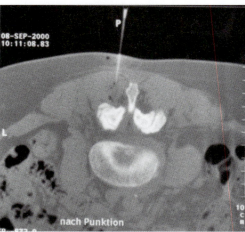

5.18 h

Abb. 5.18c-h: Bildgebende Verfahren zur Lokalisation von Punktionsort und Dokumentation bei i.a.-Intervertebralgelenk LWS (L_4/L_5 links) bei Synoviazyste. **c**: Markierung des Punktionsortes vor CT-Lokalisation: Schrotkugel unter Zeige- und Mittelfinger über zu behandelndem Gelenk von Assistentin mit Leukosilk fixiert, metallene Papierklammer nach medial fixiert, um durch die Verlängerung den Ort für Rö-Durchleuchtung oder CT-Schichtung festzulegen. **d**: Darstellung in NMR vor CT-gesteuerter Punktion mit Gadoliniumaufnahme (Pfeilspitze zeigt auf kontrastmittelhaltige Zyste). **e-h**: Dokumentation mittels Rö-CT-Schichtaufnahme bei CT-gesteuerter Punktion. *1. Phase:* Markierung auf Haut mit Papierklammer ("Lokalisation" wie Abb. c, *2. Phase*: "Vor Punktion" Setzen der Spinocan®-Kanüle, *3. Phase:* Intraartikuläre Lage nach Injektion ("vor Punktion") des Pharmakons.

- Markierung des Punktionsortes mit Dermoskript®-Stift

■ **Punktionsvorgang (☞ Abb. 5.18i-m)**

- Durchstechen der Haut in einem Winkel von 30° zur Oberfläche am markierten Punktionsort
- Bei starken Schmerzen ausreichende Lokalanästhesie bis zur Überwindung der kräftigen Gelenkmembran
- Unter Durchleuchtung in Richtung des dargestellten Gelenks einstechen
- Geringe Menge wasserlöslichen Kontrastmittels i.a. injizieren, um Gelenkhöhle darzustellen (z.B. 0,05-2 ml Ultravist®)

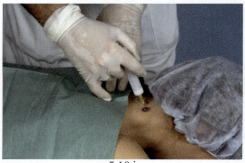

5.18 i

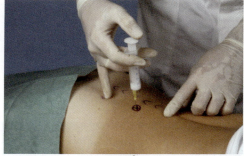

5.18 k

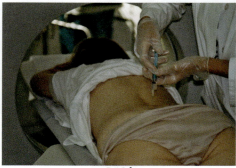

5.18 l

5.18. Wirbelsäule

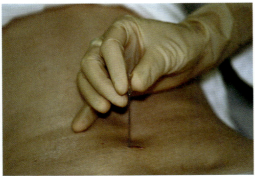

5.18 m

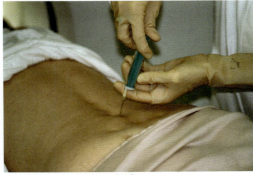

5.18 n

Abb. 5.18i-k: i.a.-Intervertebralgelenk. **i**: Punktion der HWS, **k**: Punktion der LWS, **l**: CT-gesteuerte Punktion Lokalanästhesie L_4/L_5 rechts (Synovialzyste bei cP-Patient). **m**: Setzen der Spinocan®-Kanüle L_4/L_5 rechts. **n**: Kortikoidinjektion.

- Dokumentation der intraartikulären Lage mit Röntgenbild (☞ Abb. 5.18h)

■ Kanülengröße

- Nr. 14 (blauer Konus): 0,60 x 30 mm, 23G
- Bei dicker Haut: 20 x 2 ¾ Zoll (gelber Konus): 0,9 x 70 mm
- Bei CT-gesteuerter Punktion Liquorkanüle (z.B. Spinocan®-Kanüle wie in Abb. 5.18m)

■ Injektionstiefe

- HWS: Je nach Haut- und Muskeldicke: 1-1,5 cm
- BWS: Je nach Haut- und Muskeldicke: 1-1,5 cm
- LWS: Je nach Haut- und Muskeldicke: 1,5-3 cm

■ Injektionsmenge

- 0,5 ml im Bereich der HWS und BWS
- 0,5-1,0 ml im Bereich der LWS

■ Medikation

- Kortikoide: Mikrokristalline Suspension (☞ Tab. 2.3)
- Kombinationspräparat (Lokalanästhetikum/Kortikoidsuspension, ☞ Kap. 2.1.4., Abschn. "Kombinationspräparate")

Vorsichtsmaßnahmen/Hinweise

- Im LWS-Bereich häufig längere Injektionskanüle notwendig (je nach Muskulatur und Hautdicke)
- Intraartikuläre Lage wesentlich, da sonst kein ausreichender Erfolg, nicht nur fächerförmige Injektion um das Gelenk durchführen!
- Besserungen in bis zu 60% innerhalb einer Woche (Vallee, 80b)
- CT-gesteuerte Punktion (☞ Abb. 5.18c-l) besonders bei Gelenkzysten (vorher NMR-Bild zur genaueren räumlichen Vorstellung; ☞ Abb. 5.18d) zu bevorzugen, da bessere Ergebnisse als bei Durchleuchtung (Lutze et al., 82)

5.18.2. i.a. - Iliosakralgelenk (IS-Gelenk)

Voruntersuchungen

- Arthrographie
- Computertomographie
- Evtl. NMR

Indikationen

	Krankheit	Auslöser
Rheumatologie	Seronegative Spondarthritiden	Entzündlich: Spondylitis ankylosans, HLA-B27-assoziierte Spondarthropathien (z.B. Morbus Reiter, Psoriasisarthropathie) vor kompletter Ankylosierung des Gelenks
Orthopädie	Iliosakralgelenksarthrose	Degenerativ
Sportmedizin	Fehlbelastungen	Wurfsportarten, Gewichtheben, Rudern, Kanu, Segeln

☞ Literatur 69.

Vorgehensweise

■ Patientenlagerung

- Patient liegt auf dem Bauch
- Becken wird mit Rolle bzw. Kissen unterlegt, so dass die Längsachse des Os sacrum ca. 20° zum Durchleuchtungstisch liegt (☞ Abb. 5.18o)

☞ Literatur 63,68.

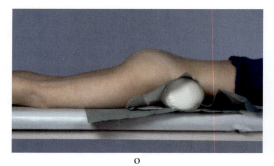

Abb. 5.18o: i.a.-Iliosakralgelenk. Patientenlagerung.

■ Arztstellung

Sitzend oder stehend neben dem Patienten.

■ Injektionsort

Iliosakralgelenk in einer Tiefe zwischen 5-10 cm von der Hautoberfläche bei Normalpersonen, bei adipösen Patienten tiefer.

■ Lokalisation

- Genaue Markierung erforderlich! Zeichnung einer Orientierungslinie mit Dermoskript®-Stift von folgenden Positionen:
  - Unterer Rand der tastbaren Spina iliaca posterior superior
  - Distales Ende des Os sacrum (☞ Abb. 5.18p)
  - Verbindung dieser Punkte (Mitte der Spina iliaca posterior) mit einer vertikalen Linie parallel zur Rima ani
  - Markierung des vermuteten Gelenkspaltes (☞ Abb. 5.18q)
  - In der Mitte der oben gezeichneten vertikalen Verbindungslinie liegt das Gelenk (Markierung auf der Haut mit einer festgeklebten Bleikugel (röntgendicht; ☞ Abb. 5.18r)
  - Festlegung des Punktionsortes: 1,5-2 cm medial der Bleikugel

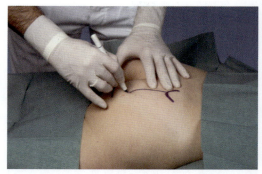

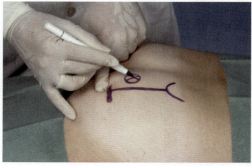

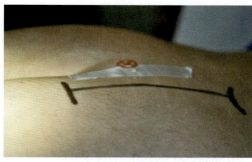

Abb. 5.18p-r: i.a.-Iliosakralgelenk rechts. **p**: Markierung Spina iliaca posterior superior bis distales Ende des Os sacrum, **q**: Markierung des Punktionsortes auf der Haut, **r**: Markierung mit einer festgeklebten Bleikugel (nach Festlegung in Rö-Durchleuchtung [☞ Abb. 5.18u] neben Injektionspunkt auf der Haut).

■ Punktionsvorgang (☞ Abb. 5.18s-v)

- Einstich in einem Winkel von 20° zur Hautoberfläche am festgehaltenen Punktionsort (☞ Abb. 5.18s), dabei Setzen der Lokalanästhesie

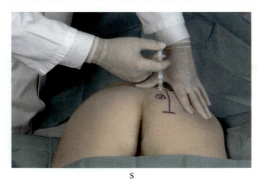

Abb. 5.18s: i.a.-Iliosakralgelenk rechts. Setzen der Lokalanästhesie über Hautmarkierung.

- Unter Durchleuchtung und nach ausreichender Lokalanästhesie Einstich der Punktionskanüle in Richtung der im Monitor sichtbaren Bleikugel (☞ Abb. 5.18t+u)

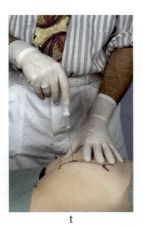

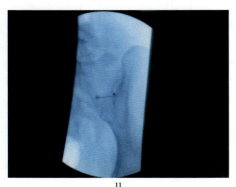

Abb. 5.18t+u: i.a.-Iliosakralgelenk. **t**: Setzen der Punktionskanüle. **u**: Einstich Punktionskanüle von Hautoberfläche in Richtung Gelenkspalt unter Rö-Durchleuchtung kontrollieren (zur Dokumentation Rö-Bild wie in Abb. anfertigen).

- In einer Tiefe von ca. 3-6 cm erreicht man die sehr straffen, dicken hinteren Kreuzdarmbeinbänder (Ligamenti sacroiliaca dorsalia)
- Weitere ausgiebige Lokalanästhesie
- Vor Durchstechen der Kreuzdarmbeinbänder Entfernung der Lokalanästhesie-Kanüle und Verwendung der stärkeren Liquorpunktionskanüle
- Durchstechen der Kreuzdarmbeinbänder
- Bei sehr starkem Widerstand evtl. Entfernung der Punktionskanüle und Durchstechen der Bänder mit langem chirurgischen Stilett
- "Einfallen" in das IS-Gelenk
- Unter Durchleuchtung Einspritzen einer geringen Menge Kontrastmittel (z.B. 1-2 ml Ultravist®)
- Evtl. vorher Aspiration von Erguss zur Synovia-Analyse
- Nur injizieren, wenn kein Widerstand verspürt wird (☞ Abb. 5.18v)

☞ Literatur 4b

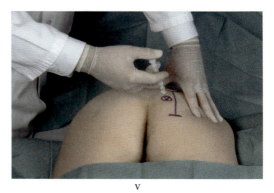

Abb. 5.18v: i.a.-Iliosakralgelenk. Injektionsrichtung bei Kortikoidinstillation.

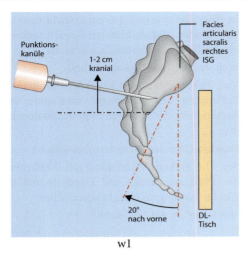

Abb. 5.18w1: i.a.-Iliosakralgelenk: Technik der Injektion am Iliosakralgelenk: Seitenansicht (aus Hatz HJ: Rheumatologie to go, Wissenschaftliche Verlagsgesellschaft, Stuttgart, 2007, S. 222)).

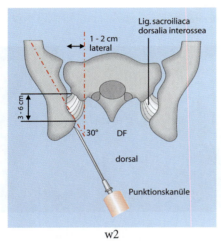

Abb. 5.18w2: i.a.-Iliosakralgelenk. Injektionsrichtung: Technik der Injektion am Iliosakralgelenk: Ansicht von oben (aus Hatz HJ: Rheumatologie to go, Wissenschaftliche Verlagsgesellschaft, Stuttgart, 2007: S. 222).

■ Kanülengröße

- Zur Lokalanästhesie:
  - 20x2¾ Zoll (gelber Konus): 0,9 x 70 mm
- Zur Punktion bzw. Injektion:
  - Liquorpunktionskanüle Spinocan®, Größe 19G x 3½ Zoll (= 8,8 cm Länge; ☞ Abb. 1.6)

■ Injektionsmenge

2-5 ml.

■ Injektionstiefe

Je nach Hautdicke: 5-10 bis 15 cm.

■ Medikation

- Kortikoide: Mikrokristalline Suspension (☞ Tab. 2.3), kein Lokalanästhetikum und kein Kombinationspräparat
- Radiosynoviorthese: Einzelberichte über erfolgreiche Injektion von ^{186}Rhenium in das IS-Gelenk bei Spondylitis ankylosans beschrieben (Mödder et al., 120)

Vorsichtsmaßnahmen/Hinweise

- Keinesfalls Lokalanästhetikum in das Iliosakralgelenk injizieren, da sonst Gefahr von passagerer Lähmung im Beckenraum!
- Intraartikuläre Lage wesentlich, da sonst kein ausreichender Erfolg, nicht nur fächerförmige Injektion um das Gelenk durchführen! Da es verschiedene anatomische Varianten der Gelenkform des Iliosakralgelenkes gibt (neben Normaltyp auch sog. dynamischer Typ = L-Form oder statischer Typ = Birnenform möglich) ist die Genauigkeit einer freien Punktion (ohne bildgebende Verfahren) äußerst schwierig. Aus diesem Grund Punktion nur in Durchleuchtung unter dem Bildwandler, besser mittels Lokalisation durch Computertomografie oder Kernspintomografie.
- Besserungen der Symptome in bis zu 80 % der Fälle bei korrekter Lage beschrieben (Kellner, 101a)
- Als Alternative zur Schmerztherapie bei Spondylitis ankylopoetica (Morbus Bechterew) evtl. systemisch Radiumchlorid (^{224}Ra; ☞ Kap. 2.15.)

5.18.3. Infiltration - Kaudale epidurale Injektion

Voruntersuchungen

Evtl. Röntgen zum Ausschluss von knöchernen Appositionen im Injektionsbereich.

5.18. Wirbelsäule

Indikationen

	Krankheit	Auslöser
Orthopädie	z.B. Lumbago und Lumboischialgie	"low back pain", radikuläres Syndrom
Sportmedizin	Fehlbelastung	Hebesportarten, z.B. Ringen, Gewichtheben

Vorgehensweise

■ **Patientenlagerung**

- Knie-Ellenbogenlage auf dem Behandlungstisch (☞ Abb. 5.18x), Patient noch angezogen

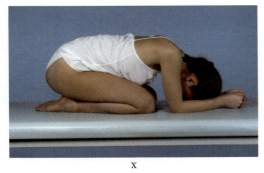

Abb. 5.18x: Epidurale Injektion. Patientenlagerung.

- Ältere Patienten: bei hochgehobenem Becken (Unterstützung durch mehrere Kissen) auf Untersuchungsliege oder im Bett

■ **Arztstellung**

Stehend hinter dem Patienten.

■ **Injektionsort**

3 Zugänge sind möglich:

1.	Durch den sakralen Kanal (Hiatus sacralis)
2.	Über das 1. Sakralloch
3.	Interspinal

International wird am meisten der Zugang durch den Sakralkanal benutzt, weshalb dieser hier beschrieben wird (☞ Literatur 15,53c,59,83b,136, 136a,144,155,164a).

■ **Lokalisation** (☞ Abb. 5.18y)

- Sakralkanal am distalen Ende des Os sacrum (= Hiatus sacralis)
- In Höhe des Processus spinosus (Dornfortsatz) des 4. Sakralwirbels
- Anatomisch entspricht das einer dreieckigen Öffnung, welche durch die 2 Cornua sacralia begrenzt wird (extra markiert in Abb. 5.18z3). Der Hiatus wird nur durch Haut und das Ligamentum sacrococcygealis von oben her begrenzt
- Markierung der tastbaren Cornua sacralia mit Dermoskript®-Stift. Der Injektionsort befindet sich in der Mitte einer gedachten vertikalen Linie zwischen diesen zwei Punkten
- *Hinweis*: Unterhalb des 2. Sakralwirbels besteht nur der Epiduralraum, der Duralsack ist nicht vorhanden, so dass bei der kaudalen Injektionstechnik eine unbeabsichtigte Punktion des Subarachnoidalraumes fast unwahrscheinlich wird

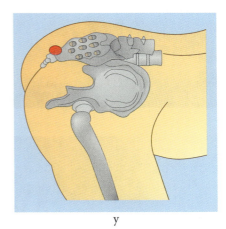

Abb. 5.18y: Epidurale Injektion: Punktionsort.

■ **Punktionsvorgang** (☞ Abb. 5.18z1-z3)

- Senkrechter Einstich über dem Hiatus sacralis, Lokalanästhesie mit kleiner Kanüle bis zum Ligamentum sacrococcygealis (☞ Abb. 5.18z1)
- Entfernung der Lokalanästhesie-Kanüle und Einführen mit langer Injektionskanüle zuerst in sagittaler Richtung zum Hiatus sacralis (☞ Abb. 5.18z2)
- Injektionskanüle in einem Winkel von ca. 45° zur Horizontalen zwischen Cornu sacralia fortführen
- Vorschieben der langen Kanüle, bis Überwindung des Ligaments und "Einfallen" in den Hiatus und somit in den Epiduralraum (☞ Abb. 5.18z3)
- langsame Injektion des Pharmakons

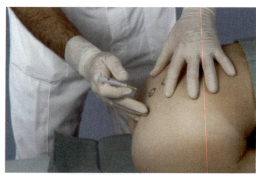

z1

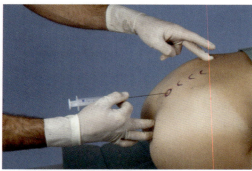

z2

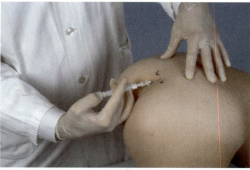

z3

Abb. 5.18z1-z3: Epidurale Injektion. **z1**: Lokalanästhesie (hier Injektionsort mit Kreis markiert). **z2**: Setzen der Punktionskanüle. **z3**: Injektion des Pharmakons zwischen Cornua sacralia in Hiatus (hier beide Cornua sacralia zusätzlich markiert).

■ Kanülengröße

- Zur Lokalanästhesie:
  - Nr. 16 (blauer Konus): 0,60 x 25 mm, 23G
- Zur Punktion bzw. Injektion:
  - 20 x 2¾ Zoll (gelber Konus): 0,9 x 70 mm; evtl. bei adipösen Patienten Liquorpunktionsnadel, z.B. Spinocan®, Größe 19G x 3½ Zoll (= 8,8 cm Länge; ☞ Abb. 1.6)

■ Injektionstiefe

Je nach Hautdicke: ca. 2,5-5 cm.

■ Injektionsmenge

Ca. 5 bis maximal 10 ml.

■ Medikation

- Kortikoide: Mikrokristalline Suspension (☞ Tab. 2.3)
- Kombinationspräparat (Lokalanästhetikum/Kortikoidsuspension, ☞ Kap. 2.1.4., Abschn. "Kombinationspräparate") evtl. bevorzugen
- Lokalanästhetika, z.B.
  - 10 ml 1 %iges Mepivacain® bzw.
  - 1 %ige Xylocain-haltige Lösung

Vorsichtsmaßnahmen/Hinweise

- Manche Autoren empfehlen die Injektion unter Durchleuchtung, um eine genaue Platzierung zu erreichen. Der Autor macht dies nur bei adipösen Patienten
- Viele Therapeuten wählen bei gleicher Indikation die peridurale oder intrathekale Injektion in den Wirbelkanal; diese Techniken bergen eine große Gefahr der Injektion in den Subarachnoidalraum ohne eine sicher bessere therapeutische Wirksamkeit
- Bei anatomischen Besonderheiten kann die Injektion in den Hiatus sacralis unmöglich sein, weshalb eine vorhergehende Röntgendarstellung sinnvoll ist!
- Sehr selten (< 4 %) versehentliche intravaskuläre Injektion
- Sehr selten passagere Sensibilitätsstörungen bei Verwendung von Kombinationspräparaten (Kortikoid mit Lokalanästhetika), Auslösung von Horner-Syndrom nach wiederholter epiduraler Therapie beschrieben (nach Hogagard et al., 83b)
- Selten Auftreten eines leichten Kopfschmerzes nach dem Eingriff, welcher ohne Therapie verschwindet

- Versehentliche Injektion in Muskelgewebe oder Faszieng ewebe ist bei normaler Anatomie extrem selten (nach Stitz et al., 155)

5.19. Infiltration - Rheumaknoten

Voruntersuchungen

- Evtl. Arthrosonographie (7,5 bzw. 10 MHz)
  - Linearer Schallkopf

Indikationen

	Krankheit	Auslöser
Rheumatologie	Rheumatoide Arthritis, Systemischer Lupus erythematodes	Subkutane Knotenbildungen, meistens im Bereich von Druckstellen (Streckseiten der Unterarme, Tibiakante, Hinterkopf, bei bettlägerigen Patienten im Bereich des Os sacrum) entsprechend einer vaskulitischen Veränderung des gefäßführenden Bindegewebes

Vorgehensweise

■ **Patientenlagerung**

Je nach Lokalisation entsprechende Lagerung, so dass Rheumaknoten frei zugänglich.

■ **Arztstellung**

Sitzend neben dem Patienten.

■ **Injektionsort/Lokalisation**

Mittig in den Rheumaknoten.

■ **Punktionsvorgang** (☞ Abb. 5.19)

Im 90°-Winkel zum Rheumaknoten einstechen und langsam gegen Widerstand injizieren.

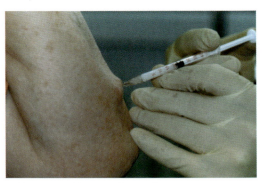

Abb. 5.19: Infiltration Rheumaknoten am Unterarm.

■ **Kanülengröße**

- Bei kleinen Rheumaknoten:
  - Nr. 18 (brauner Konus): 0,45 x 25 mm, 26G
- Bei großen Rheumaknoten:
  - Nr. 16 (blauer Konus): 0,60 x 25 mm, 23G

■ **Injektionstiefe**

Je nach Knotendicke 1-2 cm.

■ **Injektionsmenge**

1 bis maximal 2 ml.

■ **Medikation**

- Kortikoide: Mikrokristalline Suspension (☞ Tab. 2.3)
- Bei schmerzhaften Rheumaknoten Kombinationspräparat (Lokalanästhetikum/Kortikoidsuspension, ☞ Kap. 2.1.4., Abschn. "Kombinationspräparate") evtl. bevorzugen

Vorsichtsmaßnahmen/Hinweise

Eine epidermale oder subkutane Injektion in Hautstrukturen im Bereich des Rheumaknotens ist zu vermeiden wegen der Gefahr der Fett- und Hautatrophie.

Literatur

6. Literatur

1. Adams ME, Lussier AJ, Peyron JG A risk-benefit assessment of injections of hyaluronan and its derivatives in the treatment of osteoarthritis of the knee. Drug Safety 23 (2000): 463-465.

1a. Ahern MJ, Campbell DG, Weedon H, Papangelis V, Smith MD: Effect of inra-articular infliximab on synovial membrane pathology in a patient with a seronegative spondyloarthropathy. Ann Rheum Dis 67 (2008): 1339-1342.

1b. Althoff J, Eisenhart-Rothe Bv: Untersuchungen verschiedener Kortikoid-Kristallsuspensionen unter dem Rasterelektronenmikroskop. Therapiewoche 41 (1991): 889-894.

1c. Allen RC, Gross KR, Laxer RM, Malleson PN, Beauchamp RD, Petty RE.: Intra-articular triamcinolone hexacetonide in the management of chronic arthritis in children. Arthritis Rheum. 29 (1986): 997-1001.

1d. American College of Rheumatology Subcommittee on Osteoarthritis Guidelines. Recommendations for the medical management of osteoarthritis of the hip and knee. Arthritis Rheum. 43/9(2000):1905-1915.

1e. American College of Rheumatology Subcommittee on Rheumatoid Arthritis Guidelines. Guidelines for the management of rheumatoid arthritis: 2002 Update. Arthritis Rheum. Feb;46/2(2002): 328-346.

1f. AMWF online - Leitlinien der Deutschen Gesellschaft für Orthopädie und Traumatologie (DGOT) und des Berufsverbandes der Ärzte für Orthopädie (BVO) Empfehlung des deutschsprachigen Arbeitskreises für Krankenhaushygiene: Intraartikuläre Punktionen und Injektionen: awmf@uni-düsseldorf.de.

2. Anastassiades TP, Dwosh ID, Ford PM: Intra-articular steroid injections: a benefit or a hazard? CMA Journal 122 (1980): 389-390.

2a. Antoniadis G, Scheglmann K: Hinteres Tarsaltunnelsyndrom. Dtsch Ärztebl 205(2008): 776-781.

3. Andrews GA, Root SW, Kniseley RM: Metabolism and distribution of colloidal 198Au injected into serous cavities of effusion associated with malignant neoplasms. Cancer 6 (1952): 294-302.

4. Ansell BM, Crook A, Mallard JR, Bywaters EGL: Evaluation of intra-articular colloidal gold Au198 in the treatment of persistent knee effusions. Ann Rheum Dis 22 (1963): 435.

4a. Arend WP, Malyak M, Guthridge CJ, Gabay C Interleukin-1 receptor antagonist: role in biology. Annu Rev Immunol 16 (1998): 27-55.

5. Armstrong RW, Bolding F: Septic arthritis after arthroscopy: the contributing roles of intra-articular steroids and environmental factor. Am J Infect Control 22/1 (1994): 16-18.

5a. Arnold I: Die intraartikuläre Therapie der Arthrose mit Hyaluronsäure. Stellenwert 2007. Arthritis + rheuma 4(2007): 225-231.

5b. Arnold I: Intraartikuläre Injektionen von Corticosteroiden – Contra. Dtsch Med Wochenschr 131(2006): 2287.

5c. Arnold W Fullerton DS, May CS: Viscosupplementation: managed care issues for osteoarthritis of the knee. J Manag Care Pharm 5(13)(2007): 3-19.

5d. Asavatanabodee P, Sholter D, Davis P: Yttrium-90 radiochemical synovectomy in chronic knee synovitis: a one year retrospective review of 133 treatment interventions. J Rheumatol. 24 (1997): 639-642.

6. Arznei-Telegramm 6/98: Hyaluronat: Medizinprodukt Synvisc versus Arzneimittel Hyalart. Arzneitelegramm 6 (1998): 58.

6a. Badois F: Vois d'infiltration du poignet et de la main. Rev Rheum 68 (2001): 304-308.

6b. Bagga H : Long term effects of intraarticular Hyaluronan on synovial fluid in osteoarthritis of the knee. J Rheumatol 33(2006): 946-950.

6c. Bain LS, Balch HW, Wetherly JM, Yeadon A: intra-articular triamcinolone hexacetonide: double-blind comparison with methylprednisolone. Br J Clin Pract. 26(1972): 559-561.

6d. Bajer D: Eigenblutrezeptur Orthokin bei Arthrose und Rückenschmerzen? Korrespondez Arznei-telegramm Jg. 36 Nr. 10 (2005): 89-90.

7. Baker DG, Schumacher HR: Acute monarthritis. New Engl J Med 329 (1993): 1013-1020.

8. Balazs EA, Denlinger JL: Viscosupplementation: A new concept in the treatment of osteoarthritis. J Rheumatol 20/Suppl. 39 (1993): 3-9.

9. Balazs EA: Physical chemistry of hyaluronic acid. Fed Proc 17 (1958): 1086-1093.

10. Balazs EA: Viscoelastic properties of hyaluronic acid and biological lubrication. Univ Mich Med Ctr J 1968 (Suppl.): 255-259.

11. Balfour JA, Benfield P: Rimexolone. Biodrugs 7 (1997): 158-163.

11a. Balogh Z, Ruzsonyi E: Triamcinolone hexacetonide versus betamethasone. A double-blind comparative study of the long-term effects of intra-articular steroids in patients with juvenile chronic arthritis. Scand J Rheumatol Suppl. 67 (1987):80-82.

12. Bandilla K: Radionuklidbehandlung von Gelenkerkrankungen. Nuklearmediziner 2 (1979): 292-299.

13. Barnes TJ, Adcock J: Anti-inflammatory actions of steroids: molecular mechanisms. Trends Pharmacol Sci 14 (1993): 436-441.

13a. Beandet F, Dixon StJ: Posterior subtalar joint synoviography and corticosteroid injection in rheumatoid arthritis. Ann Rheum Dis 40 (1981): 132-135.

14. Beissert S, Presser D, Ruetter A, Metze D, Luger T, Schwarz T: Embolia cutis medicamentosa (Nicolau syndrome) after intra-articular injection. Hautarzt 50 (1999): 214-226.

14a. Bellamy N, Campbell J, Wells G: Viscosupplementation for the treatment of osteoarthritis of the knee. Cochrane Database Syst Rev 2005; Issue 2 ArtNo: CD005321.D01:10.1002/14651858.

14b. Bellamy N, Campbell J, Wells G: Intraarticular corticosteroid for treatment of osteoarthritis of the knee. Cochrane Database Syst Rev 2(2006): CD 005328.

14c. Belo JN, Berger MY, Bierma-Zeinstra SM: Prognostic factors of progression of osteoarthritis of the knee: a systematic review of observational studies. Arthritis Rheum 2(15)(2007): 13-26.

15. Benson HT: Epidural steroid injections for low back pain and lumbosacral radiculopathy. Pain 24 (1986): 277-295.

15a: Bernardeau C, Bucki B, Lioté F: Acute arthritis after intra-articular hyaluronate injection: onset of effusions without crystal. Ann Rheum Dis 60 (2001): 518-520.

16. Bernau A, Heeg P, Rompe G, Rudolph H: Intraartikuläre Punktionen und Injektionen. Dtsch Ärztebl 96 (1999): Heft 28-29: B-1528-30.

17. Bernau A, Köpcke W: Feldstudie intraartikuläre Injektionen. Resultate - Praxis-Konsequenzen. Orthop Praxis 23 (1987): 364-385.

18. Bernau A, Rompe G, Rudolph H, Werner HP: Intraartikuläre Injektionen und Punktionen. Dtsch Ärztebl 85 (1998): 74-76.

19. Bernau A: Therapie des arthrotischen Reizknies. Orthop Praxis 23 (1987): 746-761.

20. Biersack HJ, Hotze AL: Radionuklid-Therapie. Dtsch Ärztebl 90 (1993): 1232-1235

20a. Bijlsma JWF, Hoes JN, van Everdingen AA: Are glucocorticoids DMARDs. Ann NY Acad Sci 2069(2006): 268-274.

20b. Bijlsma JWF, Buttgereit F, Jacobs JWG: Systemic and intra-articular glucocorticoids in rheumatoid athtritis. In: Firestein GS, Panayi GS, Wollheim FA(eds.) Rheumatoid Arthritis, Oxford University Press 2006): 337-354.

21. Bird HA: intra-articular and intralesional therapy. In Klippel JH (ed.): Rheumatology, Mosby, St. Louis 1994.

22. Bliddal H: Placement of intra-articular injections verified by mini air-arthrography. Ann Rheum Dis 58 (1999): 641-643.

22a. Bird HA, Ring EF, Daniel R, Bacon PA: Comparison of intra-articular methotrexate with intra-articular triamcinolone hexacetonide by thermography. Curr Med Res Opin. 5 (1977):141-6.

22b. Blyth T, Hunter JA, Stirling A: Pain relief in the rheumatoid knee after steroid injection. A single-blind comparison of hydrocortisone succinate, and triamcinolone acetonide or hexacetonide. Br J Rheumatol. 33 (1994): 461-463.

23. Blythe TJA, Hunter A, Stirling A: How long will intra-articular steroids relieve knee pain in rheumatoid arthritis. A single blind comparison of hydrocortisone and triamcinolone preparations. Scan J Rheumatol Suppl 93 (1992): 67.

23a. Bokarewa M, Tarkowski A: Local infusion of infliximab for the treatment of acute joint inflammation. Ann Rheum Dis. 62 (2003): 783-784.

23b. Bellamy N, Campbell J, Robinson V, Gee T, Bourne R, Wells g: Intra-articular corticosteroid for treatment or osteoarthritis of the knee. Cochrane Database of Systematic Reviews 2006, Issue 2. Art. No.: CD005328.DOI: 10.1002/14651858.CD005328.pub2.

23c. Breit W, Frosch M, Meyer U, Heinecke A, Ganser G: A subgroup-specific evaluation of the efficacy of intra-articular triamcinolone hexacetonide in juvenile chronic arthritis. J Rheumatol 27 (2000): 2696-2702.

23d. Bresnihan B, Alvaro-Garcia JM, Cobby M: Treatment of rheumatoid arthritis with recombinant human Interleukin-1 receptor antagonist. Arthritis Rheum 41 (1999): 2196-2204.

23e Buchibinder R, green S, Youd JM: Corticoid injections for shoulder pain. Cochrane Database of Systematic Reviews 2003, Issue 1. Art. No.: CD004016, DOI: 10.102/14651858.CD004016.

24. Brunner U, Gensthaler B: Rimexolon, Zaleplon und Moroctocog alpha: Pharm Z 144 (1999): 2122-2123.

25. Buyon JP, Yason M, Lockshin MD: First international Conference on rheumatic diseases in pregnancy. Arthritis Rheum 36 (1993): 59-64.

25a.Buttgereit F. Grundlagen der Glucocorticoidwirkungen im Gelenk. Z Rheumatologie 61(2002) supp. 1: E 45.

25b. Buttgereit f, Burmester G, Bijlsma JW, Kommissionpharmakotherapie der DGRh: Krankheitsmodifizierende Effekte bei der rheumatoiden Arthritis durch Glukokortikoide. Z Rheumatol 66(2007): 522-524.

26. Caldwell JR: intra-articular corticosteroids, guide to selection and indications for use. Drugs 52 (1996): 597.514.

26a. Campbell J, Bellamy N, Gee T: Differences between systematic reviews/meta-analyses of hyaluronic acid/hyaluronan/hylan in osteoarthritis of the knee. Osteoarthritis Cartilage 4(19)(2007: 11-18.

27. Cannas M, Beltrami V, Lamberti L et al: Cytogenic study on the circulating lymphocytes of rheumatoid arthritis patients treated with yttrium-90. Med Sci Res 22 (1994): 133-135.

27a. Centeno LM, Moore ME: Preferred intra-articular corticosteroids and associated practice: a survey of members of the American College of Rheumatology. Arthritis Care Res. 7 (1994): 151-155.

27b. Cantor JO, Nadkarni PP,: Hyaluronan: the Jekyll and Hyde molecule. Inflamm Allergy Drug Targets 12(5)(2006): 257-260.

28. Chakravarty K, Pharoah PG, Lim K, Schott DG: Intra-articular steroid for knee synovitis: To rest or not to rest. Br J Rheumatol 31 Suppl 2 (1992): 81.

29. Clark JE, Lee HJ: Local injections of corticosteroids. Current Therapeutic Research 32 (1982): 761-782.

29a. Clegg DO, Reda DJ, Harris CL, Klein MA et al: Glucosamine, chondroitin sulfate, and the two in combination for painful knee osteoarthritis. N Engl J Med 354 (2006): 795-808.

30. Clunie GPR, Wilkinson ID, Hall Craggs MA, Paley MN, Edwards JC W: Changes in articular synovial lining volume measured by quantitative magnetic resonance in a randomised controlled trial of intra-articular therapy for chronic synovitis. Arthritis Rheum 41 (1993): 51.

30b. Cohen AS, Goldenberg D: Synovial fluid. In Cohen AS: Laboratory Diagnostic Procedures in the rheumatic Diseases. 3rd ed. Grune + Stratton, London 1985: 1-54.

30c. Cohen S, Iturd J, Cush JJ, Schiff MH et al.: Treatment of rheumatoid arthritis with anakinra in combination with methotrexate. Submitted to Arthritis Rheum 2001

31. Committee on safety of medicines/Medicines control agency: systemic corticosteroids in pregnancy and lactation. Curr prob/Pharmacovig 24 (1998): 9.

32. Conaghan PG, Wakefield RJ, O`Connr P, Gibbon W, Proudman S, Brown C, McGonagle D, Green MJ, Emery P: IA Corticosteroids prevent progression of erosions in MTX treated early RA - an MRI/HRUS study. Arthritis Rheum 41, Suppl (1998): 238.

32a. Conti F, Ceccarelli F, Prior R et al: Intraarticular infliximab in patients with rheumatoid arthritis and psoriatic arthritis with monarthritis resistant to local glucocorticoids. clinical efficacy extended to patients on systemic anti-tumor necrosis factor-slpha. Ann Rheum Dis 67/12 (2008): 17871790.

33. Creamer P, Hunt M, Dieppe P: Pain mechanisms in osteoarthritis of the knee: Effect of intra-articular anesthetic J Rheumatology 23 (1996): 1031-1036.

33a. Creamer P, Keen M, Zananiri F, Waterton JC, Maciewicz RA, Oliver C, Dieppe P, Watt I: Quantitative magnetic resonance imaging of the knee: a method of measuring response to intraarticular treatments. Ann Rheum Dis. 56 (1997): 378-381.

34. Creamer P, Sharif M, George E: Intra-articular hyaluronic acid in osteoarthritis of the knee: An investigation into mechanisms of action. Osteoarthritis and Cartilage (1994): 133-140.

35. Creamer P: Intra-articular corticosteroid injections in osteoarthritis: do they work and if so, how? Ann Rheum Dis 56 (1997): 634-636.

36. Cunningham GR, Goodzieher JW, De la Pena A et al: The mechanism of ovulation inhibition by triamcinolone acetonide. J Clin Endocrinol Metab 46 (1978): 8-14.

37. Dammers JWHH, Veering MM, Vermeulen M: Injection with methylprednisolone proximal to the carpal tunnel: randomized double blind trial. Br Med J 319 (1999): 884-886.

38. Daragon A, Vittecog O, Le Loet X: Visual hallucinations induced by intra-articular injections of steroid (letter). J Rheumatol 24 (1997): 411.

38a. Dargan SK: Temporomandibular joint osteo-arthritis histopathology study of the effects of intra-articular injection of triamcinolone acetonide. Saudi Med J 22 (2001): 180.

39. Delbarre F: La Synoviorthese. Rev Rheum 35 (1968): 1-5.

39a. Dent PB, Walker N: Intra-articular corticosteroids in the treatment of juvenile rheumatoid arthritis. Curr Opin Rheumatol. 10 (1998): 475-480.

40. Derendorf H, Möllmann HW, Barth J: Pharmakokinetik von intraartikulär applizierten Glukokortikoiden. Akt Rheumatol 15 (1990): 145-153.

41. Derendorf H, Möllmann H, Voortman G, Ouweland FA, Levinus BA, van de Putte A, Gevers G, Dequeker J, van Vliet-Daskalopoulou E: Pharmacokinetics of rimexolone after intraarticular administration. J Clin Pharmacol 30 (1990): 476-479.

41a. Deutsche Gesellschaft für Orthopädie und orthopädische Traumatologie und Berufsverband für Orthopädie (Hrsg.) Leitlinien der Orthopädie. Dt Ärzte-Verlag, Köln. AWMF-Leitlinien-Register-Nr.: 029/006. 1999: 135-ff.

42. Dieppe P, Swan A: Identification of crystals in synovial fluid. Ann Rheuma Dis 58 (1999): 261-263.

43. Dippon M, Fischer U, Dreher R: Intraartikuläre Glukokortikoid-Injektionen bei cP-Kniegelenken: Unspezifische Antiphlogistik und Nebennierenrindensupression. Z Rheumatol 52 (1993): 41.

43a. Divine JG, Bohdanna TZ, Hewett TE: Viscosupplementation for knee osteoarthritis. A systematic review. Clin Orthop 455(2006):257-260.

44. Dixon ASt, Graber J: Lokal injection therapy in rheumatic dieseases. Basle: EULAR Publishers 1989.

44a. O'Gradaigh D, Merry P: Corticosteroid injection for the treatment of carpal tunnel syndrome. Ann Rheum Dis 59 (2000): 918-919.

45. Doherty M, Hazleman BL, Hutton CW, Maddison PJ, Perry JO: Rheumatology examination and injection techniques. WB Saunders Ltd. (1993): 121-127.

45a. Duncan MR, Crosbie D, Hunter JA: Audit of intra-articular (i.a.) rifampicin 600 mg and triamcinolone hexacetonide 20 mg (TH) in inflammatory arthritis of the knee. Rheumatol 39. Abstract Suppl. (2000): 47.

45b. Durk H, Kotter I, Saal JG: Intra-articular methotrexate in corticosteroid resistant monoarthritis. Arthritis Rheum 37 Suppl (1994): 554.

45c. Dziurla R, Buttgereit F: Glukokortikoide in der Rheumatologie. Z Rheumatol. 7 (2008): 583-591.

46. Edmonds J, Smyrt R, Laurent R: A comparative study of the safety and efficacy of Dysprosium-165 Hydroxide Macro-Aggregate and Yttrium-90 Silicate Colloid in radiation synovectomy - a multicentre double blind clinical trial. Br J Rheumatol 33 (1994): 947-953.

47. Eustace JA, Brophy DP, Gibuey RP et al: Comparison of the accuracy of steroid placement with clinical outcome in patients with shoulder symptoms. Ann Rheum Dis 56 (1997): 59-63.

47a Farahati J, Reineers C, Fischer M et al: leitlinie für die Radiosynoviorthese. Nuklearmedizin 38 (1999): 254-255.

48. Fernandez C, Noguera R, Gonzalez JA, Pascual E: Treatment of acute attacks of gout with a small dose of intra-articular triamcinolone acetonide. J Rheumatol 26: 10 (1999): 2285-2286.

49. Firestein GS, Paine MM, Littmann BH: Gene expression (collagenase, tissue inhibitor of metalloproteinase, complement and HLA-DR) in rheumatoid arthritis and osteoarthritis synovium: quantitative analysis and effect of intra-articular corticosteroids. Arthritis Rheum 34 (1991): 1094-1095.

50. Förster KK, Bach GC, Müller-Fasbender HR: Medikamentöse Therapie degenerativer Gelenkerkrankungen. Arthritis + Rheuma 20 (2000= Sonderausgabe: 29-39.

51. Fox PK et al: The biological properties of Org 6216, a new type of steroid with a selective local anti-inflammtory action. Drugs Fut (1977): 695.

52. Fraunke C: Stellenwert der Radiosynoviorthese in Rheumatologie and Orthopädie. Schweiz Med Wochenschr 130 (2000): 77-83.

52a. Fredberg U, Hansen G, Bolvig L: Placement of intraarticular injections verified by ultrasonography and injected air as contrast medium. Ann Rheum Dis 52 (2000): 542.

52b. Friedmann DM, Moore ME: The efficacy of intra-articular steroids in osteoarthritis: a double-blind study. J Rheumatol 7 (1980): 850-856.

53. Gaffney K, Ledinham J, Perry JD: intra-articular triamcinolone hexacetonide in knee osteoarthritis: facts influencing the clinical response. Ann Rheuma Dis 54 (1995): 379-381.

53a. Gao IK, Leins C, Bohlen H, Heilig B, Lemmel EM: Inhibition of interleukin-8 synthesis by intra-articular methotrexate therapy in patients with rheumatoid arthritis. Z Rheumatol. 57 (1998): 95-100.

53b. Garcia-Consuegra Molinez J, Merino Munoz R, Martin Ancel A: Esteroides intra-articulares en la artritis crónica juvenil. An Esp Pediatr 39 (1993): 435-437.

53c. Genti G, Balint G, Foris E, Eiben A, Apathy A, Penczner G: A controlled study of epidural injections of betamethason in the management of acute radicular pain. J Rheumatol 25 Suppl. 52 (1998): 10.

53d. Gerloni V, Bergomi P, Gattinara M, Beltrametti P, Fantini F,: Comparison of triamcinolone hexacetonide and triamcinolone acetonide in oligoarticular juvenile idiopathic arthritis. Rheumatology 42 (2003): 1254-1255.

53e. Gächter A: Der Gelenkinfekt. Inform Arzt 6 (1985): 35-43.

54. Gerber LH: Psoriatic arthritis: pharmacologic, surgical, and rehabilitative management In: Gerber LH, Espinoza LR (ed.): Psoriatic arthritis. Grune and Straton, Orlando 1985.

55. Gevers G, Dequeker M, van Holsbeeck E, van Vliet-Daskalopoulou E: A high dose (up to 200 mg) tolerance and efficacy study of intra-articular rimexolone (Org 6216) in rheumatoid synovitis of the knee. Clin Rheum 13 (1994): 103-109.

56. Goebel D, Gräz S, von Rothkirch T, Becker W: Chronische Polyarthritis und Radiosynoviorthese: Eine prospektive, kontrollierte Studie der Injektionstherapie mit Erbium-169 und Rhenium-186. Z Rheumatol 56 (1997): 207-213.

57. Goebel D: Systemic effects of open and arthroscopic articulosynovectomy compared to radiosynoviorthesis in patients with rheumatoid arthritis (letter) Rheumatol 36/3 (1996): 402-403.

58. Goebel KM, Storck U: Effect of intra-articular orgotein versus corticosteroid on rheumatoid arthritis of the knees. Am J Med 74 (1983): 124-126.

59. Gordon MM, Blyth T, Hunter JA: A comparison of glenohumeral injections of triamcinolone hexacetonide (TH) in painful rheumatoid schoulder (abstract) Br J Rheumatol 35 Suppl 1 (1995): 78.

60. Gray RG, Gottlieb NL: Intra-articular corticosteroids - an update assessment Clinical Orthopedics and Related Research 177 (1983): 235-264.

60a. Green M, Marzo Ortega H, Wakefield RJ, Proudman S, Conaghan PG: 12 month outcome in 2 cohorts of oligoarthritis patients treated with a protocol of i.a. corticosteroids to all clinically acute joints. Arthritis Rheum 43 (2000): 297.

60b. Grigor C, Capell H, Stirling A, McMahon AD, Loch P, Allance R, Kincaid W, Porter D : Effect of a treatment strategy of tight controll for rheumatoid arthritis((the TICORA study) : a single-blinde, randomised control trial. Lancet 364(9430) (2004): 263.269.

61. Grillet B, Dequeker J: intra-articular steroid injection. A risk-benefit assessment. Drug Safety 5 (1990): 205-211.

61a. Guidolin DD, Ronchetti IP, Friziero L: Morphological analysis of articular cartilage biopsies from a randomized, clinical study comparing the effects of 500-730 kDa sodium hyaluronate and methylprednisolone acetate on primary osteoarthritis of the knee. Osteoarthritis Cartilage 5(9)(2001: 371-381.

62. Gumpel JM: Gelenkverödung: blutig oder unblutig? Therapiewoche 29 (1979): 486-490.

63. Günadydin I, Pereira PL et al: Magnetic resonance imaging guided corticossteroid injection of the sacroiliac joints in patients with therapy resistant spondylarthopathy: a pilot study. J Rheumatol 27 (2000): 424-428.

64. Gutierrey-Urena S, Ramos-Remus C: Persistent hiccups associated with intra-articular corticosteroid injection (letter). Rheumatol 26 (1999): 760.

64a. Habib GS, Bashir M, Jabbour A: Increased blood glucose levels following intra-articular injection of methylprednisolone acetate in patients with controlled diabetes and symptomatic osteoarthritis of the knee. Ann Rheum Dis 67 (2008):1790-1792.

65. Hagena FW: Die Radiosynoviorthese mit Yttrium 90 am Kniegelenk bei chronischer Polyarthritis. Fortschr Med 100 (1982): 36.

66. Hall GH, Jones BJ, Head AC, Jones VE: Intra-articular methotrexate. Ann Rheum Dis 37 (1978): 351-356.

67. Hammer M: Klinische Wertigkeit der Chemosynoviorthese. Z Rheumatol 59,Suppl. 3 (2000): III/2.

68. Hanly JG, Mitchell M, MacMillan L, Mosher D, Sutton E: Efficacy of sacroiliac corticosteroid injections in patients with inflammatory spondylarthopathy: Results of a six month study. Arthritis Rheum 41 Suppl. S111 (1998): 20.

68a. Hantke B, Hatz HJ, Bahn D: Wirkdauer und Verträglichkeit von Rimexolon (Rimexel*) bei Patienten mit rheumatoider Arthritis (RA) bzw. entzündlich-aktivierter Arthrose (OA) des Kniegelenkes - Gemeinsame Auswertung zweier Anwendungsbeobachtungen. Sport-Orthopädie Sport-Traumatologie 19/4 (2003): 303-306

68b. Hasso N, Maddison PJ, Breslin A: Intra-articular methotrexate in knee synovitis. Rheumatology (Oxford). 43 (2004): 779-782.

69. Hatz HJ, Kaiser H: Punktionen und Injektionen in der Rheumatologie. Enke Verlag Stuttgart 1996.

70. Hatz,HJ: Aktuelle Aspekte der intraartikulären Therapie mit Glukokortikosteroiden. Z Rheumatol 59, Suppl. 3 (2000): III/22.

71. Hatz HJ: Aktueller Stand der Cortisontherapie in der Erwachsenenrheumatologie. Arthritis Rheuma 19 (2000): 242-254.

72. Hatz HJ: Glucocorticoide: Immunologische Grundlagen, Pharmakologie und Therapierichtlinien. Med. Wiss. Verlag Stuttgart 2. Auflage (2005).

73. Hatz HJ (unter Mitarbeit Stahl HD) : Injektionstechniken in Rheumatologie, Orthopädie und Sportmedizin. Hartmann Verlag, Heßdorf-Klebheim 2000.

74. Hatz HJ: Moderne intraartikuläre Glucocorticoidtherapie. Arzt und Krankenhaus 10 (1997): 297-301.

75. Hatz HJ: Wirkdauer intraartikulärer Glukokortikoidinjektionen. Bay Int 18 (1998): 353-356.

75a. Hatz HJ: Praktische Rheumatologie - Diagnosestellung und Therapierichtlinien für den klinischen und praxisnahen Alltag. Wissenschaftliche Verlagsgesellschaft mbH, Stuttgart 2005

75b. Hatz, HJ: Rheumatologie to go. Wissenschaftliche Verlagsgesellschaft mbH, Stuttgart, 2007.

76. Hay EM, Paterson S, Lewis M, Croft PR: A randomised placebo controlled trial of local steroid injection and nonsteroidal anti-inflammatory tablets for the treatment of lateral epicondylitis in primary care. Arthritis Rheum 41, Suppl (1998): 93.

77. Heuck C, Wolthers OD, Herlin R: Growth-suppressive effect of intra-articular glucocorticoids detected by knemometry. Horm Res 52 (1999): 95-96.

78. Hench PS et al: The effect of a hormone of the adrenal cortex (17-hydroxy-11-dehydrocorticosterone, Compound E) and of the pituitary adrenocorticotropine hormone on rheumatoid arthritis. Proc Staff Meet Mayo Clin 24 (1949): 181-197.

79. Hepp WR: Entzündungen nach intraartikulären Injektionen und Punktionen. Eine multizentrische retrospektive Therapiestudie. Orthop Praxis 23 (1987): 355-363.

80. Herle A: Behandlungsstrategien bei Gelenkinfektionen nach intraartikulären Injektionen und Punktionen. Dt Ärztebl 34/35 (1987): 1145.

80a. Hertzberger-ten Cate R, de Vries-van der Vlugt BC, van Suijlekom-Smit LW, Cats A: Intra-articular steroids in pauciarticular juvenile chronic arthritis, type 1. Eur J Pediatr. 150 (1991): 170-172.

80b. Hetland ML, Stengaard-Pedersen K, Junker P: Aggressive combination therapy with intraarticular glucocorticoid injections and conventional DMARDs in early rheumatoid arthritis. Ann Rheum Dis 2007; epub ahead of print Sept 18,2007.

80c. Hetland ML et al: ACR 2004, Abstract 518.

80d. Hetland ML et al: Combination treatment with methotrexate, cyclosporine, and intraarticular betamethasone compared with methotrexate and intraarticular betamethasone in early active rheumatoid arthritis: an investigator-initiated, multicenter, randomized, double-blind, parallel-group, placebo-controlled study. Arthritis Rheum 54(2006): 1401-1409.

80e. Hetland ML, Stengaard-Pedersen K, Junker P et al: Aggressive combination therapy with intraarticular glucocorticoid injections and conventional DMARDs in early rheumatoid arthritis: second-year clinical and radiographic results from the CIMESTRA study. Ann Rheum Dis 67 (2003): 815-822.

80f. Heuft-Dorenbosch LLJ, de Vet HCW, van der Linden S: Yttrium radiosynoviorthesis in the treatment of knee arthritis in rheumatoid arthritis: a systematic review. Ann Rheum Dis 59 (2000): 583-586.

80g. Hötker U, Rehart S: Wirkungsnachweis von Chondroitinsulfat und Glucosamin bei Gonarthrose - eine Literaturübersicht. Arthritis + rheuma 4(2007): 233-236.

81. Hochaberg MC, Altman RD et al: Guidelines for the medical management of osteoarthritis. Arthritis Rheumatism 38 (1995): 1541-1546.

81a. Hochberg MC: Nutritional supplements for knee osteoarthritis- still no resolution. N Engl J Med 354 (2006): 858-860.

82. Hochhaus G, Möllmann HW: Binding affinites of reimexolone (ORG 6216), flunisolide and their putative metabolites for the glucocorticoid receptor of human synovial tissue. Agents and Actions 30 (1990): 377-380.

83. Hochhaus G, Möllmann H, Barth J: Glukokortikoide für den intraartikulären Einsatz: Pharmakodynamische Charakterisierung durch Rezeptorbindungsstudien. Akt Rheumatol 15 (1990): 66-69.

83a. Hogagard JT, Djurhuus H: Two cases of reiterated Horner´s syndrome after lumbar epidural block. Acta Anaesthesiol Scand 44 (2000): 1021-1023.

83b. Honkanen VE, Rautonen JK, Pelkonen PM: Intra-articular glucocorticoids in early juvenile chronic arthritis. Acta Paediatr. 82 (1993): 1072-1074.

84. Hollander JL, Brown EM jr, Jessar RA, Brown CY: Hydrocortisone and cortisone injected into arthritic joints. Comparative effects and use of hydrocortisone as a local antiarthritic agent. J Am Med Ass 147 (1951): 1629-1635.

85. Hollander JL: Arthrocentesis technique and intrasynovial therapy. In: McCarty DJ: Arthritis and allied conditions. 11th ed. Lea and Febiger, Philadelphia 1989.

86. Hollander JL: Intrasynovial corticosteroid therapy in arthritis. Md Med J 19 (1970): 62-66.

87. Hunter JA, Blyth HH: A risk-benefit assessment of intraarticular corticosteroids in rheumatic diseases. Drug Safety 215 (1999): 353-365.

88. Hunter JA: Rimexolone - a viewpoint by John A. Hunter. BioDrugs 2 (1997): 164-165.

88a. Huppertz HI, Pfuller H: Transient suppression of endogenous cortisol production after intra-articular steroid therapy for chronic arthritis in children. J Rheumatol. 24 (1997):1833-1837.

88b. Huppertz HI, Tschammler A, Horwitz AE, Schwab KO: intra-articular corticosteroids for chronic arthritis in children: efficacy and effects on cartilage and growth. J Pediatr. 127 (1995): 317-321.

89. Huskisson EC, Donnelly S: Hyaluronic acid in the treatment of osteoarthritis of the knee. Rheumatology 38 (1999): 602-607.

90. Huth F, Klein W: Punktionsdiagnostik von Gelenken. Ferdinand Enke Verlag, Stuttgart 1977.

91. Hyalart - Substitutionstherapeutikum Fachinformation Tropon-Werke, Stand: 15. Januar 1993.

91a. Itoigné R: Akute Nebenerkrankungen auf Penicillinpräparate. Acta Med Scand 171/2 (1962): 2101-2108

91b. Jacobs JW, van Everdingen AA, Verstappen SMM, Bijlsma JW: Follow-up radiographic data on patients with rheumatoid arthritis who participated in a two-year trial of prednisone therapy or placebo.Arthritis Rheum 54(2006): 1422-1428.

92. Jacobs LG, Barton MA, Wallace WA, Ferrousis J, Dunn NA, Bossingham DH: Intra-articular distension and steroids in the management of capsulitis of the shoulder. Brit Med J 302 (1991): 1498-1501.

92a. Jiang Y, Genant HK, Watt I, Cobby M, Bresnihan B, Aitchison R, McCabe D: A multicenter double-blind dose-ranging randomized placebo-controlled study of recombinant human interleukin-1 receptor antagonist in patients with rheumatoid arthritis: radiologic progression and correlation of Genant and Larsen scores. Arthritis Rheum 43 (2000):1001-1009.

92b. Job-Deslandre C, Menkes CJ: Complications of intraarticular injections of triamcinolone hexacetonide in chronic arthritis in children. Clin Exp Rheumatol. 8(1990):413-416.

93. Jones A, Regan M, Ledingham J, Pattrick M, Manhire A, Doherty M: Intra-articular steroids: How often do we get them into the joint and does it matter. Br J Rheumatol 32, Suppl 1 (1993): 49.

94. Jones A, Regan M, Ledingham J, Pattrick M, Manhire A, Doherty M: Importance of placement of intra-articular steroid injections. Brit Med J 307 (1993): 1329-1330.

95. Joosten LAB, Helsen MMA, van den Berg WB: Protective effect of rimexolone on cartilage damage in arthritic mice: A comparative study with triamcinolone hexacetonide. Agents and Actions 31 (1990): 135-142.

96. Kaiser H, Kley HK: Cortisontherapie. 11. Auflage. Thieme Verlag, Stuttgart 2002.

97. Kaiser H: Corticoide in der Rheumatherapie: Gestern - heute - morgen. Z Rheumatol 59 (2000): 75-85.

98. Kaiser H: European experience with intra-articular corticoid therapy. In: Balint G, Gömör GB, Hodinka L (Hrsg.): Rheumatology state of the art. Excerpta Medica Amsterdam 1992: 341-343.

99. Kaiser H: MEMO Rheumatologie: Enke, Stuttgart 1990: 50-51.

99a. Kamel M, Kotob HJ: High frequency ultrasonographic findings in plantar fasciitis and assessment of local steroid injection. Rheumatol 27 (2000): 2139-1241.

100. Kampen WU, Brenner W, Czech N, Henze E: Einsatz der Radiosynoviorthese bei entzündlich-rheumatischen Gelenkerkrankungen. Dtsch Med Wschr 126 (2001): 21-21.

101. Kendall PH: Triamcinolone hexacetonide: a new intraarticular steroidester with a longer effectiveness (abstract). Ann Phys Med 1 (1967): 55-58.

101a. Kellner W, Schattenkirchner M, Hahn K, Kellner H: MR-guided corticosteroid injection of the sacroiliacal joint in patients with seronegative spondylarthropathy. Arthritis Rheum 43 (2000): 103.

102. Ketterl R, Beckurts T, Machka K, Stübinger B, Claudi B: Wertigkeit verschiedener Antibiotika bei Knochen- und Gelenkinfektionen. Akt Chir 24 (1989): 1-7.

102a. Kirwan JR, Hickey SH, Hällgren R et al: The effect of therapeutic glucocorticoids on the adrenal response in a randomized controlled trial in patients with rheumatoid arthitis. Arhtitis and Rheumatism 54(2006): 1415.

102b. Kirwan J, Bijlsma JWF, Boers M, Shea B: Effects of glucocorticoids on radiological progression in rheumatoid arthritis. Cochrane Databa Syst Rev Jan 24(2007):1:CD006356.

103. Klett R, Puille M, Matter HP, Steiner D, Stürz D, Bauer R: Aktivitätstransport und Strahlenexposition durch die Radiosynoviorthese des Kniegelenkes: Einfluß unterschiedlicher Therapiemodalitäten. Z Rheumatol 58 (1999): 207-212.

104. Klippel JH: Rheumatology. Mosby, St. Louis 1994.

104a. Kobayakawa M, Rydholm U, Wingstrand H, Pettersson H, Lidgren L: Femoral head necrosis in juvenile chronic arthritis. Acta Orthop Scand. 60 (1989):164-9.

104b. Koch W: Indikationsstellung und Ergebnisse einer Radium-224 (Thorium-X)-Therapie der Spondylarthritis ankylopoetica (Sp. a.). Z Orthop 116 (1978): 608-616.

105. Koehler BE, Urowitz MB, Killinger DW: The systemic effects of intra-articular corticosteroid. J Rheumatol 1 (1974): 117-125.

105a: Kommission Pharmakotherapie: Stellungnahme der Deutschen Gesellschaft für Rheumatologie zur Therapie der ankyosierenden Spondylitis (AS) mit Radiumchlorid (224 Spondyl AT). Z Rheumatol 60 (2001): 84-87.

105b. Koski JM: Ultrasound guided injections in rheumatology. J Rheumatol. 27 (2000): 2131-2138.

105c. Krämer J, Blettner M, Hammer, GP: Bildgesteuerte Injektionstherapie an der Lendenwirbelsäule. Editorial Dtsch Ärztebl 105 (2008): 596-598.

106. Kreusch-Brinker R, Friedebold G: Indikationen, Technik und Gefahren der intraartikulären Injektionsbehandlung am Knie. Unfallchirurgie 13 (1987): 241-248.

106a. Krocker D, Matziolis G, Tuischer J, Funk J, Tohty S, Buttgereit F, Perka C: Die einmalige intraartikuläre Injektion eines synthestischen Hyaluronsäurepräparates reduziert arthroseasssoziierte Kniegelenkschmerzen. Z Rheumatol 65(2006): 327-331.

107. Kröger S, Klutmann S, Bohuslavizki KH, Clausen M: Radiosynoviorthese zur Therapie chronisch-entzündlicher Gelenkerkrankungen. Arthritis + Rheuma 19 (1999): 140-147.

108. Lane SE: Intra-articular corticosteroids in septic arthritis: beneficial or harmy. Rheumatol Int 18 (1999): 171-172.

109. Laroche M, Arlet J, Mazieres B: Osteonecrosis of the femoral and humeral heads after intra-articular corticosteroid injections. J Rheumatol 17 (1990): 549-551.

110. Larsson LG: Anaphylactic shock after i.a. administration of triamcinolone acetonide in a 35-year-old female. Scand J Rheumatol 18 (1989): 441-442.

111. Le Dantec L, Maury F, Flipo RM, Laskri S, Cortet B, Duquesney B., Delcambre B: Peripheral pyogenic arthritis. A study of one hundred seventy-nine cases. Rev Rheum Engl Ed. 63/2 (1996): 103-110.

112. Lewis AJ: The local anti-inflammatory activity of rimexolone (Org 6216) in fibrin-induced monoarticular arthritis and adjuvant-Induced arthritis. Agents and Actions (1980) Birkhäuser Verlag, Basel: 258-265.

113. Lussier A, Cividino AA, McFarlance CA, Wojciech P, Patashner WJ, de Medicis R: Reviskosierung mit Hylan zur Behandlung von Arthrose: Ergebnisse aus der klinischen Praxis in Kanada. J Rheumatol 23 (1996): 1579-1585.

113a. Lutze M, Stendel R, Vesper J, Brock: M: Periradicular therapy in lumbar radicular syndromes: methodology and results. Acta Neurochir (Wien) 139 (1997): 719-724.

114. Mace A, Vadas P, Pruzanski W: Anaphylactic shock induced by intra-articular injection of methylprednisolone acetate. J Rheumatol 24 (1997): 1191-1194.

114a. Maksymowych WP, Conner-Spady B, Grace MG, Jhangri GS, Lambert RGW: Corticosteroid injection in hip osteoarthritis: a randomized double-blind placebo-controlled trial. Arthritis Rheum 54 (2006): S674-S675.

114b. Martens PB: Bilateral symmetric inflammatory reaction to Hylan GF 20 Injection. Arthritis Rheum 44 (2000): 978-983.

114c. Marzo OH, Green MJ, Wakefield RJ, Burns S: Randomized controlled trial of intra-articular corticosteroids versus conservative treatment in management of new onset oligoarthritis. Arthritis Rheum 43 Suppl. (2000): 297.

115. McCarty DJ: Treatment of rheumatoid inflammation with triamcinolone hexacetonide. Arthritis Rheum 15 (1972): 157.

116. Meinecke B: Haftungskriterien für Injektionsschäden, Berichte aus der Rechtswissenschaft. Shaker Verlag 1997.

117. Meyer K, Palmer JW: The polysaccharide of the vitreous humour. J Biol Chem 107 (1934): 629-634.

117a. Modawal A, Ferrer M, Castle JA: Hyaluronic acid injections relieve knee pain. J Fam Pract 54(2005): 758-767.

118. Mödder G: Die Radiosynoviorthese. CIS Diagnostik, Dreieich 1995.

119. Mödder G: Nuklearmedizinische Therapie (Radiosynoviorthese) in Rheumatologie und Orthopädie. Der Nuklearmediziner 1/18 (1995): 5-30.

120. Mödder G: Radiosynoviorthese - was ist gesichert in der intraartikulären Therapie mit Radionukleotiden. Z Rheumatol 59, Suppl (2000): III/22.

121. Möllmann HW, Armbruster B, Barth J, Derendorf H, Flörke OW, Hochhaus G, Möllmann CR, Rohdewald P, Schmidt EW: Analyse von Form, Korngrößenverteilung und Aggregation der Kristalle in Glukokortikoid-Depotpräparaten. Akt Rheumatol 15 (1990): 101-124.

122. Möllmann HW, Barth J, Haack D, Grüner A, Stroband D, Gyselby G, Rohdewald P, Derendorf H: Vergleichende Untersuchungen zur Pharmakokinetik und Wirkdauer intraartikulär applizierter Glucocorticoid-Kristallsuspensionen. Akt Rheumatol 11 (1986): 55-60.

123. Müller W: Kortikosteroide in der Therapie rheumatischer Erkrankungen. Laborblätter 26 (1976): 25-34.

124. Müller W: Kortikosteroide in der Therapie rheumatischer Erkrankungen. Therapiewoche 31 (1981): 6258-6265.

124a. Mulcahy KA, Baxter AD, Oni OO, Finlay D: The value of shoulder distension arthrography with intra-articular injection of steroid and local anaesthetic: a follow-up study. Br J Radiol. 67 (1994): 263-266.

125. Nair SP, Willliams RJ, Henderson B: Advances in our understanding of the bone and joint pathology caused by Staphylococcus aureus infection. Rheumatology 39 (2000): 821-834.

126. Naredo E, Cabero F et al: Short-term efficacy of local injections of corticosteroids in periarticular lesions of the soulder diagnosed by high frequency ultrasonography. Arthritis Rheum 42,Suppl (1999): 341.

126a. Neidel J.: Die intraartikuläre Steroidtherapie bei entzündlichrheumatischen Krankheiten des Kindes- und Jugendalters. Orthopade. 31(2002): 1175-1178.

126b. Neidel J, Boehnke M, Kuster RM: The efficacy and safety of intra-articular corticosteroid therapy for coxitis in juvenile rheumatoid arthritis. Arthritis Rheum. 46 2002): 1620-1628.

127. Neustadt DH: intra-articular corticosteroids and other agents, aspiration techniques. In: Diagnosis and management of rheumatic diseases, Katz WA (editor) Second Edition. J.B. Lippincott, London, 1999: 812-825.

128. Nieuwenhuyse H, Lewis AJ: The persistence and effects of rimexolone in arthritic and normal rabbit knee joints. Drug Res 30 (1980): 1646-1649.

128a. Nikas SN, Temekonidis TI, Zikou AK, Argyropoulou MI, Efremidis S, Drosos AA: Treatment of resistant rheumatoid arthritis by intra-articular infliximab injections: a pilot study. Ann Rheum Dis. 63 (2004): 102-103.

128b Noack W.W: Hyaluronsärue in der Artjrosetherapie. Z Rheumatol 65(2006): 332-332.

129. Ostergaard M, Stoltenberg M, Gideon P et al: Effect of intraarticular osmic acid on synovial membrane volume and inflammation. Scand J Rheum 24 (1995): 5-12.

129a. Ottaviani RA, Wooley P, Markel DC: Inflammatory and immunological responses to hyaluronan preparations. J Bone Jt Surg Am 1(2007): 148-155.

130. Owen DS: Aspiration and injection of joints and soft tissues. In: Kelley WN, Harris ED, Ruddey S et al (editors). Textbook of rheumatology 5th ed. Philadelphia, Saunders 1997: 591-608.

130a. Padeh S, Passwell JH: intra-articular corticosteroid injection in the management of children with chronic arthritis. Arthritis Rheum. 41(1998): 1210-1214.

131. Pal B, Morris J: Perceived risks of joint infectioin following intraartiuclar corticosteroid injections: a survey of rheumatologists. Clin Rheumatol 18 (1999): 264-265.

132. Pal B, Nash J, Oppenheim B, Dean N, McFarlane L, Maxwell S: Is routine synovial fluid analysis necessary? Lessons and recommendations from an audit. Rheumatol Int 18 (1999): 181-182.

132a. Papavasilious AV, Isaac DL: Infection in knee replacements after previous injection of intra-articular steroid. J Bone Joint surg Br 88 (2006): 321-323.

133. Parlier-Cuau C, Wybier M, Nizard R, Champsaur P, Le Hir P, Laredo JD: Symptomatic lumbar facet joint synovial cysts: clinical assessment of facet joint steroid injection after 1 and 6 months and long-term follow-up in 30 patients. Radiology 210 (1999): 509-513.

134. Pascual E, Battle-Guadlda E et al: Synovial fluid analysis for diagnosis of intercritical gout. Ann Intern Med 13 (1999): 756-759.

134a. Pascual E, Doherty M: Aspiration of normal or asymptomatic pathological joints for diagnosis and research: indications, technique and success rate. Ann Rheum Dis. 68 (2009): 3-7.

135. Paukstadt W: Kalkdepots am Gelenk anstechen und ausspülen? MMW-Fortschr Med 40 (1999): 4-6.

135a. Peters-Veluthamaningal, Winters JC, Groenier KH, Meyboom-de Jong: corticosteroid injections effective for trigger finger in adults ingeneral practice: a double-blinded randomised placebo controlled trial. Ann rheum Dis 67 (2008): 1262-1266.

135b. Petty RE: The use of local corticosteroids in the management of juvenile arthritis and its complications. In: Won P, White PH, Anse BM, editors. Rheumatology update. Oxford Universitiy Press, Oxford. 1990: 85-89.

136. Plant MJ, Martin JC, Silverstone EJ, O`Sullivan M: Treatment of sciatica due to lumbar disc prolapse by steroid peridural injection under radiographic control and be chemonucleolysis. Arthritis Rheum 41 Suppl. (1998): 90.

136a. Plubel Y, Brocq O, Ziegler G, Euller-Ziegler L: Spondylodiscite infectieuse après infiltrations péridurales de prednisolone. La Presse Médicinale 27 (1998): 918.

137. Puttick MFE, Wade JP, Chalmers A, Connell DG, Rangno KK: Acute local reactions after intra-articular Hylan for osteoarthritis of the knee. J Rheumatol 22 (1995): 1311-1317.

138. Ravaud P, Moulinier L, Giraudeau B, Ayral X, Guerin C, Noel E, Thomas P, Fautrel B, Mazieres B, Dougados M: Effects of joint lavage and steroid injection in patients with osteoarthritis of the knee. Results of a randomized, placebo-controlled trial. Arthritis Rheum 41, Suppl. (1998): 198.

138a. Raynauld JP, Buckland-Wright C, Ward R, Choquette D et al: Safety and efficacy of long-term intra-articular steroid injektions in osteoarthritis of the knee: a randomized, double-blind, placebo-controlled trial. Arthritis Rheum 48 (2003): 370-377.

138b. Reiners C et al.: Auszug aus der Verordnung für die Umsetzung von EURATOM-Richtlinien zum Strahlenschutz. Der Nuklearmediziner 25 (2002): 26-76

139. Reeves KO, Hassanein K: Randomized prospective doubleblind placebo-controlled study of dextrose prolotherapy for knee osteoarthritis with or without ACL laxity. Altern Ther Health Med 6 (2000): 68-80.

139a. Rehart S: Intrartikuläre Injektion von Corticosteroiden-Pro. Dtsch Med Wochenschr 131 (2006): 2286.

140. Ryan MJ, Kavnagh R, Wall PG, Hazleman BL: Bacterial joint infections in England and Wales: Analysis of bacterial isolates over a four year period. Br J Rheumatol 36 (1997): 370-373.

141. Rooney M, Herve Somma C, Touzet P, Prierur AM: intraarticular steroid therapy in the treatment of hip disease in juvenile chronic arthritis (JCA). J Rheumatol 199 Suppl. 33 (1992): 113.

142. Rovetta G, Moneforter P: intra-articular injection of sodium hyaluronate plus steroid versus steroid in adhesive capsulitis of the shoulder. Int. J Tissue React 20/4 (1998): 125-130.

142a. Santangelo KS, Johnson AL, Berone A: Effects of hyaluronan treatment on lipopolysaccharid-challanged fibroblast-like synovial cells. Arthirtis Res Th 9(2007): 1-11.

143. Savaser AN, Hoffmann KT, Sörenson H, Banzer DH: Die Radiosynviorthese im Behandlungsplan chronischentzündlicher Gelenkerkrankungen. Z Rheumatol 58 (1999): 71-78.

143a. Schäfer V, Albert S: Abszesse, Knochen- und Weichteilinfektionen. SM Verlagsgesellschaft mbH, Wessobrunn (1999): 5-32.

143b. Schlesinger, Namoi: Intra-articular corticosteroids for gout. Cochrane Database of Systematic Reviews 2007, Issue 1. Ar. No. EOE9B53582E26AA200BF71AECABSEFO.htm.l

144. Schmid G, Better S, Göttmann D, Strecker EP: CT-guided epidural/peridural injections in painful disorders of the lumbar spine: short- and extended-term results. Cardiovas Intervent Radiol 22 (1999): 493-498.

144a. Schmidt WA, Backhaus M, Sattler H, Kellner H: Bildgebende Verfahren in der Rheumatologie: Sonographie bei rheumatoider Arthritis. Z Rheumatol. 62 (2003): 23-33.

145. Schweitzer DH, Le-Brun PPH, Krishnaswami S, Derendorf H: Clinical and pharmacological aspects of accidental triamcinolone acetonide overdosage: a case study. Netherlands J Med 56 (2000): 12-16.

146. Schmitt E, Rückbeil C: Long-term clinical investigation of patients with ankylosing spondylitis treated with 224-Ra. Health Phasics 44, Supplement No. 1 (1983): 197-202.

146a. Seidel " und die Kommission pharmakotherapie der DGRh: Radiosynoviorthese. Z Rheumatol 65(2006): 239-244.

146b. Seyfarth H: Erfahrungen mit der Therapie der Spondylitis ankylosans in der DDR unter Berücksichtigung der Radium-224-Therapie. Akt Rheumatol 12 (1987): 26-29.

147. Seror P, Pluvinage F, Lecoc d'Andre, Benamou P, Attuil G: Freuqency of sepsis after local corticosteroid injection (an inquiry on 1160000 injections in rheumatological practice in France). Rheumatology 38 (1999): 1272-1274.

148. Sheeran TP, Roobottom CA, Wanklyn PD: The effect of bed rest and intra-articular steroids on the acute phase response in rheumatoid arthritis. Clin Exp Rheumatol 11 (1993): 49-52.

149. Sherry DD, Stein LD, Reed AM et al: Prevention of leg length discrepancy in young children with pauciarticular juvenile rheumatoid arthritis by treatment with intra-articular steroids. Arthritis Rheum 42 (1999): 2330-2334.

150. Singer F: Topische Rheumatherapie. DIA-GM 2 (1994): 81-85.

150a. Smith MD, Wetherall M, Darby T, Esterman A et al: A randomized placebo-controlled trial of arthroscopic lavage versus lavage plus intra-articular corticosteroids in the management of symptomatic osteoarthritis of the knee. Rheumatology 42 (2003): 1477-1485.

150b. Stein A, Yassouridis A, Szopko C, Helmke K, Stein C: intra-articular morphine versus dexamethasone in chronic arthritis. Pain 83 (1999): 525-532.

151. Stein Ch, Comisel K, Haimerl E, Yassouridis A, Lehrberger K, Herz A, Peter K: Analgesic effect of intra-articular morphine after arthroscopic knee surgery. New Engl J Med 325 (1991): 1123-1126.

151a. Stille W, Simon C: Antibiotika in der Klinik. Schattauer Verlag (1997): 178-185

152. Stucki G, Bozzonie GP, Treuer E, Wassmer P, Felder M: Efficacy and safety of radiation synovectomy with Yttrium-90. A prospective long-term analysis of 164 applications in 82 patients. Br J Rheumatol 32 (1993): 383-386.

153. Scuccimarri E, Smith J, Gibbon M et al: Efficacy of intra-articular triamcinolone hexacetonide in a practice-based cohort of children with juvenile arthritis. J Rheumatol 26 (1999): 1629.

153a. Sparling M, Malleson P, Wood B, Petty R: Radiographic followup of joints injected with triamcinolone hexacetonide for the management of childhood arthritis. Arthritis Rheum. 33(1990): 821-826.

153a. Smith AG, Kosygan K, Hywel W, Newman RT: Common extensor tendon rupture following corticosteroid injection for lateral tendinosis of the elbow. Br J Sports Med 33 (1999): 423-425.

154. Stahl HD: Rimexolone - a new intra-articular glucocorticoid. Z Rheumatol 59, Suppl. 3 (2000): III/2.

155. Stitz MZ, Commer MM: Accuracy of blind versus fluoroscopically guided caudal epidural Injection. Spine 24 (1999): 1371-1376.

155a. Strobel M: Arthroskopische Chirurgie. Springer Verlag, Stuttgart (1998): 585-591.

155b. Stutz G, Gächter A: Diagnostik und Stadiengerechte Therapie von Gelenkinfekten. Arthroskopie 14 (2001): 18-22

155c. Stutz G, Küster MS, Kleinstück F: Arthroscopic management of septic arthritis: stages of infection and results. Knee Surg Sports Traumatol Arthros 8 (2000): 270-274.

156. Sykes HR, Eyes B, Williams E et al: The accuracy of blind intra-articular injections. B M J 307 (1993): 1392-1340.

157. Synvisc-Basisbroschüre: WSY1-GE-MS, Biomatrix, Inc. 1997.

158. Talke M, Krempien W, Bär Ch: Wirksamkeit und Verträglichkeit von Dexamethasonpalmitat i.a: Vergleich mit Dexamethason-Kristallsuspension im entzündlichen Schub. Akt Rheumatol 18 (1993): 104-111.

158a. Tandon OP, Kumar A, Dhar D, Battacharya A: Event-related evoted potential responses (P300) following epidural methylprednisolone therapy in chronic low back pain patients. Anesthesia 52 (1997): 1173-1176.

159. Taylor HG, Fowler PD, Dawes PT: intra-articular steroids: Confounder of clinical trials. Clin Rheumatol 10 (1992): 38-42.

159a. Taylor WJ, Corkill MM, Rajapaske CN: A retrospective review of yttrium-90 synovectomy in the treatment of knee arthritis. Br J Rheumatol. 36(1997): 1100-1105.

159b. Tehranzadeh F, Booy F, Root J: Cartilage metabolism in osteoarthirtis and the influence of viscosupplementation and steroid: a review. Acta radiol 3 (2008): 288-295.

160. Thumb N: Rheumatische Erkrankungen - Indikationen und praktische Anwendung der intraartikulären Therapie. DIA-GM 4 (1992): 305-308.

161. Thumboo J, O'Duffy JD: A prospective study of the safety of joint and soft tissue aspirations and injections in patients taking warfarin sodium. Arthritis Rheum 41 (1998): 736-739.

162. Tillmann K: Chemische Synovektomie am rheumatischen Gelenk. Dtsch Ärzteblatt 21 (1986): 1527-1533.

162b. Vallee JN, Feydy A, Carlier RY, Mutschler C, Mompoint D, Vallee CA: Chronic cervical radiculopathy: lateral-approach periradicular corticosteroid injection. Radiology 218 (2001): 886-892.

162c. Vallee JN, Feydy A, Carlier RY, Mutschler C, Mompoint D, Vallee, CA: Chronic cervical radiculopathy: lateral-approach periradicular corticosteroid injection. Radiology 218 (2001): 886-892.

163. Van Vliet-Daskalopoulou E, Jentjens R, Scheffer RTC and the international rimexolone (Org 6216) Study group: intra-

articular rimexolone in the rheumatoid knee: a placebo-controlled, double-blind, multicentre trial of three doses. Br J Rheumatol 26 (1987): 450-453.

163a. Vitanzo PC, Senett BJ: Hyaluronans: is clinical effectiveness dependent on molecular weight? Am J Orthop 9(35)(2006): 421-428.

164. Wagener P, Münch H, Junker D: Szintigraphische Untersuchungen zur Gonadenbelastung bei Radiosynoviorthese des Knieglenkes mit Yttrium-90. Z Rheumatol 47 (1988): 201-204.

164a. Wakefield RJ, Gibbon WW, Conaghan PG, O'Connor P, McGonagle D, Pease C, Green MJ, Veale DJ, Isaacs JD, Emery P: The value of sonography in the detection of bone erosions in patients with rheumatoid arthritis: a comparison with conventional radiography. Arthritis Rheum. 43 (2000): 2762-2770.

164b. Wallen M, Gillies D: Intra-articular steroids and splints/rest for children with juvenile idiopathic arthritis and adults 2006, Issue 1. Art. No.: CD002824. DOI: 10.1002/14651858.CD002824.pub2.

164c. Wang CT, Lin J, Hou SM: Therapeutic effects of hyaluronic acid on osteoarthritis of the knee. A meta-analysis of randomized controlled trials. J Bone Jt Surg Am 86(2004): 538-545.

165. Weber M: Lokale Gelenkbehandlung bei chronischer Polyarthritis. Schw Rsch Med (Praxis): 82 (1993): 353-358.

165a. Wehling P et al: Intraartikuäre Injektionen mit einer neuartigen antiarthrotischen ILra-Präparation bei Arthrose: Biologische Charakteristika, Sicherheit und erste klinische Erfahrungen. Z Orthop 136 (1998): 28.

166. Weithoft T, Uddenfeldt P: Importance of synovial fluid aspiration when injecting intra-articular corticosteroids. Ann Rheum Dis 59 (2000): 233-235.

166a. Weithoff T, Rönnblom I: Glucocorticoid resorption and influence on the hypothalamic-pituitary-adrenal axis after intra-articular treatment of the knee in resting and mobile patients. Ann Rheum Dis 65(2006): 955.

167. Wicki J, Droz M, Cirafici L, Valotion MB: Acute adrenal crisis in a patient treated with intra-articular steroid therapy. J Rheumatol 27 (2000): 510-511.

167a. Wigginton SM, Chu BC, Weisman MH, Howell SB: Methotrexate pharmacokinetics after intra-articular injection in patients with rheumatoid arthritis. Arthritis Rheum. 23 (1980): 119-122.

168. Will R, Armas J, Barnes J: An assessment of cartilage degradation and synthesis in the knee following intra-articular triamcinolone hexacetonide. Aust N Z J Med 22 (1992): 194.

169. Will R, Armas J: intra-articular corticosteroids and cartilage: What is the Effect? Br J Rheumatol 30 (1991) Suppl. 1: 32.

169a. Williams AS, Camilleri JP, Goodfellow RM, Williams BD: A single intra-articular injection of liposomally conjugated methotrexate suppresses joint inflammation in rat antigen-induced arthritis. Br J Rheumatol. 35 (1996): 719-724.

169b. Wittkowski, H et al: Effects of intra-articular corticosteroids and anti-TNF therapy on neutrophil activation in rheumatoid arthritis. Ann Rheuma Dis 66(2007): 1020-1025.

170. Wobig M et al: The role of elastoviscosity in the efficacy of viscosupplementation for osteoarthritis of the knee: a comparison of Hylan G-F20 and a lower molecular-weight hyalurone. Clinical Therapeutics 21: 9 (1999): 1549-1562.

171. Wong PKK, York JR et al: Crystal unclear. Ann RheumDis 59 (2000): 83-85.

171a. Word A, Watson J, Dunne C, Kerr D: Effect of caudal epidural corticosteroid on insulin sensitivity. Rheumatol 39. Abstr. Suppl. (2000): 120.

172. York JR: Musculoskeletal disorders in the haemophilias. Bailliere's Clin Rheumatol 5 (1991): 197-220.

173. Zacher J, Wessinghage D: Synovektomie versus Synoviorthese - Konkurrierende Therapieverfahren? Münch Med Wschr 128 (1986): 170-175.

174. Ziegler R: Topische Kortikoidtherapie in der Sportarztpraxis. Sonderdruck 1996-1997 TW Sport + Medizin. G. Braun Verlag, Stuttgart (1997).

174a. Zhang W, Doherty M, Arden N, Bannwarth B, et al: EULAR Recommendations 2003: an evidence based approach to the management of knee osteoarthritis: report of a task force of the EULAR Standing Committee for International Clinical Studies Including Therapeutics (ESCISIT). Ann Rheum Dis 62 (2003): 1145-1155.

174b. Zhang W, Dohery M, Leeb BF, Alekseeva L et al: ELAR evidence based recommendations for the management of hand osteoarthritis, report of a task force of the EULAR Standing Committee for International Clinical Studiese Including Therapeutics (ESCISIT). Ann Rheum Dis 66 (2007): 377-388.

174c. Zhang W, Doherty M, Pascual E, Bardin T, Barskova V, Conaghan P et al: EULAR evidence based recommendations for gout. Part I: Diagnosis. Report of a task force of the Standing Committee for International Clinical Studies Including Therapeutics (ESCISIT). Ann Rheum Dis. 65 (2006): 1301-1311.

174d. Zhang W, Moskowitz RW, Nuki G, Abramson S et al: OARSI recommendations for the management of hip and knee osteoarthritis, part I: critical appraisal of existing treatment guidelines and systematic review of current research evidence. Osteoarthtitis Cartilage 15 (2007): 981-1000.

174e. Zhang W, Robertson J, Jones AC, Dieppe PA, Doherty M: The placebo effect and its determinants in osteoarthritis: meta-analysis of randomised controlled trials. Ann Rheum Dis 67 (2008): 1716-1723.

175. Ziff M, Sculle, Ford D, McEwen C, Bunim JJ: Effects in rheumatoid arthritis of hydrocortisone and cortisone injected intra-articularly. AMA Arch Intern Med. 90 (1952): 774-784.

176. Zulian F, Martini G, Gobber D, Plebani M, Zacchello F, Manners P: Triamcinolone acetonide and hexacetonide intra-articular treatment of symmetrical joints in juvenile idiopathic arthritis: a double-blind trial. Rheumatology 43 (2004): 1288-1291.

Index

A

Achillobursitis 180
Akromioclavikulargelenk 125
Akromioklavikulargelenk 125
Amyloidablagerungen 103
Ansatztendinitiden am Knie 169
Ansatztendinitis am Tuberculum majus 130
Ansatztendinitis am Tuberculum minus 131
Antibiotika
    bei septischer Arthritis 113
    intraartikulär 83
    Überblick und Dosierung 113
Antibiotikatherapie, systemische 111
Antikoagulantien 58
Antirheumatika, nichtsteroidale 84
Apophysengelenke 184
Arteparon 77
Arthritis
    chlamydieninduzierte 104
    juvenile chronische 57
    juvenile idiopathische 57
    septische bei hämatogener Sepsis 114
    septische nach i.a.-Theapie 108
    tuberkulöse 104
Arthrose
    Chondroprotektiva 76
Arthrosonographie 15, 16, 17
Arumalon 77
Aufklärungsbogen für Patienten 30
Auswahl des geeigneten Präparates 41

B

Baker-Zyste
    Punktionsvorgang 167
    und Radiosynoviorthese 70
Bakterienkultur 103
Barbotage 86
Betamethasonacetat 38
Betamethasondipropionat 38
Biopsie, synoviale 104
Bizepstendinitis 126
Borrelieninfektion 104
Bursitiden, präpatellare 168
Bursitiden, tiefe infrapatellare 168
Bursitis
    iliopektinale 159
    iliopsoas 159
    ischiogluteale 161
    olecrani 111, 140
    subacromialis 128
    subdeltoidea 129
    trochanterica 157

C

Chlamydieninfektion 104
Cholesterinkristalle 100
Chondroprotektiva 76
CIMESTRA-Studie 47
Cushing-Syndrom 35

D

Daumenendgelenk 153
Daumensattelgelenk 148
De Quervain-Krankheit 143
Denserstab 182
Detritus 95
Dexamethason-21-acetat 38
Dexamethasonpalmitat 38
Dexamethason-t-butylacetat 38
Diabetes mellitus 55
Differentialausstrich 95
Dummies 27

E

Effektivitätsparameter 45
Elektronenmikroskopie 101
Ellenbogengelenk 134
Embolia cutis medicamentosa 50
Endoprothesen, infizierte 115
Epicondylitis humeri medialis 139
Epicondylitis humeri radialis 138
epidurale Injektion 190
[169]Erbium 63
Ergussbildung
    hochentzündliche 96
    nichtinfektiöse 96
Escherichia coli 114
extrakorporale Stoßwellenlithotripsie 86

F

Facettengelenke 184
Fersensporn 182
Fingerendgelenke 152
Fingergrundgelenke 149
Fingermittelgelenke 151
frozen shoulder 132

G

Gelenkdummies 27
Gelenkflüssigkeit 92
    entzündliche 93
Gelenkpunktion
    Ablauf 25
    Allgemeines zu 12
    Injektionsvorgang 25
    Maßnahmen nach 25
    praktische Durchführung 20
    Regeln 15

Gerinnungsstörungen 19
Gicht..99
Glukokortikoide
    Dosierungen..46, 58
    Geschichte..34
    Indikationen...48
    Komplikationen...53
    Kontraindikationen...53
    lokale Nebenwirkungen..55
    Nebenwirkungen...34
    periartikuläre Nebenwirkungen................................56
    Vorgehen bei Injektion..49
    Wirkmechanismen..36
Glukosebestimmung...104
Golferellenbogen...139
Gonokokkeninfektion..103, 114
Gramfärbung..91, 110
Großzehengrundgelenk...175
ground-pepper-sign..95

H

Haemophilus influenzae..114
Hämarthros...94
Handgelenk...141
Harnsäurekristalle...98
Hoigné-Syndrom...50
Hüftgelenk..153
Hyaluronsäurederivate...77
Hydrocortison...38
Hydrocortisonacetat...38
Hydroxyapatitkristalle..103
Hypertrichose...35

I

Iliosakralgelenk..187
Indikationen für diagnostische und therapeutische
    Gelenkpunktionen..12
Infektion nach Gelenkpunktion..20
Infektionsrisiko nach intraartikulärer Therapie............108
Infiltration
    Ellenbogengelenk...139
    Handgelenk...144
    Hüfte..157
    Knie...166
    Schulter...126
    Vorfuß...178
Infiltrationstherapie...59
    wichtigste Nebenwirkungen/Komplikationen.........61
Injektionskanülen...24
Injektionsvorgang...25
interdigitales plantares Neuronom................................179
Interleukin-1-Rezeptorantagonist...................................84
Interphalangealgelenke..176
    distale..152
    proximale..151
Intervertebralgelenke...184
Intraartikuläre Therapie...14

K

Kalkaneussporn..182
Kalziumoxalatkristalle..101
Kalziumpyrophosphat-Dihydratkristalle.......................100
Kapsulitis, adhäsive..132
Karpaltunnelsyndrom..145
Karpometakarpalgelenk...148
Kiefergelenk..118
Kindesalter..57
Kniegelenk..161
Kombinationspräparate...44, 59
Kontraindikationen..18
    absolute..19
    relative...18
Kortikoidkristalle..101
Kortikoidpräparate...41
Kortikoidpräparate für die intraartikuläre Therapie......38
Kristallbestimmung..98

L

Laktatbestimmung..104
Levator-scapulae-Syndrom...133
Lipidkristalle...101
Lipidtröpfchen..95
Lokalanästhetika...59
Lokale Kortikoid-Therapie...14
Lyme-Arthritis..104

M

Meralgia paraesthetica...160
Metakarpophalangealgelenke..149
Metatarsophalangealgelenk...176
    erstes..175
Methicillin-resistente Stämme.......................................109
Methotrexat...83
Methylenblaufärbung...103, 110
6-Methylprednisolonacetat..38
Monarthrits, akute..13
Morphium intraartikulär..83
Morton-Neuralgie...179
MRSA...109
MRSE...109

N

Natriummonouratkristalle...98
Natriummorrhuat...74
Needling..86
Nicolau-Syndrom..50

O

Operation bei Gelenkinfektion.......................................113
Orthokin...84
Orthopädie..14
    intraartikuläre Injektionen in der...........................13
Osmiumsäure..75
Osteonekrosen..56
Osteoporose..35

P

Papierhaut ... 35
Patientenaufklärung ... 17
Patientenlagerung ... 22
Patiententagebuch ... 44
Patientenvorbereitung ... 22
Periarthritis am Kniegelenk ... 169
Periartikuläre Therapie ... 14
Pes anserinus-Bursitis ... 168
Phasenkontrastmikroskopie ... 101
Plantarsporn ... 182
Podagra ... 99
Polarisationsmikroskopie ... 98
Polymerase-Kettenreaktion ... 103
Postinjektionsreaktion ... 55
Prednisolon ... 38
Prednisolonacetat ... 38
Prolo-Therapie ... 85
Pseudogicht ... 100
Pseudomonas aeruginosa ... 114
Psoriasisarthropathie ... 151
Punktionskanülen ... 23
Punktionsort, Vorbereitung des ... 24
Punktionsset ... 22, 23

R

Radiocarpalgelenk ... 141
Radiohumeralgelenk ... 137
Radionuklide ... 62
Radiosynoviorthese ... 62
    Ablauf ... 65
    Dosierungen ... 65
    Kontraindikationen ... 73
    Nebenwirkungen ... 72
    Vergleich zur OP ... 69
Radiumchlorid ... 87
Reiskörner ... 95
Reiter-Zellen ... 95
Rhagozyten ... 94
[186]Rhenium ... 63
Rheumaknoten ... 193
Rheumatoide Arthritis
    intraartikuläre Kortikoidtherapie ... 47
Rheumatologie ... 14
    intraartikuläre Injektionen in der ... 13
Rice bodies ... 95
Rimexolon ... 38, 43, 44
Röntgenreizbestrahlung ... 86

S

Schmerzpunktbestimmung ... 182
schnellender Finger ... 147
Schock, anaphylaktischer ... 51
Schultergelenk ... 122
Schultersteife, chronische ... 132
Schwangerschaft ... 57
Sportmedizin ... 14
    intraartikuläre Injektionen in der ... 13

Spritzintervalle
    bei Infiltrationstherapie ... 60
    bei intraartikulärer Therapie ... 46
Sprunggelenk
    hinteres ... 173
    oberes ... 170
Staphylococcus aureus ... 109
Staphylokokken ... 108
Sternoclaviculargelenk ... 121
Sternocostalgelenke ... 119
Sternomanubrialgelenk ... 120
Stillperiode ... 57
Strecksehnentenosynovitis ... 144
Streptococcus pneumoniae ... 108
Streptokokken ... 108
Striae rubrae ... 35
Superoxiddismutase ... 84
Supraspinatus-Syndrom ... 132
Synoviaanalyse ... 90
Synovia-Analyse
    bei Infektionsverdacht ... 109
    Differentialdiagnostik ... 97
    Durchführung ... 91
    Zubehör ... 92
Synoviorthese ... 62
    chemische ... 74

T

Tarsaltunnelsyndrom ... 178
Tarsometatarsalgelenke ... 176
Temporomandibulargelenk ... 118
Tendinitis calcarea ... 86
Tendovaginitis ... 180
    stenosans ... 143
Tennisellenbogen ... 138
Tibialis posterior-Tendinitis ... 178
TICORA-Studie ... 48
Triamcinolonacetonid ... 38
Triamcinolondiacetat ... 38
Triamcinolondiacetonid ... 38
Triamcinolonhexacetonid ... 38

V

Varicocid ... 74
Viskosupplementation ... 81
Viskosupplementation (Hyaluronsäure) ... 77

W

Werferellenbogen ... 139
Wirbelsäule ... 184

Y

[90]Yttrium ... 63

Z

Zehengelenke ... 176
Zellausstrich ... 96
Ziehl-Neelsen-Färbung ... 103
Zukunftsperspektiven ... 45

Aktuelle Neuerscheinungen über die gesamte klinische Medizin...

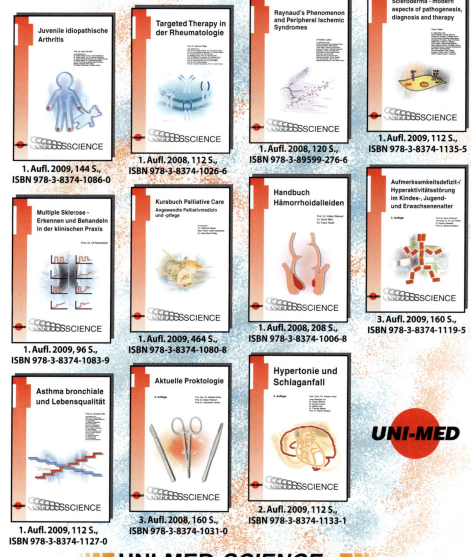

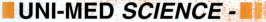

UNI-MED SCIENCE - Topaktuelle Spezialthemen!

...das beste Rezept von UNI-MED!

UNI-MED Verlag AG • Kurfürstenallee 130 • D-28211 Bremen
Telefon: 0421/2041-300 • Telefax: 0421/2041-444
e-mail: info@uni-med.de • Internet: http://www.uni-med.de